总　序

健康是人生之本、立国之基。站在全面建成小康社会和走向共同富裕的新起点上，追求健康已经成为人民群众最具普遍意义的美好生活需要，同时也是国家持续发展最为重要的基石。在以全体人民共同富裕为重要目标指向的中国式现代化伟大历史进程中，重视人民健康、保障人民健康、不断提升人民健康水平，无疑是首要的民生发展政策取向。

作为人民幸福生活的第一要素，健康一直是秉持人民至上理念的中国共产党和人民政府高度重视的大问题。早在1929年，中国共产党刚创建第一个农村革命根据地——井冈山革命根据地时期，毛泽东同志就提出了"一切为了人民健康"的工作宗旨，提出医疗卫生工作要面向大多数人、为大多数人服务。自此以后，"一切为了人民健康"便成为中国共产党践行为中国人民谋幸福、为中华民族谋复兴的初心使命的重要目标任务，并在新中国成立后通过包括公共卫生、公费医疗、劳保医疗、合作医疗及全民爱国卫生运动、全民健身运动等一系列制度安排全面付诸行动，取得了彪炳人类史册的辉煌成就。在中国共产党的领导下，我国迅速将"东亚病夫"的耻辱性称呼送进了历史，亿万人民健康状况持续大幅度改善。到2023年，我国人均预期寿命达78.6岁，相比1949年新中国成立前人均预期寿命不足35岁，增长了一倍以上。作为拥有14亿多人口的大国，我国的人均预期寿命超出世界平均水平约5岁，居民主要健康指标居于中高收入国家前列，这标志着我国的健康事业正朝着"病有所医、病有所养、全面健康"的方向前进。

从毛泽东同志提出"一切为了人民健康"并通过采取一系列实质性行动且取得举世瞩目的巨大成效，到党的十八大以来以习近平同志为核心的党中央进一步将促进人民健康提到空前高度，明确实施健康中国战略并采取一系列有效行动，揭示的是中国共产党一以贯之重视人民健康的发展取向。在2016年8月召开的全国卫生与健康大会上，习近平总书记强调，没有全民健康，就没有全面小康。要把人民健康放在优先发展的战略地位，以优化健康服务、完善健康保障等为重点，加快推进健康中国建设。《"健康中国2030"规划纲要》要求推进健康中国建设必须"坚持以人民为中心的发展思想，……以提高人民健康水平为核心，……全方位、全周期维护和保障人民健康"，并将建设健康中国的战略主题确定为"共建共享、全民健康"，明确"共建共享"是"建设健康中国的基本路径"，"全民健康"是"建设健康中国的根本目的"。党的十九大报告将实施健康中国战略纳入国家发展的基本方略。党的二十大报告明确要推进健康中国建设，再次强调把人民健康作为民族昌盛和国家富强的重要标志，把保障人民健康放在优先发展的战略位置，要完善人民健康促进政策。党的二十届三中全会进一步明确，要实施健康优先发展战略，健全公共卫生体系，促进社会共治、医防协同、医防融合，强化监测预警、风险评估、流行病学调查、检验检测、应急处置、医疗救治等能力。促进医疗、医保、医药协同发展和治理。促进优质医疗资源扩容下沉和区域均衡布局，加快建设分级诊疗体系，推进紧密型医联体建设，强化基层医疗卫生服务。深化以公益性为导向的公立医院改革，建立以医疗服务为主导的收费机制，完善薪酬制度，建立编制动态调整机制。引导规范民营医院发展。创新医疗卫生监管手段。健全支持创新药和医疗器械发展机制，完善中医药传承创新发展机制。这些重要表述彰显了以人民为中心的发展思想和将健康置于民生基础地位、国家发展优先位置的政策取向。

在推进健康中国建设的进程中，共建共享全民健康是中国式现代化和全体人民共同富裕的必然要求。我国已经处在全面建成社会主义现代化强国并使全体人民逐步走向共同富裕的新时代。中国共产党领导下的中国特色社会主义制度是走向共同富裕的根本制度保障，以公有制为主体的社会主义经济制度为走向共同富裕奠定日益雄厚的物质基础，以"共建共享、全民健康"为战略主题的健康保障相关制度安排则为走向共同富裕提供了基本途径与制度保障。因为共同富裕的程度取决于全体人民共享国家发展成果的份额大小，而健康保障再分配的力度直接影响着全民共享份额的大小。没有健全的健康保障与健康促进制度，人民群众的绝大部分后顾之忧将无法得到解除，更遑论走向共同富裕。因此，党的二十大报告提出，到二〇三五年，我国发展的总体目标之一就是建成健康中国；报告中推进健康中国建设的任务安排则围绕全民健康开展，覆盖了人口健康发展，医保、医药、医疗协同发展，健全公共卫生体系等全方位的顶层设计。党的二十届三中全会则进一步细化了相关部署，围绕"共建共享、全民健康"的战略主题，健康政策融入全局、健康服务贯穿全程、健康福祉惠及全民，成为新时代清晰的政策取向。保障人民健康已经成为实现中国式现代化和扎实推进全体人民共同富裕伟大历史进程中的一项伟大事业。

通过梳理党和国家有关人民健康政策的历史脉络可以看出，围绕"共建共享、全民健康"，将健康中国建设作为国家发展的重要目标，有其历史渊源，但又确实是党的十八大后才形成的新思想、新理念，它的重大意义不仅在于直接关乎全民健康与子孙幸福的切身利益，而且关乎国家全局与长远发展，是国家治理与国家发展目标追求的升华。我们特别需要深刻把握从毛泽东同志"一切为了人民健康"到习近平总书记"人民至上、生命至上"等论述的一脉相承与创新发展，充分梳理政策变迁的路径，以丰富的数据及事实支撑实践成效的客观评估，雄辩地证明中国共产党的伟大和中国特色社会主义制度的优越性。有鉴于此，中国社会保障学会在有关方面的支持下，组织专家团队开展系列研究，旨在"共建共享、全民健康"战略主题的指引下，基于系统思维深入阐述全民健康的基本理论和重要制度体系、重点人群保障的建设与发展，透彻分析健康中国建设面临的问题与挑战，紧密结合中国式现代化建设与共同富裕的发展取向来提出解决问题与应对挑战的对策，以期为扎实推进健康中国建设贡献学界的智慧。

本丛书是这一系列研究成果的集中体现，丛书由六本图书组成，涵盖了三大部分内容。

一是系统阐述国家健康战略。由中国人民大学教授、中国社会保障学会会长郑功成和中国社会科学院副研究员、中国社会保障学会青年委员会副主任华颖撰著的《健康中国建设总论》为整个项目确立了研究背景和基本思路。首先，通过梳理从新中国成立以来到新时代的健康发展政策，论证了正是中国共产党人对人民健康一以贯之的高度重视，才能让拥有14亿多人口的中国在人民健康提升方面取得如此辉煌的成就。其次，对党中央作出健康中国建设的重大战略部署的现实因素（应对新时代人民健康面临的发展变化与挑战），以及健康中国建设的发展理念和行动进行了详细分解后，从制度保障、产业布局、指标体系与评估的发展与完善切入，提出了全民健康与重点人群健康素质提升的基本行动方案。最后，在新时代背景下，展望了健康中国建设的理论蓝图、行动方案。

二是健康保障基本制度安排。医疗服务、公共卫生、医疗保障三大制度体系是完善健康中国制度建设的重要着力点。由南京大学教授、中国社会保障学会医疗保障专业委员会副主任顾海撰著的《医疗服务体系建设与发展》对医疗服务体系的基本内容进行介绍后，着重分析了我国医疗服务体系的总体框架、发展历程与现状，并针对当前面临的挑战和机遇，总结出四种有特色的地方实践模式，同时辅之以适当的国际经验介绍，展望了我国医疗服务体系建设与发展的未来。西安交通大学教授、中国社会保障学会医疗保障专业委员会副主任毛瑛撰著的《公共卫生体系建设与发展》对公共卫生体系与健康中国建设进行了基本介绍，基于我国公共卫生发展存在的问题，提出了较新的研究框架。其通过对我国公共卫生体系建设的历史回顾、现状评估、经验总结，辅之以适当的国际经验介绍，在法治化背景下，预判了公共卫生体系相关机制发展趋势以及公共卫生助力健康中国建设的路径。由郑功成教授和中国人民大学社会保障专业博士生赵明月撰著的《全民医疗保障制度建设与发展》对全民医疗保障制度进行基本介绍后，回顾了我国全民医疗保障制度的探索与发展进程，从多个维度解析了全民医疗保障制度建设与发展，提出了建设高质量全民医疗保障制度的基本思路与着力点。

三是重点人群保障。包括"一老一小"两大群体的健康保障，其中，健康老龄化是中国在老龄化挑战和健康中国建设背景下的必然选择，儿童健康发展是健康中国建设乃至人类持续发展的根基。由浙江大学教授、中国社会保障学会副会长何文炯撰著的《走向健康老龄化》基于老年健康的重要性和复杂性，以科学应对人口老龄化为方向，围绕促进老年人健康、实现健康老龄化两大关键点，对老年健康的多维评估、早期管理、老年疾病与失能管理，以及老年心理功能、社会功能促进进行详细介绍，进而提出了健康老龄化的支撑体系。由西北大学教授、中国社会保障学会青年委员会副主任翟绍果撰著的《儿童健康发展》首先对儿童发展基本脉络进行把握，其次根据儿童健康发展的需求和现状，对儿童健康保障的政策实践进行总结、对成效作出了评估，最后在以上研究的基础上，明晰了儿童健康所涉及的各方保障责任，并预测了儿童健康发展的三大趋势。

上述六本图书构成了一个完整的整体，能够反映学界对健康中国建设的基本思路与设想，可以为扎实推进健康中国建设贡献一份力量。

本丛书由中国社会保障学会会长郑功成提出总体构想，并由其对各书进行了审稿。中国社会保障学会青年委员会副主任、中国社会科学院副研究员华颖承担了丛书的具体组织协调任务。

感谢专家团队近三年来为完成本丛书所付出的心血与努力！

感谢中国劳动社会保障出版社为编辑出版本丛书所付出的心血与努力！

感谢国新健康保障服务集团股份有限公司为本丛书研究提供资助！

感谢国家出版基金资助本丛书出版！

期望人民健康素质持续提升，健康中国建设的目标任务如期完成。

郑功成

2024 年 11 月 28 日于北京

目 录

第一章 概论 ··· 1
    第一节 医疗服务体系的概念及属性 ·· 1
    第二节 医疗服务体系的系统分析 ·· 7
    第三节 医疗服务体系建设的意义和方针 ·· 16

第二章 我国医疗服务体系的总体框架 ··· 20
    第一节 我国医疗服务体系的主体 ··· 20
    第二节 我国医疗服务体系的层次结构 ·· 26
    第三节 我国医疗服务体系的服务模式 ·· 37

第三章 我国医疗服务体系的发展历程及现状分析 ································· 46
    第一节 医疗服务体系的发展历程 ··· 46

第二节 医疗服务体系的发展成就 …………………………… 72
第三节 医疗服务体系存在的问题 …………………………… 85

第四章 我国医疗服务体系发展面临的挑战与机遇 ……………… 105
第一节 我国医疗服务体系发展面临的挑战 ………………… 106
第二节 我国医疗服务体系发展面临的机遇 ………………… 124

第五章 我国医疗服务体系改革的实践探索 ……………………… 142
第一节 福建三明：公立医院改革 …………………………… 143
第二节 深圳罗湖：紧密型城市医疗联合体 ………………… 160
第三节 安徽天长：紧密型县域医疗共同体 ………………… 168
第四节 云南云县：医防融合路径探索 ……………………… 179

第六章 医疗服务体系改革的国际经验 …………………………… 186
第一节 以美国为代表的市场主导型医疗服务体系 ………… 187
第二节 以英国为代表的政府主导型医疗服务体系 ………… 197
第三节 以德国为代表的社会主导型医疗服务体系 ………… 206
第四节 以新加坡为代表的双轨并行型医疗服务体系 ……… 214
第五节 经验与启示 …………………………………………… 226

第七章 医疗服务体系的发展战略与未来展望 …………………… 232
第一节 发展战略 ……………………………………………… 233
第二节 未来展望 ……………………………………………… 250

参考文献 ……………………………………………………………… 253
后记 …………………………………………………………………… 265

第一章 概论

第一节 医疗服务体系的概念及属性

一、医疗服务体系的概念和特点

医疗服务体系是一个由不同层次医疗机构构成的有机整体，医疗机构之间存在着竞争与合作关系，共同构成医疗服务体系的内部结构。医疗服务体系的主要功能定位是为患者诊治疾病。医疗服务不同于其他服务种类，具有独特的服务特点和本质属性。该类服务通常是由具备专业资质认证的医疗服务人员，利用扎实科学的专业技术和知识储备，在法律关系的基础上并以道德关系为补充，结合人文关怀开展服务，竭尽全力为患者提供高质量的医疗保障，在履行该义务的同时获取相应的合法利润。这一互动过程就是医疗服务。

通常而言，医疗服务的特点可以归纳为以下四点。

（一）医疗服务是具有较高门槛标准和要求的一项服务

医疗服务与患者的生命健康息息相关，因此将患者的生命健康设定为医疗服务的底线，并且该底线具有不可逆的特征，任何由于人为因素造成的疏忽大意都可能会给患者及其家庭造成极其严重且不可挽回的后果。医疗服务的开展是以服务结果的唯一性为基本标准，服务提供者应严格规范服务过程各步骤，尽全力为患者服务。

医疗服务相较于市场上其他服务类型具有其自身的特殊性，主要性质差异在于其服务受众群体——患者，其同时具有社会属性以及生物属性。这一差异意味着医疗服务需要寻找满足社会层面、心理层面以及生物层面的平衡点，所以医疗服务提供者在熟练掌握专业技术的基础上，还需对相应的社会科学、人文科学知识有所了解，更需要发自内心地向患者提供人文关怀。由于行业内对医疗服务提供者普遍都有着较高的评价标准，医学教育也逐步受到世界范围的认可，成为公认的精英教育。在提供服务时，人文关怀是不可或缺的内容，尊重生命权和健康权是核心理念。

（二）医疗服务是一种具备较高互动性的服务

多数公民秉持着对自身生命健康负责任的态度，高度关注与自身生命健康有关的权益。因此他们希望能够深度参与医疗服务过程，同时密切监督和关注服务的进展，并期望医务人员给予自身更负责任的照顾。但这种高度的关注也可能会带来许多负面困扰，如患者的过度关注会使其自身处于相对紧张的情绪状态，可能会造成不必要的医患矛盾。因此，在对医疗服务进行评价时，除了要评估医疗技术水平的高低，还要关注医务人员与患者的互动过程，因为患者自身在治疗过程中的参与度及其对整体治疗过程的认可度都会影响医疗服务的最终质量。

（三）医疗服务是一种具有一定随机性的服务

每位患者的病情都有其独特性，因此即使是相似的疾病，相同的治疗方案在不同患者身上也会呈现出差异。考虑到地域和时间的差异以及其他限制，患者和医务人员在医疗服务过程中会面临一定程度的随机性。这些因素共同导致了医疗服务规范的不确定性，尤其在服务过程中更加明显。医务人员和患者的匹配通常是无法选择的，而医务人员的医疗水平也因个人状态而异。此外，患者的病情和症状各不相同，诊疗的难度和复杂性也会有所不同。

（四）医疗服务是一种以结果为导向的服务

尽管患者在接受医疗服务的过程中会高度关注服务的质量和结果，但他们通常更关注医疗结果而非医疗服务本身。在服务的过程中，患者可能会因为良好的医疗结果而忽略服务过程中可能存在的矛盾和纠纷。通过建立标准化的服务标准并进行培训，可以有效规范服务流程。然而，由于服务过程中存在着诸多不确定的客观因素，如医疗技术的局限性等，服务结果往往会受到直接影响。因此，在开展医疗服务时，除了确保提供一定水平的人文关怀和保证服务质量外，还应该努力追求单一的医疗服务结果，以患者满意度为唯一导向。

二、医疗服务的属性

医疗服务是通过预防、诊断、治疗、改善或治愈人们的疾病、损伤和其他身体或精神障碍，从而改善人们健康状况的服务过程。受社会和经济条件以及卫生政策的影响，不同国家、社区和个人获得医疗服务的机会可能有所不同。在获得医疗服务方面需要考虑的因素包括财务限制（如保险范围）、地理和后勤障碍（如额外的交通成本以及休假成本）、社会文化期望和个人限制（如缺乏与医疗服务提供者沟通的能力、健康素养差、收入低）等。医疗服务的限制会对医疗服务的使用、治疗效果和总体结果（福祉、死亡率）产生负面影响。

医疗服务体系是为满足目标人群的健康需求而构建的系统。世界卫生组织（WHO）认为，运行良好的医疗服务体系需要科学完善的融资机制、训练有素且报酬充足的医务人员、为决策和出台政策提供依据的可靠信息以及维护良好的医疗设施，以便提供优质的药品和技术。医疗服务在传统上被认为是促进人们身心健康和福祉的重要决定因素。虽然医疗服务的定义因不同的文化、政治、组织和学科观点而有所不同，但医疗服务的基本属性大体相同。

从客观上来看，开展医疗服务需要具备三个方面的条件：完善必要的基础设施和医疗设备，以及训练有素的专业人员。而在这三个必要条件中，专业人员起着至关重要的作用，其不仅是基础设施和医疗设备的"黏合剂"，同时也是生产力的一种表现形式，更是现代先进文化知识的承载者。所以"专业人员"是开展医疗服务工作的核心。公民对医疗服务的需求和对基础设施、医疗设备以及专业人员的认可，是开展医疗服务工作的关键因素。

医疗服务的发展历程证实，在市场经济的背景下，一家医疗机构的生存与发展是不能完全取决于办院者的主观意志的。一家医疗机构若要长久持续地发展，还需要考虑患者的需求和选择并且获得其对医疗服务的认可。由此可见，患者是维持和推动医疗机构持续生存和发展的主要因素，当患者对服务充分认可时，医疗机构才会有原始动力在市场经济背景下生存与发展，而患者通过在治疗过程中对医疗机构服务行为和结果的评判，会促进医疗机构的持续发展。

医疗服务已经成为医疗机构体现自身价值、赢得患者信任、创造合理利润等的关键路径。因此，对于医疗机构而言，医疗服务是其在发展过程中的初始条件，医疗机构的价值体现是依附在医疗服务之上的；没有了医疗服务，医疗机构利润产生的源泉也荡然无存。这也进一步说明医疗服务工作的性质会受到经济因素、生存需求和竞争需要的影响。在医疗工作中，医疗服务既是根基也是核心力量，同时具备社会和市场两种属性。

（一）医疗服务的社会属性

社会福利性是医疗服务社会属性的前提和基础。通过非营利性运营，医疗机构致力于为不同收入的公民打造趋于同质化的医疗服务体系，从而保证社会福利的公平属性。

医疗服务的社会属性主要从三个维度体现。一是公平服务。医疗机构这一服务媒介的定位是为有医疗需求的公民提供其所需的医疗服务，并且根据相关法律法规，为公民提供法定基本医疗服务是医疗机构的基本义务。医疗机构的目标就是确保公民能够得到基本的医疗保障，从而逐步实现全民健康。公平服务的产品性质要求最大化产品的社会效益，因此，在服务过程中，医疗服务的社会属性即非营利性必然会凸显。二是无差别化服务。公民享受基本医疗服务的水平不会因公民的职业和收入水平而发生变化，政府部门对于医疗服务的标准和内容也不会因公民社会地位和支付能力水平的不同而增减。三是非歧视性服务。任何公民在社会属性下都应有权自主获得基本医疗服务，不应因民族、宗教、信仰、政治地位、经济能力等方面的差异而被剥夺或弱化。

由于医疗服务的社会属性，医疗服务产品的销售价格会受到限制，只能以无利润或较低利润的价格销售。政府要投入一定资金，以建设、支持和培育具有社会属性的医疗机构，并适当弥补这些医疗机构提供社会属性服务的经济成本。提供社会属性服务的医疗服务终端产品是公共卫生社会产品。因此，通过了解公共卫生社会产品在医疗机构服务产品总量中的占比，可以准确判断机构的主要服务属性、服务构成和社会产品服务能力。

（二）医疗服务的市场属性

市场属性是以市场经济为背景和前提，以满足不同职业和收入水平的公民对医疗服务的差异化需求为目标，通过营利性的经营方式，满足医疗机构自身竞争和市场的发展需求。医疗服务所具备的市场属性主要体现在以下三个方面。一是需求导向服务。满足来自不同人群的多层次需求是市场属性的目标，因此医疗服务需要以市场需求为目标导向，通过对市场的研判，紧跟市场趋势，提高服务能力，服务项目、提供服务的条件和市场需求从根本上决定了医疗机构的资金投入和资源配置。二是差异化服务。市场服务的内容会随着市场需求，并根据不同人群的服务需求发生变动，这一因素反映了不同地区经济发展水平的差异，决定了不同地区实现医疗服务市场属性的能力。不同人群在社会地位和收入水平上的差异，会影响其服务需求，进而决定了他们可能享受到的服务水平，差异化是市场属性的本质特征。三是营利性服务。市场属性的要求是按照市场规律，满足医疗机构自身的发展和竞争需求，进而确定成本、计算价格、销售服务、获取利润、追求利润最大化。因此，医疗服务市场属性必然体现营利性经营的特点。

价值法则和市场法则允许医疗机构自由定价和出售服务，并从中获得利润。医疗服务是按市场价格出售的，因此医疗服务所需各种资源应按市场价格获取，根据市场规律自主调整资源规模和资源配置。提供市场属性服务的医疗服务终端产品是公共卫生市场产品。公共卫生市场产品占医疗机构服务产品总量的比重，反映了一家医疗机构的服务属性、市场化程度和市场产品管理能力。

（三）医疗服务社会属性和市场属性的对立与统一

政府为公民提供基本医疗保障的能力是医疗服务社会属性的体现，而其满足不同职业和收入水平人群服务需求的能力则是市场属性的体现。前者使大多数公民能够负担得起医疗费用，后者使部分公民能够得到更好的医疗服务。两者相辅相成，既保证了医疗服务的社会公益性，又保证了市场经济条件下医疗服务满足市场的需求。

经济利益对市场属性具有一定的导向性和诱惑性，所以医疗机构会尽量将未指明用途的政府资金、自有资金、社会资金投入符合市场属性的商业项目，甚至极力诱导政府资金投资市场属性驱动的项目。电子计算机断层扫描（computed tomography，CT）、磁共振成像（magnetic resonance imaging，MRI）、伽马刀等高端设备引入国内，但呼吸机、急救车等常用低效设备的政府资金明显不足，充分说明了这一问题。当社会属性和市场属性不能有效区分，政府资金投入方向不明确时，医疗服务市场产品服务体系就会挤占社会产品服务体系建设的资金，从而加剧社会产品服务体系建设资金的不足，影响社会产品供给，客观上存在提高服务能力和增强应急能力的矛盾。

对医疗服务的特点和基本属性的深入研究，可以多方位、多主体、更客观、更清晰地认识医疗服务在社会和市场中的功能定位，区分政府在医疗服务体系建设中的作用与各项职责，从而推动医疗机构体制和运行机制改革，为进一步完善中国特色社会主义医疗服务体系，正确履行医疗卫生建设中的政府责任和市场责任奠定基础。

第二节 医疗服务体系的系统分析

一、医疗服务体系的主体及属性

由于医疗体制改革的特殊性，不能将其绝对地定义为某一种体制类别。在世界各国，医疗服务体系中没有绝对纯粹的市场体系或绝对纯粹的政府体系，通常都是政府与市场结合的产物。当一个国家或地区的医疗服务体系主要由政府规划和主导时，政府能够从宏观层面进行全局性的资源配置和政策制定，有效调配医疗资源，减少不必要的重复建设和浪费，从而在整体上实现较高的效率。此外，政府可以通过政策干预，确保基本医疗服务的普及和公平性，避免市场力量导致的资源分配不均和医疗服务的地域或人群差异。而如果一个医疗服务体系主要依赖市场化竞争，医疗机构和服务提供者会受到市场机制的驱动，注重提高局部效益和提升消费者的满意度。竞争压力使得医疗服务提供者更加关注成本控制、服务质量和创新，以吸引更多的患者，且患者作为消费者拥有更多的自主选择权。然而，过度依赖市场化竞争可能导致医疗资源分配不均，以及低收入群体在获得高质量医疗服务方面的困难。因此，政府主导和市场主导两种发展模式之间的平衡与选择，往往决定了一个医疗服务体系的运作方式和结果。

这一现象变相决定了医患关系的复杂性和契约性，包含着经济伦理和法律内容不对称的专业关系。医疗服务体系较为复杂，主要涉及以下主体：患者、医生、医疗保险、医疗机构、医师协会、政府（即国家卫生健康委）、零售药店和医药企业。我国医疗服务体系中各主体的关系也较为复杂，如图1-1所示。

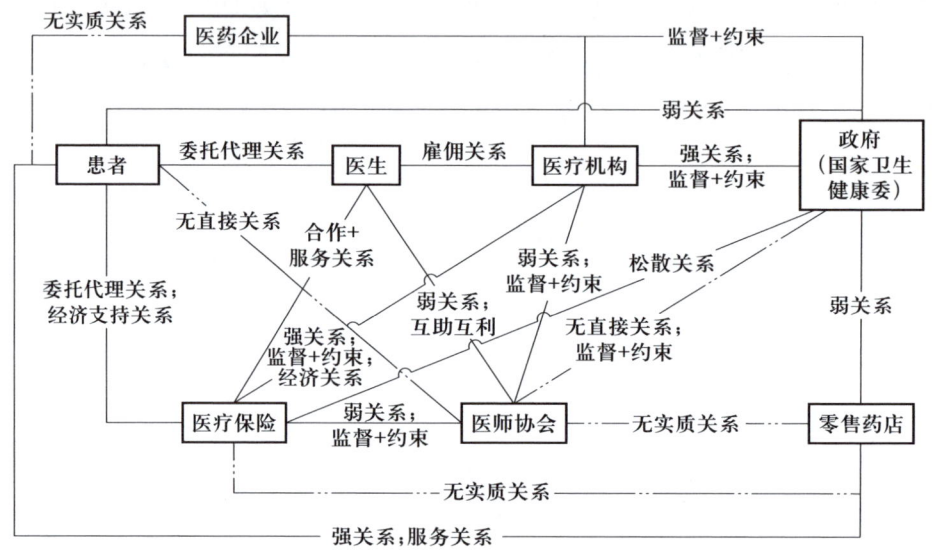

图1-1 我国医疗服务体系关系图

（一）患者

从患者的角度来看，医疗服务具有唯一性，服务过程中需要针对具体患者的具体病情来决定治疗方案，因此，患者对医务人员专业水平有较高的要求。而任一患者的疾病和治疗方案都是高度个性化的，因此患者无法得到统一、标准化的服务。

此外，医患关系中的信息不对称，如有关医疗服务需求的具体时间、需求体量和治疗效果的信息等会直接影响患者在接受医疗服务过程中的体验感，且患者在接受医疗服务过程中的潜在风险也会随着信息的不确定而增长。当患者质疑医疗服务时，只能通过直接咨询医生来解决，此时医生成为产品销售者，而当患者获得与医疗服务相关的信息时，他们不一定能够作出正确的判断，也很难作出正确的判断。这一现象可能会影响患者的选择，伴随着选择错误，成本也会随之上涨。所以不同于其他商品服务，在多数情况下医疗服务具有不可改变、不可重复性，甚至是不可逆的。结合医疗服务体系的特点以及患者就医过程中的特点，可以总结出患者通常是处于逆向选择的处境，进而导致信息获取不足，如医疗服务和药品的收费标准，医生的用药和治疗处置，以及医院治疗和诊断质量的统计数据、医生专业水平等。我国人口基数庞大，该现象尤为突出。

（二）医疗保险

首先，医疗保险通过分担医疗费用，减轻患者的经济负担，确保患者能够获得必要的医疗服务。医疗费用包括住院费、手术费、药品费用及其他医疗服务费用，在很大程度上避免因高额医疗费用而导致的延误或放弃治疗的现象，保障患者的健康权利。其次，医疗保险与医疗机构建立合作关系，为患者提供网络内的医疗资源和服务，使患者能够方便地获得需要的医疗服务。再次，医疗保险通过制定和执行报销政策、费用标准和诊疗规范，影响医疗服务的提供和质量，确保资源的合理利用和成本控制，促进医疗服务的规范化和透明化。最后，一些医疗保险计划还提供预防性健康服务，如健康检查、疫苗接种和健康教育等，帮助患者预防疾病，提高整体健康水平。信息化管理进一步提升了医疗服务和医疗保险的效率和准确性。医疗保险协调医疗服务提供者、政府和患者之间的关系，通过共同努力，提升全民健康水平，实现全民基本健康目标。总的来说，医疗保险在医疗服务体系中扮演着关键角色，通过经济支持、资源整合、政策执行和健康管理等多种方式，保障和提升医疗服务的可及性和质量。

（三）医疗机构

医疗机构由一系列开展诊治和护理的机构构成。医院、卫生院是其主要表现形式，还有疗养院、门诊部、诊所、卫生所（室）以及急救站等。此外，医疗机构承载了提升医疗服务质量、实施医药卫生体制改革和满足多层次医疗需求的重要任务，通过不断地发展和调整，促进了整体医疗服务体系的完善和进步。

医院可划分为公立医院和社会办医院。公立医院主要承担基础医疗服务和公共卫生职能，覆盖面广、服务能力强，依赖政府财政支持和政策引导，具有公益性和普惠性的属性；社会办医院则作为公立医院的有益补充，通过市场化运营，提供专科、特色和高端医疗服务，以灵活高效的管理模式和创新服务满足多层次医疗需求，发挥差异化竞争优势。

卫生院，通常指乡镇卫生院，主要承担农村和基层医疗服务的重任，是城乡居民尤其是农村地区居民获取医疗服务的第一线机构，负责常见病与多发病的诊治、传染病防控、健康教育以及妇幼保健等综合服务，具有基础性、公益性和社区导向性，旨在提升基层卫生服务水平，推动分级诊疗制度的实施，保障农村和基层居民的基本医疗和公共卫生需求，提高全民健康水平。

疗养院、诊所、卫生所（室）以及急救站等其他一些医疗机构形式，旨在补充和拓展医院和卫生院在医疗服务内容方面的不足。如疗养院着重患者病后康复、慢性病管理及提供长期护理服务，旨在提升患者生活质量、促进康复以及提供长期健康管理；诊所一般是由个人或小型医疗团队设立，提供日常的医疗护理和初级诊断服务，具有灵活性、社区嵌入性和个性化的特点，辐射周边居民就近咨询和治疗小病小伤，提高基层医疗服务供给；卫生所（室）主要设立在农村、学校、企事业单位等，提供基础公共卫生服务和简单医疗服务，包括疾病预防、健康教育以及应急处理，保障基层卫生公共服务的覆盖到位；急救站专注于应急医疗救援和紧急状况处理，具有救援性、时效性和专业性，针对紧急医疗情况提供快速反应和专业急救，最大限度挽救生命和减轻伤害，确保急救资源的高效配置。各类医疗服务形式在医疗服务体系中各司其职，共同构成一个全面、有效的医疗服务网络，满足不同层次和类型的医疗需求。

（四）医生

医生是医疗机构运转的核心主体。作为一群受过高等教育的精英人才，他们的工作通常是密集且耗时的，与之相匹配的理应是高收入水平。但在实际情况中，与高强度的工作相比，大多数医生的工资水平并不对等，尤其是在公立医疗机构较为明显。因此，要解决这一问题，应遵循《关于深化公立医院薪酬制度改革的指导意见》，坚持按劳分配、多劳多得、优绩优酬，有效提高医疗机构及医务人员的工作积极性，不断提高医疗服务的质量和水平。

（五）医师协会

经由民政部注册成立的医师协会是由执业医师、执业助理医师和各相关单位会员构成的自发组织，是一个全国性、行业性、非营利性的群众性组织。医师协会是全国一级协会，其宗旨为服务、协调、自律、维权、监督、管理，但在实际中医师协会并未被赋予管理职能，对医疗机构管理运营无任何实质的约束力。医师协会更侧重大力推进成果推广、科研论坛等活动，通过为广大医生、专家、医药企业及科研单位搭建协作桥梁，有效促进和提高科研成果的转化效率。

医师协会与患者之间没有直接联系，且协会不能直接向患者提供他们所需的医疗信息。例如，患者无法从医师协会处获得有关医生的具体医疗案例、治愈状况和治疗费用等详细信息，而只能获得有关医疗事故和其他相关方面的一些信息。由于患者的真正需求是通过有价值的数据帮助自己作出选择或决策，因此这些信息对患者没有实质性的意义和帮助。

（六）其他部门

在医疗服务体系中，政府部门、零售药店和医药企业各司其职，确保整个体系的有效运转，共同保障医疗服务的质量和可及性。政府通过政策和监管，确保公平且合理的资源分配；零售药店通过专业服务和健康支持，确保患者的用药安全和健康管理；医药企业通过创新和生产，提供高质量的药品，推动医疗技术的进步。这些主体的协同合作，为实现全民健康目标提供了坚实的基础。

政府部门在医疗服务体系中主要负责政策制定、监管和资源分配。政府通过制定医疗政策和法规，确保医疗服务的公平性和可及性，规范医疗机构的运营。政府还负责医疗资源的分配，特别是城乡之间的平衡，努力解决医疗资源分布不均的问题。此外，政府部门通过财政支持和补贴，减轻居民的医疗费用负担，保障全民健康。政府还承担公共卫生职能，通过疾病预防和健康促进项目，提高全民健康水平，降低疾病发生率。

零售药店在医疗服务体系中作为药品供应和健康咨询的关键环节，为患者提供处方药和非处方药。零售药店不仅是药品的销售场所，更是健康信息和服务的重要提供者。药剂师通过提供专业的用药指导和健康咨询，帮助患者正确使用药物，避免药物不良反应和相互作用。零售药店还承担慢性病管理和健康监测的职责，为患者提供持续的健康支持。通过与医疗机构和医疗保险系统的紧密合作，零售药店在确保药品的可及性和合法性方面发挥着重要作用。

医药企业在医疗服务体系中主要负责药品的研发、生产和供应，确保药品的质量和供应链的稳定。医药企业通过不断地研发和创新，推出新的药品和治疗方案，提高疾病治疗效果。医药企业还须遵循严格的监管要求，确保药品的安全性和有效性。医药企业与政府和医疗机构的合作，通过临床试验和药品检测，确保新药的上市和药品的持续改进。此外，医药企业通过药品定价和市场推广，影响药品的可及性和患者的用药选择，承担着改善公共健康的重要责任。

二、主体之间的关系分析

（一）医生与患者的关系

在医疗服务体系中，医生与患者之间的关系具有独特的委托代理属性。在这种关系中，患者作为委托人，依赖医生提供专业的诊疗服务和用药建议。然而，由于患者通常无法直接监督和评估医生的行为，医患之间的信息不对称问题尤为突出。这种信息不对称源于医疗服务的高度专业性和技术性，患者缺乏足够的知识和信息来全面理解和评估医生的诊疗方案和服务质量。此外，医疗服务的异质性和不可逆性进一步加剧了信息不对称的问题，患者在接受服务后，无论结果如何，都必须承担相应的后果。

这种信息不对称导致医生在某些情况下可能会"诱导需求"，即提供超出患者实际需要的医疗服务，以增加自身收益。患者难以判断哪些服务是必要的，这种现象在医疗市场中较为普遍。医患关系中的这种特殊委托代理机制，反映出地位不对称和信息不对称的深层次矛盾。

总的来说，医生与患者的关系在医疗服务体系中是复杂且敏感的。为了改善这一关系，提升患者的医疗体验，需要建立更加透明和有效的评价机制，加强医患沟通，减少信息不对称，提高医疗服务的整体质量和公平性。通过多方共同努力，可以促进医患关系的和谐发展，保障患者的健康权益。

（二）医疗机构与医疗保险的关系

在医疗服务体系中，医疗机构和医疗保险之间的关系呈现出复杂的"非合作性博弈"特征。医疗保险的主要目标是保障基金的收支平衡和可持续性，而医疗机构则力求在医疗保险基金的分配中争取更多份额，以实现更高的医疗服务价值和收益。这种利益差异导致双方在资源分配和费用控制方面存在直接博弈。医疗保险管理部门作为行政部门，拥有较强的话语权，导致医疗机构在博弈中处于弱势地位。尽管如此，医疗机构对医疗保险管理部门的依赖性仍在不断增加。

随着职工基本医疗保险改革的推行，公共医疗制度逐步转型为医疗保险制度，政府与市场机制结合的新模式逐渐形成。然而，医疗机构在"事业单位"与"企业化运营"之间的矛盾依然突出。尽管政策要求降低药价和诊疗价格，并推行"零差价"销售基本药物，但政府补贴仍不足以完全解决医疗机构的资金问题。在这种背景下，减少医疗机构和医疗保险之间的博弈、提高医生的"阳光收入"和职业荣誉感、提升医疗机构整体效益以及减少医疗机构对医疗保险收入的依赖成为关键。只有在医疗保险基金控制费用支出的前提下，促进医疗机构和医疗保险之间的平等对话，才能实现医疗服务体系的健康发展和有效运作。

（三）患者与医疗保险的关系

在医疗服务体系中，患者与医疗保险之间的关系主要体现为支付和报销的关系，而非委托代理关系。医疗保险的主要目标是保障基金的收支平衡和可持续性，同时尽可能满足患者的医疗需求，对政策进行不断完善。患者则希望在控制医疗费用的前提下，获得更多和更好的医疗服务。在这种关系中，患者在报销政策和比例的制定过程中参与度较低，导致双方信息不对称，容易产生利益冲突。

尽管如此，患者和医疗保险之间也存在一定的依赖关系。医疗保险通过支付医疗费用减轻患者的经济负担，而患者则依赖医疗保险提供的保障以获得必要的医疗服务。双方在利益冲突和相互依赖中形成了一种复杂的博弈关系，既有利益上的冲突，也有为了实现共同目标而进行的合作。这种关系的复杂性要求在政策制定和执行过程中不断优化，以促进医疗服务体系的和谐和可持续发展。

（四）医疗保险与医师协会的关系

在医疗服务体系中，医疗保险和医师协会之间具有潜在的协作关系。医师协会具备完善的信息体系，包括医疗保险药品的分类、价格合理性、医疗服务水平及其定价等，这些信息对医疗保险进行监管和评估具有重要价值。然而，目前医疗保险并未充分利用医师协会的这些资源来判断其支付和报销的合理性。实际上，医疗保险和医师协会可以建立一种新的委托代理关系，通过授权医师协会来履行部分监督和评价职能，以弥补医疗保险管理部门在监督和评价医疗机构及患者行为方面的不足。这种协作关系可以充分发挥医师协会在信息收集和专业评估方面的独特优势，提升医疗服务体系的整体效率和公平性，促进医疗保险政策的科学化和合理化，实现医疗服务质量的持续改进。

（五）患者与医师协会的关系

在医疗服务体系中，患者与医师协会之间的关系较为间接且有限。通常，患者获取信息的渠道并非医师协会，而医师协会也不花费大量精力收集患者的相关信息。二者之间的关联主要表现在患者向医师协会举报投诉，但由于医师协会的特殊性，其主要职责在于对个别医生进行执业行为的监管和处罚，而不具备处理医院整体违规行为的资质和权限。因此，医师协会对患者的直接协助作用有限，更多是监督与管理医生执业行为，间接影响医疗服务质量。总体来看，患者与医师协会的关系并不构成直接的委托代理关系，而是通过投诉和监督机制实现间接的互动。

（六）政府与医疗机构的关系

在医疗服务体系中，政府与医疗机构之间的关系主要体现为政府主导、相辅相成、互相协助的模式。政府通过制定政策、监管和资源分配，确保医疗服务的公平性和可及性。近年来，政府逐步从直接调控转向间接调控，实施"政事分开、管办分开"的原则，使医疗机构在管理上拥有更多自主权。公立医院在医疗质量安全、医疗收费、处方安全、欺诈骗保和药品回扣等方面须无条件接受政府监管。这种监管确保了医疗机构的规范运营和医疗服务的质量。同时，政府通过放管服改革，提升医疗机构的自主性和积极性，实行民主管理和科学决策，使医疗机构能够最大程度释放自身的活力和运行效率，保障社会效益并全心全意为人民健康服务。通过政府与医疗机构的紧密协作，医疗服务体系能够实现更加高效、透明和公平的发展，最终提升全民健康水平。

（七）医疗机构与医师协会的关系

在医疗服务体系中，医疗机构与医师协会之间的关系主要体现为职业规范、继续教育和行业监管等方面的协作与互助。医疗机构作为医疗服务的提供者，依赖医师协会制定的职业标准和行为规范，以确保医疗服务的质量和安全。医师协会通过组织继续医学教育项目，帮助医生提升专业技能和知识水平，从而提高医疗机构的整体服务能力。此外，医师协会在行业监管中扮演着重要角色，通过对医生职业行为的监督和处罚，维护医疗行业的职业道德和行为准则。尽管医师协会对医疗机构没有直接的监督管理权，但双方通过紧密合作，能够有效促进医疗服务体系的规范化和专业化发展，最终保障患者的健康权益和医疗服务的可及性。

第三节　医疗服务体系建设的意义和方针

一、医疗服务体系建设的意义

人民健康是中国式现代化的题中应有之义，而在建设健康中国的进程中，完备的医疗服务体系可以起到顶梁柱的作用。在党的二十大报告中习近平总书记指出，必须坚持在发展中保障和改善民生，推进健康中国建设，把保障人民健康放在优先发展的战略位置。这一举措进一步表明人民健康优先发展的战略地位，应持续完善和优化医疗服务体系，完善巩固医疗行业的根基，不断增强广大人民群众的改革获得感、就医安全感和健康幸福感。习近平总书记在党的二十大报告中还着重提出，必须紧紧抓住人民最关心最直接最现实的利益问题，坚持尽力而为、量力而行。对于医疗服务领域来说，要大力实施整体提升医疗健康水平攻坚行动，不断健全医疗服务体系，扎实推进健康建设，着力解决好人民群众看病就医的急难愁盼问题，提高医疗服务的均衡性和可及性。2021年7月1日，国家发展改革委、国家卫生健康委、国家中医药管理局、国家疾病预防控制局四部门联合印发《"十四五"优质高效医疗卫生服务体系建设实施方案》，明确提出到2025年，要基本建成优质高效整合型医疗卫生服务体系，全方位全周期健康服务与保障能力显著增强，努力让广大人民群众就近享有公平可及、系统连续的高质量医疗卫生服务。因而，建设优质的医疗服务体系是当务之急。

在建设医疗服务体系的过程中，合理发挥医疗服务的正外部性是根本。公立医疗机构由于其自身定位的特殊性，在运营期间需要实现自身的公益性，并给社会带来利益，然而这些公益性的决策或行为不能使其自身获得额外的收益补偿。部分福利经济学者已证实，当通过政府向公民提供公共服务产品时，会比利用市场方式提供产品更高效。医疗服务的正外部性主要体现在对公民提供基本医疗服务的过程中。基本医疗服务供给与公民的基础健康息息相关，因此，当公民普遍达到基本健康水平时，对社会整体意义重大。所以世界各国政府都对基本医疗服务供给十分重视，会进行直接投资支持，同时都建立了与之相匹配的医疗服务体系便于后续工作的开展。

建立医疗服务体系是增进民生福祉、共享社会文明进步成果的一种需要。伴随着国家经济发展水平的日益提升，政府公共财政开支中公共医疗所占的比重会不断增长。通过累积和融合相关社会资源，政府部门致力于建立一个非市场性质的医疗服务系统，通过向人民群众提供安全有效、公平可及的公共卫生和基本医疗服务，保障社会成员的基本生存底线，增进全民社会福利、共享文明进步成果。目前，我国医药卫生体制改革的侧重点应落实在优先发展、保障和完善基本医疗服务供给方面，从而使医疗服务的公平性得到提升，实现人人享有基本的医疗服务，促进全民健康、经济发展与社会稳定的局面。

建立医疗服务体系是对市场需求的一种满足。在《"健康中国2030"规划纲要》中明确指出，到2050年，健康中国的战略目标是建成与社会主义现代化国家相适应的健康国家。从世界各国的发展经验来看，绝大多数国家的公立医疗机构都是处于该国或该地区医疗领域的领先位置，因此，围绕公立医疗机构进行发展，可以促进医疗技术高效发展并提升整体水平。公立医疗机构不同于社会办医疗机构，盈利并不是其首要目标，其更多的职责是兼顾市场价值的实现和履行社会责任。例如，公立医疗机构通过发挥带头作用，带领当地其他基层医疗机构技术人员及管理人员开展培训学习；对欠发达地区提供医疗技术帮扶支援，推动当地的医学发展；积极组织开展科研研讨会，及时将新技术引入日常工作等。我国公立医疗机构的发展情况与医疗体系的建设是否完善直接挂钩，并会直接影响健康中国战略目标的实现。因此，公立医疗机构的稳定发展需要国家加大财政上的投入，促使其可以稳妥地承担更多的社会责任。

建立医疗服务体系是对公民健康权的尊重与保障。随着时代的发展，我国的社会经济水平在稳步上升，人民群众的健康意识也愈发觉醒，国家也开始对人民群众的健康提供一系列保障。生命健康权包括了生命权和健康权，生命是健康的基础，而健康则是生命的保障，二者相辅相成、缺一不可。从公民的角度来看，生命健康权应放在首位，它是满足诸多权利的前提和基础。从世界各国的经验来看，医疗服务已逐步成为人民群众生命健康权的构成之一，所有国家在发展过程中都对医疗服务予以公共财政的支持，以保证医疗服务相关制度运行正常，从而保障公民的生命健康权。

二、医疗服务体系建设的原则

为了不断提升优质医疗资源的分布和配置，构建与国家经济发展水平相适应，满足人民群众健康需求且功能完整互补、分工明确的医疗服务体系，我国在医疗服务体系建设过程中，一直遵循着以下六点原则。

第一，坚持以人民群众的健康需求为发展方向。将解决患者主要健康问题作为第一目标，通过确认人民群众的健康需求趋势，合理调整医疗资源的布局。通过提高医疗机构的能级，不断强化薄弱环节，同时对各级各类医疗机构的数量、规模及布局进行科学合理的确定，实现医疗服务的有序发展。

第二，坚持公平与效率均衡统一发展。将政府部门作为核心主导，对公立医疗机构的建设标准进行完善，不断加大向国家重大战略区域、中心城市以及脱贫地区的倾斜力度，有效促进优质医疗资源的不断扩容，从而实现区域医疗资源的均衡布局。应当将确保人民群众的基本医疗服务是否可及作为发展前提，从而更好地体现医疗服务的公平公正。而医疗机构在开展医疗服务的同时，在医疗资源配置的利用问题上也要注重科学性和协调性，提高效率，降低成本，实现在高效的同时保证公平。

第三，坚持以政府为主导，与市场机制相融合。通过加强基础设施的建设与重大战略、重大改革的协同，不断对医疗机构管理的配套措施进行创新，确保投资效益最大化。将优秀医疗机构作为龙头，推动国家医学中心、区域医疗中心等重大项目建设，集中力量开展医学关键技术攻关，引领服务体系模式转变。积极落实政府部门在制度、规划、筹资、服务、监管等多方面的责任，全力维护医疗的公益性。通过积极发挥市场机制在配置医疗资源方面的有效作用，充分调动社会力量的积极性和创造性，满足人民群众对医疗服务多层次、多元化的需求。

第四，坚持医疗服务体系集成化管理，实现整体效益最大化。关口前移，实现医防协同，把保障公共卫生支出放在首位，创新构建医疗预防协同机制，有效完善监测预警，通过快速检测及时开展应急处置，实现综合治理能力的提升。要及时抓住重点，聚焦影响人民群众健康的主要问题，补齐全方位、全周期医疗服务的短板。通过加强全行业监管和地方化管理，统筹城乡间、区域间医疗资源配置，坚持中西医建设任务规划、部署、落实一致，遵循中医药发展规律，建立符合中医药特色的服务体系，更好地发挥中医药特色和比较优势，促进中西医互补、协调发展。着力实现医疗服务体系整体功能最大化，促进均衡发展。

第五，坚持分层级分类别管理，确保服务能力和质量。统筹规划分级负责，围绕"十四五"时期健康中国建设总体目标，加强全国医疗资源的统筹配置，合理划分中央和地方事权，中央重点保障公共卫生、全国性跨区域医疗服务能力建设需求，地方统筹加强其他医疗项目建设。充分考虑社会经济发展水平和医疗资源配置现状，协调不同地区、不同类型、不同层次的医疗资源数量和布局，制定分类配置标准。推动基层医疗机构发展，着力提升服务能力和质量；合理控制公立医疗机构资源规模，促进发展方式转变；提升专业公共卫生机构的服务能力和水平。

第六，政府通过提供高效且公平的基本医疗服务，不仅履行了党和政府赋予的职责，更有效维护了人民群众的健康权益。进一步而言，建立医疗服务体系的核心目标，是为人民群众提供更安全、更有效、更便捷、更经济的医疗服务。同时，这一体系应致力于缩小城乡、地区及不同收入人群之间的医疗服务差距，大幅提升医疗服务的可及性。缩小医疗服务水平的差异也有助于缓解医患矛盾，更好地践行"以人为本"的理念，为人民群众打造更优质健康的就医环境。

第二章 我国医疗服务体系的总体框架

第一节 我国医疗服务体系的主体

保障人民健康、促进社会健康发展、推进健康中国建设，是我国当前医疗服务体系建设的重大民生目标。医疗服务的技术水平和服务质量不仅直接关系到《"健康中国2030"规划纲要》的落实，更是实现党的二十大报告中"推进健康中国建设"总体目标的关键所在。维护人民群众的身体健康是发展的重要策略，必须完善相关政策措施，形成完善的医疗服务体系才能带来高品质的医疗服务，才能改善全民身体健康状况、防治慢性病，从而提升全民健康素养与生命品质。

医疗服务体系作为一个非常复杂的系统，涉及政府的政策引导与监管、医疗机构的服务能力和质量、医务人员的专业素质和职业道德、医疗设施的建设与发展等多个方面的因素。需要政府、医疗机构、医务人员、患者和社会各方共同努力，以提供高效、便捷、可及的医疗服务，满足人民群众的实际需求。只有在医疗服务体系得到全面优化和提升的情况下，才能更好地维护人民群众的健康和福祉。

在我国，医疗服务体系是指以医疗卫生机构为主体，以医疗服务、药品供应、公共卫生、医疗保障等要素为支撑，以满足人民群众健康需求为目标，形成的一整套医疗保健服务系统。医疗服务作为保障人民健康的重要资源，其供给主体的供给能力是将人民的健康需要有效转化为实际医疗服务需求的关键因素。

医疗机构是指依法定程序设立的从事疾病诊断、治疗活动的卫生机构的总称。包括医院、基层医疗机构和其他医疗机构。随着改革开放的推进，医疗服务体系得到了巨大的发展和变革，特别是在医疗机构改革方面，由国务院于1994年2月印发，自1994年9月起施行的《医疗机构管理条例》（中华人民共和国国务院令第149号），指出加强对医疗机构的管理，促进医疗卫生事业的发展，保障公民健康。2016年2月《国务院关于修改部分行政法规的决定》（中华人民共和国国务院令第666号）对其进行修改。2022年3月《国务院关于修改和废止部分行政法规的决定》（国务院令第752号）进行再次修改。本次修改幅度较大，国务院对"证照分离"改革涉及的行政法规，以及与《中华人民共和国民法典》规定和原则不一致的行政法规进行了清理。医务人员是在医院和基层医疗机构就职的员工。医疗机构是医务人员主要的工作场所，也是民众寻求医疗服务的重要依托。

我国的医院可分为公立医院和社会办医院。公立医院的主要职责包括提供急危重症和疑难病症的诊疗服务，承担医学教育和人才培养工作，进行突发事件的紧急救援，并对基层医疗机构提供业务指导；与公立医院类似，社会办医院是对公立医院的有益补充，其主要职责是提供医疗服务，为患者提供全面的医疗诊断、治疗和护理，致力于为患者提供高质量、个性化的医疗服务。

基层医疗机构包括乡镇卫生院、社区卫生服务中心（站）、村卫生室等，致力于提供一系列的基本医疗服务，包括为患者提供常见病、多发病的诊疗以及部分疾病的康复、护理，接收医院转诊患者，向医院转诊超出自身服务能力的患者。

除医院和基层医疗机构外，还有急救中心、专科疾病防治机构等其他医疗机构与各级医院和基层医疗机构共同协作，实现区域医疗资源共享。

不同类型的医疗机构在医疗服务供给、社会责任承担、管理方式等方面存在差异，但都为人民群众提供了多样化、优质化的医疗服务，推动了我国医疗服务体系的全面发展。

一、按所有制划分

根据目前我国医疗机构的所有制形式，可以将现有的医疗机构划分为以下三种类别。

一是公立医院，指经济类型为国有和集体办的医院。[①] 公立医院包括政府办医院，如县办医院、市办医院、省办医院和部门办医院，以及其他类型的公立医疗机构，如军队医院、国有和集体企事业单位办的医院。此外，基层医疗机构也是公立医院的一部分，包括社区卫生服务中心（站）、街道卫生院、乡镇卫生院、村卫生室、门诊部和诊所等。这些公立医院的职责是为人民群众提供医疗服务和健康管理，以满足广大患者的基本医疗需求。

从功能定位来看，作为我国社会主义福利事业的一部分，公立医院的一个突出特征在于蕴含着强烈的公益性质，即不以营利为主要目标导向。从职能安排来看，作为我国医疗服务体系的主体，公立医院除了提供基本医疗服务、救治急危重症患者和诊疗疑难病症等职责外，还肩负着培养医疗人才和从事医学教研等任务。此外，公立医院在公共卫生服务、紧急医疗救援、国际援助和国防卫生动员等方面扮演着重要角色。

二是社会办医院，指的是非公立医院，包括联营、股份合作、私营、港澳台地区投资和外国投资的医院，也被称为民营医院。根据卫生部、国家中医药管理局、财政部、国家计委在2000年印发的《关于城镇医疗

---

① 国家卫生健康委员会. 2022中国卫生健康统计年鉴[M]. 北京：中国协和医科大学出版社，2022.

机构分类管理的实施意见》(卫医发〔2000〕233号),民营医院还可以进一步划分为营利性医院和非营利性医院。营利性民营医院在相关政策上享有一些税收减免和优惠措施,比如自取得《医疗机构执业许可证》三年内免征增值税、房产税、城镇土地使用税和车船税等。非营利性民营医院享受更多的税收减免政策,如部分收入免征企业所得税等。

也就是说,部分民营医院的性质与公立医院的性质是一致的。根据其功能定位的差异,民营医院的发展优势有所不同,既可配合公立医院形成良性竞争的格局,也能够提供基本医疗需求之外的高端服务,有效满足高层次需求,同时能够发挥其专科优势,提供康复、预防保健、老年护理等紧缺服务,与公立医院服务内容有效衔接。

三是具有医疗资质的第三方医疗机构,其提供的服务项目与普通医院有一定差异,主要包括健康管理、健康咨询、抗衰老与医学再生、康复理疗、中医保健、医学美容等。

根据所有制不同,医疗机构划分情况如图2-1所示。

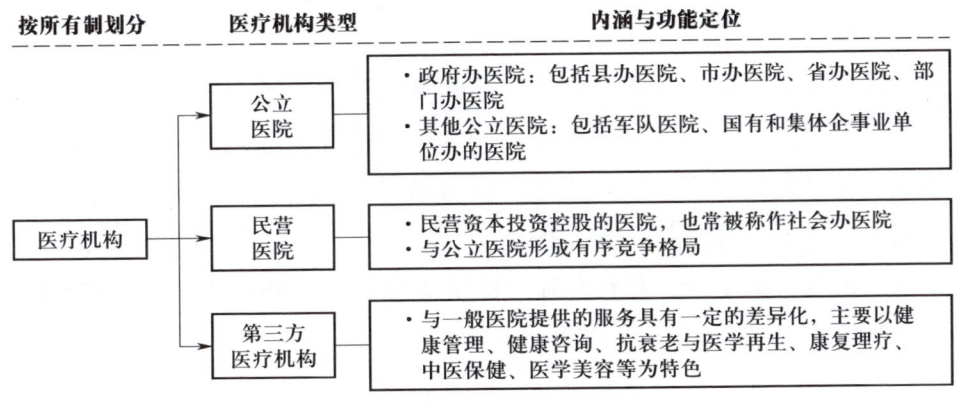

图2-1 医疗机构按所有制划分情况

二、按服务内容划分

根据1994年9月《关于下发〈医疗机构基本标准(试行)〉的通知》(卫医发〔1994〕第30号),按照医疗机构科室种类以及提供的服务类型对医疗服务的提供主体进行划分,我国医疗机构主要包括以下十类。

一是医院。主要包括综合医院和专科医院两类，综合医院是提供各类医疗服务、疾病治疗、预防保健等全方位服务的医疗机构。它们通常设有急诊部、住院部、手术室、实验室、影像设备室等，提供全方位的医疗服务。专科医院是专门针对某一类疾病或某个特定领域的医疗机构。它们通常专注于某一特定领域，提供专业的诊断和治疗，比如口腔医院、肿瘤医院、儿童医院、精神病医院、传染病医院、整形外科医院、康复医院、疗养院等。

二是妇幼保健院。分为一级妇幼保健院、二级妇幼保健院和三级妇幼保健院。妇幼保健院是专门为妇女和新生儿提供健康服务的专科保健机构，根据规模的不同分别称为院、所或站。根据《国家卫生计生委关于妇幼健康服务机构标准化建设与规范化管理的指导意见》（国卫妇幼发〔2015〕54号），妇幼健康服务机构以孕产保健、儿童保健、妇女保健和计划生育技术服务为中心，以必要的临床诊疗技术为支撑提供妇幼健康服务。孕产保健主要包括婚前、孕前、孕期、分娩期、产褥期保健服务等；儿童保健主要包括新生儿保健、儿童生长发育、营养、心理卫生、五官保健、儿童康复、儿童常见病诊治和中医儿童保健等；妇女保健主要包括青春期保健、更年期保健、老年期保健、心理卫生、营养、乳腺保健、妇女常见病诊治、生殖保健和中医妇女保健等；计划生育技术服务主要包括宣传教育、技术服务、优生指导、药具发放、信息咨询、随访服务、生殖保健和人员培训等。

三是乡（镇）、街道卫生院。提供基础的常见病和多发病的诊断和治疗服务。

四是门诊部。负责对常见病、多发病进行诊断和治疗，提供基本的医疗服务。包含综合门诊部、中医门诊部、中西医结合门诊部、民族医门诊部、专科门诊部、口腔门诊部等。

五是诊所、卫生所（室）、医务室、中小学卫生保健所、卫生站。是提供基本医疗服务的医疗机构，应具备处理简单急诊的能力，提供急诊医疗服务。

六是村卫生室（所）。在农村医疗服务体系中承担着重要职责，对农村居民的常见病、多发病进行初步诊断和治疗，提供基本的医疗服务。

七是专科疾病防治院、所、站。提供针对特定疾病的专业治疗服务，包括药物治疗、手术治疗、康复治疗等。

八是急救中心、急救站。承担急救服务，负责处理各类突发疾病、意外伤害的急救工作。

九是临床检验中心。负责采集患者的血液、尿液、体液、组织等样本，并进行检验分析，提供准确、可靠的检验结果，包括生化检验、免疫检验、微生物检验、分子生物学检验等。

十是护理院、站。主要是由护理人员组成的，在一定社区范围内致力于为老、弱、病、残等其他需要护理服务的人群提供基础护理、专科护理等服务。

以上这些医疗机构共同构成了我国医疗服务体系的重要组成部分，为全民提供全面、质量高的医疗保健服务。医疗机构按服务内容划分情况如图 2-2 所示。

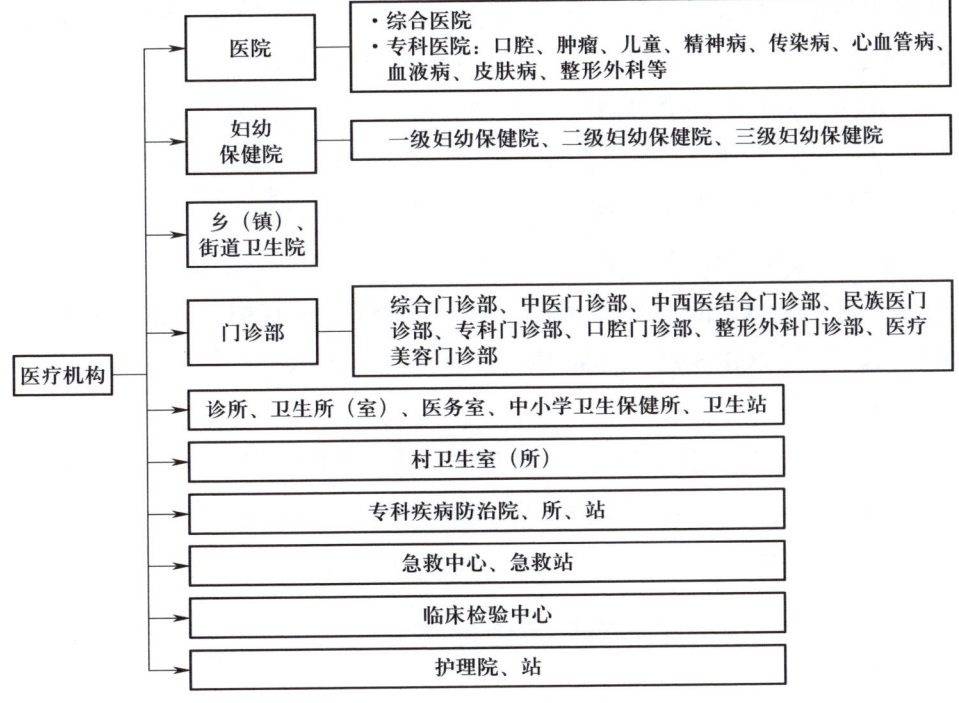

图 2-2　医疗机构按服务内容划分情况

第二节　我国医疗服务体系的层次结构

改革开放以来，在社会主义市场经济建设方面，我国取得了突飞猛进、举世瞩目的发展成就，在医疗领域政府也一直在积极探索，加大财政投入力度，致力于建立与经济社会发展水平、结构、阶段等相适应的医疗服务体系，初步形成了覆盖医疗、预防、保健、康复、教学、科研等领域的医疗服务体系，体系功能相对完备，体系结构相对合理。

为了满足广大人民群众对医疗服务多层次的需求，解决居民"看病难""看病贵"等基本就医问题，我国一直积极推进医药卫生体制改革。2015年国务院办公厅印发的《全国医疗卫生服务体系规划纲要（2015—2020年）》（国办发〔2015〕14号），对我国的医疗卫生服务体系进行了详细的界定。医院和基层医疗机构这两大类医疗机构分工协作，最终逐渐形成并基本建立遍及城乡的三级医疗服务供给网状系统。

我国正式的医院分级制度始于1989年，卫生部印发了《医院分级管理办法（试行草案）》和《综合医院分级管理标准（试行草案）》，将医院分为三级十等，其中，将一、二级医院又划分为甲、乙、丙三等，将三级医院划分为特、甲、乙、丙四等。《2023年我国卫生健康事业发展统计公报》显示，2023年三级医院共有3 855所（其中，三级甲等医院1 795所），二级医院有11 946所，一级医院有13 252所，未定级医院有9 302所。

三级医疗机构组成了由国家和集体独资创办的、以行政辖区为依据、自上而下展开业务指导的医疗服务体系。由于城乡社会经济发展的二元结构，使得我国三级医疗服务体系呈现二元发展趋势。

一、城市三级医疗服务体系

城市三级医疗服务体系是由三级医疗机构组成的医疗服务体系，致力于满足城市居民对医疗的各项需求。该体系的设计理念是通过合理布局医疗机构，缩小不同地区之间、不同收入群体之间在医疗服务可及性上的差距。这意味着人们无论身处何区域、具备何种收入水平，都能够享受到公平的医疗服务。

城市三级医疗服务体系的核心是三级医疗机构，包括基层医疗机构、二级医疗机构和三级医疗机构。基层医疗机构提供基本医疗和公共卫生服务，主要包括社区卫生服务中心（站）等。二级医疗机构提供综合和专科医疗服务，三级医疗机构承担高水平的医疗服务、科研和教学任务，并为下级医疗机构提供技术支持和指导。通过这三级医疗机构的协同工作，城市医疗服务体系能够为居民提供全面、优质的医疗服务，保障人民群众的健康权益。

（一）一级医疗机构

城市的一级（基层）医疗机构主要由社区卫生服务中心（站）、诊所、门诊部、企业医疗机构等构成。它们是医疗服务体系的最底层，服务对象为医疗机构所辖社区及周边居民。基层医疗机构的病床数通常在 100 张以下。基层医疗机构为居民提供基本医疗服务，如常见病的诊断和治疗，孕妇、儿童、老年人的健康保健服务，慢性病患者和残疾人的康复服务等。基层医疗机构是我国医疗保障体系的重要组成部分。基层医疗机构在我国城市地区的数量较多且不断增长。《2023 年我国卫生健康事业发展统计公报》显示，截至 2023 年，全国社区卫生服务中心（站）约有 37 177 家，数量相较于 2002 年的 8 211 家已有大幅增加。尽管近年来增长速度有所减缓，但基层医疗机构数量仍在不断增加。这一趋势体现了我国在医疗服务体系建设中加强基层医疗服务的重要举措。

自 2006 年起，我国不断强调社区卫生服务中心（站）的完善和发展，旨在进一步提升其服务水平和覆盖范围，以满足人民群众对基层医疗服务的需求。2009 年《中共中央、国务院关于深化医药卫生体制改革的意见》规定，努力达到"人人享有基本医疗卫生服务"的发展目标，要求"健全基层医疗卫生服务体系"，努力提高基本医疗服务的公平性、可及性和普惠性。为了解决医疗资源分配不均衡，医药费用不断上升、占比较高，医患关系日益紧张等问题，党的十八大以来，分级诊疗试点在全国范围内全面展开。2015年《国务院办公厅关于推进分级诊疗制度建设的指导意见》（国办发〔2015〕70号）提出了逐步推行基层首诊、双向转诊、急慢分治、上下联动的分级诊疗模式。

分级诊疗制度实施后，在我国城市地区的医疗服务体系中，基层医疗机构开始逐渐扮演起日益重要的角色，发挥着越来越关键的作用。但是由于我国基层医疗机构起步较晚，基础较薄弱，相应的配套政策不充足，发展活力欠缺，发展能力相对不足。目前城市社区卫生服务中心（站）的发展还存在以下问题。

一是地区社会经济发展客观存在不均衡现象。各地区对城市社区卫生服务中心（站）建设与发展的重视程度不同，投资力度参差不齐，导致我国在社区卫生服务中心（站）的设立标准、管理方式、硬件配置、人员引进及考核、药品引用、医疗水平、服务态度、数字化水平等方面整体呈现出东部沿海地区与中西部地区之间、各省级行政单位之间、大型城市与中小型城市之间发展不平衡的现象。

二是城市内部社区卫生服务中心（站）分布状况客观存在不平衡。由于在社区卫生服务中心（站）的地理选址上，其主要是原医疗机构源于原址等的自我发展转型，政府部门缺乏统一的规划与指导，受新城建设、老城开发、人口流动等诸多因素的影响，社区卫生服务中心（站）的选址不合理，导致其服务能力与服务人群不相匹配、服务内容与服务人群需求无法适应的问题日益凸显。

三是业务发展客观存在不平衡。导致社区卫生服务中心（站）业务发展不平衡、不充分的原因主要有两个：第一是长期以来，人民群众对于以"预防为主"的理念认知不足，导致难以完全改变"治疗疾病优先"的观念；第二是城市社区卫生服务中心（站）普遍过于重视基本诊疗，忽视了公共卫生健康服务，缺乏统一的服务模式和有效的绩效评估制度。

四是投入不足。社区卫生服务中心（站）在人员配置、设备设施、资金投入等方面相对不足，无法满足日益增长的医疗服务需求，医疗服务的质量和效率有待提高。此外，社区卫生服务中心（站）的发展还面临着人才短缺的困境。一些医生更倾向于在综合医院发展，而不是在基层医疗机构工作。这使得一些社区卫生服务中心（站）在医生队伍建设方面面临困难，缺乏高水平医疗人才。

（二）二级医疗机构

二级医疗机构的病床数在 100～500 张，一般为区域性医院。主要职能是向含有多个社区的地区人群（人口一般在数十万）提供高水平专科性医疗服务。一般情况下，城市地区二级医疗机构的科室设置相对较全、资源配备水平较高。在功能定位上，《国务院办公厅关于推进分级诊疗制度建设的指导意见》规定，城市二级医院主要承担三级医院转诊的急性病恢复期患者、术后恢复期患者以及危重症稳定期患者的治疗和护理工作，并承担一定医疗教学和医学科研等任务，结合自身优势资源，对基层医疗机构进行业务指导和技术培训等工作。

城市二级医疗机构主要包括区级医院与规模相当的企业医疗机构两个部分，在分流三级医院患者、发挥公共卫生服务职能以及指导帮扶社区卫生服务中心（站）等方面发挥着举足轻重的作用，是承接城市基层医疗机构、联系三级医疗机构的重要环节。

城市二级医疗机构软硬件基础设施较完备，而且医务人员队伍专业性强、服务水平较高。相对于基层医疗机构，二级医疗机构自身能力更强，医疗水平相对较高，在参与组建医疗联合体时更能起到承上启下的作用，能够接受三级医疗机构的指导，积极配合三级医疗机构对患者进行更高水平的救治。由于三级医疗机构的压力较大，一些需要较为复杂和专业的医疗服务的患者可以在二级医疗机构得到合适的诊疗，避免了过度就医和资源浪费。二级医疗机构不仅提供了中等复杂程度的医疗服务，也对整个城市的医疗服务网络起到了衔接和协调的作用。通过分工合作，基层、二级和三级医疗机构共同构建起城市完善的医疗服务体系。

此外，从二级医疗机构的功能定位上来看，它与基层医疗机构都致力于诊疗区域内常见、多发病症，提供相应的医疗服务，并且，二级医疗机构科室划分的精细程度比不上三级医疗机构，有利于更好地与基层医疗机构中的全科医疗进行衔接，有助于培养更多的全科医生。

二级医疗机构具有较强的公共卫生服务能力。它们可以承担疾病预防、传染病控制、健康宣传等工作，为社区居民提供基本的公共卫生服务。

但是城市二级医疗机构的发展还面临一系列的挑战。由于优质医疗资源在城市地区的高度聚集，由此引发的激烈竞争导致城市二级医疗机构的生存空间遭到压缩，城市二级医疗机构的建设与发展也由此陷入一定的困顿局面。

一是在政策方面，政府对医疗机构数量和规模进行了严格的限制。在城市中，大型三级公立医疗机构往往占据了绝大部分床位数量，这导致二级医疗机构的床位数量与使用率呈现明显的下降趋势。

二是在患者层面，随着经济社会的发展，人们逐渐意识到健康的重要性。根据公立医院改革定价，三级医疗机构和二级医疗机构的专家诊疗费用相差不大，因此，在这种情况下，很难通过经济手段来促使患者在同一地区选择低级别医疗机构就诊。

三是在人力资源方面，二级医疗机构难以吸引优质医生发展特色专科，二级医疗机构的长远发展难以得到保证。由于城市三级医疗机构资源更加集中，一些高水平医务人员更倾向于在这些医疗机构发展，导致二级医疗机构在人才队伍建设方面存在着困难。人才的匮乏可能影响二级医疗机构的医疗技术水平和医疗服务质量。

四是在物质资源方面，随着分级诊疗的逐步推进，一级医疗机构的基层用药情况将得到大幅改善，慢性病以及常见病患者在三级医疗机构诊断治疗后，可以在基层医疗机构取药，由家庭医生负责患者的跟踪治疗，二级医疗机构难以在其中发挥作用。

（三）三级医疗机构

三级医疗机构的病床数一般都是在500张以上，是为所在地区提供高质量的专科性医疗卫生服务，同时也承担着高等教育、科研等任务的区域性医疗机构。在我国，城市三级公立医院是主要的三级医疗机构，它分布广泛，医疗技术水平较高，是为人民群众提供现代化医疗服务的主要平台。各地区的三级甲等医疗机构代表着该地区的最高医疗水平，无论在规模还是在服务质量上都具备较高的水平。

根据《2022年度全国三级公立医院绩效考核国家监测分析情况》，我国2 817家三级公立医院在国家卫生健康委、国家中医药管理局以及其他相关部门的监测下进行了综合分析。这次调查发现，我国三级公立医院在发展方式、运行模式、资源配置等方面不断优化，医疗服务公平性、可及性和优质服务供给能力进一步增强，医疗服务效率持续提升。2022年全国三级公立医院出院患者手术占30.3%、微创手术占20.5%、四级手术占20.2%，表明对疑难危重患者的救治能力不断增强。与此同时，医疗并发症发生率有所下降，医疗技术难度稳中有升，医疗质量与安全不断提升。虽然城市的三级公立医院致力于寻求可持续发展的道路，以向人民群众提供更好更经济的医疗服务，但仍然面临着实际的难题和挑战。

首先，城市三级公立医院在医疗资源配置方面存在不均衡的问题。由于城市三级公立医院集中了大量的高级医疗资源，导致一些地区或者人口较少地区的医疗资源匮乏，使得这些地区的患者需要长途跋涉到城市进行治疗，给患者和家属带来不便。且过多的常见病和多发病的治疗任务被三级公立医院承担，三级公立医院的服务范围过于广泛，基层医疗机构原本应该负责的职责范围受到了削减，导致医疗资源重复配置甚至错配。

其次，城市三级公立医院在医疗费用方面面临压力。随着医疗技术的不断进步和医疗成本的上升，城市三级公立医院的医疗费用也逐渐增加。部分患者可能因为经济负担过重而无法得到合理的治疗，或者因为医疗费用过高而影响治疗效果。

最后，城市三级公立医院在人才队伍建设方面也面临着挑战。一方面，由于城市三级公立医院在医疗技术水平和医疗服务质量方面具有较高要求，因此需要拥有一支高水平的医疗团队。然而，随着医疗资源的进一步集中化，一些优秀的医疗人才更倾向于选择在更高级别的医院发展，导致城市三级公立医院的人才流失。另一方面，城市三级公立医院也面临着医疗人才培养和技术创新的挑战。医学技术的不断进步和医疗领域的不断更新，要求医务人员不断学习和进修，但是城市三级公立医院在培训和学术交流方面可能存在一定的限制条件，难以跟上医学发展的步伐。

二、农村三级医疗服务体系

从体系构成来看，2006年卫生部等四部门印发《农村卫生服务体系建设与发展规划》（卫规财发〔2006〕340号），规定农村地区的医疗服务体系"由政府、集体、社会和个人举办的县、乡、村三级医疗卫生机构组成，以县级医疗卫生机构为龙头，乡（镇）卫生院为中心，村卫生室为基础"。《中共中央、国务院关于深化医药卫生体制改革的意见》规定，"进一步健全以县级医院为龙头、乡镇卫生院和村卫生室为基础的农村医疗卫生服务网络"。从建设目标来看，农村地区的三级医疗服务体系以"小病不出村、一般疾病不出乡、大病基本不出县"为发展目标。

（一）一级医疗机构

农村地区的一级医疗机构一般是由村（大队）卫生室以及相近的企业医疗机构等组成。在2009年以前，在我国农村地区有村卫生室、村医疗点、村卫生所等名称，导致农村一级医疗机构的名称不规范，举办形式各异；在2009年"新医改"后国家决定对村级的医疗机构进行合并和规范，统一命名为村卫生室，并初步形成了按照行政村划分的村卫生室。

从服务内容来看，村卫生室主要承担着行政村内村民的公共卫生以及基本医疗服务，主要包括以下内容：首先是为本地区农村居民提供基本疾病的初步诊断，对农村地区常见多发病进行基本诊疗，并为农村居民提供基本的康复指导和护理服务；其次是对危急重症患者进行初步现场急救，并进行转诊等相应处理；最后是对传染病或疑似传染病的患者进行转诊处理。虽然我国农村地区的一级医疗机构发展时间较早，但囿于经济社会因素，村卫生室的发展面临重重困境。

第一，村卫生室医务人员流失严重。在实施基本药物制度之前，乡村医生的收入主要来自三个方面：基本诊疗服务费、国家拨付的公共卫生服务经费以及药物销售的利润。其中，药物销售利润是他们的主要收入来源。但自从实施基本药物零差价制度后，药品加价利润转为了财政部门的基本药物专项补助，在一定程度上降低了乡村医生的收入。同时，由于村卫生室进行规划整合，一些乡村医生的执业地点被调整，但是由于各种原因，这些被调整的乡村医生不愿离开原来的执业地点，导致基层医务人员严重流失。因此，应该采取措施来解决村卫生室医务人员流失的问题，确保基层医疗服务的稳定和可持续发展。

第二，村卫生室服务能力低。随着城市化进程的推进、医学模式的转变以及医疗技术的快速发展，各种新的检验、检查设备层出不穷，医学诊疗方案也不断更新。然而，乡村医生仍依赖于血压计、听诊器和温度计等传统工具，诊疗手段相对单一。这导致村卫生室与现代医学之间的差距越来越大，滞后的医疗服务能力已无法满足村民不断增长的卫生健康需求。最初，村卫生室的设立旨在解决医疗资源不足、药品匮乏的根本问题，然而，随着社会发展和基层居民生活条件、医疗观念的改善，人们对村卫生室的需求已不再局限于治疗普通感冒咳嗽等可以在家自行处理的疾病。因此，需要根据社会发展水平和农村居民的需求，调整村卫生室的职能定位和设置，以提高其服务能力。

第三，村卫生室硬件设施存在问题。由于农村地区的医疗资源相对有限，村卫生室往往受到资金不足和设备设施老化的困扰，这导致卫生室建筑面积不标准、功能性用房设置不完善或布局简陋等问题。例如，一些村卫生室的建筑面积可能过小，无法容纳足够的医疗设备和医务人员,这严重限制了医疗服务的提供和工作效率。此外,在一些农村地区,非法行医问题也比较普遍。由于村卫生室医疗资源有限,一些不具备医学资质的人员涉足医疗领域,进行非法行医活动。这些非法行医者通常缺乏专业知识和技能,严重影响了农村居民的身体健康,有时甚至导致严重后果。因此,改善村卫生室硬件设施是加强乡村医疗服务体系的重要一环。需要加大对村卫生室的投入力度,提供足够的资金支持,确保村卫生室能够建立起符合标准的医疗空间,并配备齐全的医疗设备。与此同时,要加强对非法行医行为的监管,加大执法力度,确保农村居民能够获得安全和可靠的医疗服务。只有这样,才能进一步提升农村医疗服务的质量和水平,满足农村居民对医疗保健的需求。

(二)二级医疗机构

农村地区的二级医疗机构一般由乡(镇)卫生院组成。作为农村地区三级医疗服务体系的中间层,乡(镇)卫生院的功能职责主要包括:一是提供公共卫生服务,同时对常见病、多发病进行治疗;二是对村卫生室进行业务管理以及技术指导。在医疗服务方面,乡(镇)卫生院的门急诊人次有增长态势,而住院人数总体保持稳定,但手术量有所下降。不同类型的乡(镇)卫生院发展出现了多样化的情况,特别是对于风险较高且技术含量较高的医疗服务。

随着农村人口减少和人口老龄化程度的提高,以及人均收入增加和医疗保险制度的完善,社会经济因素发生了变化,居民对乡(镇)卫生院的医疗服务需求呈现多样化趋势。然而,乡(镇)卫生院仍面临医疗资源不足、医疗人才短缺和管理水平低等问题,究其原因,主要有以下四点。

第一,医疗服务级别的限制。作为基层医疗机构,乡(镇)卫生院的级别受到限制,这导致许多药品无法采购,包括急救药品。此外,一些乡(镇)卫生院的保险机制和医疗保险不完善,不能满足居民对医疗费用的需求。一方面,农村居民在医疗费用方面的经济承受能力有限,医疗费用往往高于他们的负担能力;另一方面,乡(镇)卫生院的医疗保险仅覆盖有限范围,对于一些特殊病种的医疗项目和高额医疗费用的报销存在限制。因此，为了改善乡（镇）卫生院的状况，需要进一步完善医疗保险制度，放松医院级别限制，加大对乡（镇）卫生院的支持和投入力度，以提升其医疗服务质量，满足人民群众日益多样化的医疗需求。

第二，大医院"虹吸"效应的影响。因为乡（镇）卫生院的医生数量有限，他们的专业水平和经验相对较低，导致技术水平相对较弱，无法提供高水平的医疗服务。此外，乡（镇）卫生院也存在设备和技术的缺乏，难以进行复杂的医疗诊断。随着农村交通的改善和居民生活水平的提高，有条件的居民更倾向于到县级或市级的医疗机构就诊，这些医疗机构拥有更强的服务能力和更好的医疗环境，而乡（镇）卫生院则面临着"双向转诊"的困境。另外，县级以上的医疗机构通常吸引了大量的医疗技术人才，从而加剧了基层乡（镇）卫生院的人才流失问题。为了解决这个问题，需要加大对乡（镇）卫生院的支持和投入力度，提供更多的培训和技术支持，以提高其医疗服务水平，满足居民的健康需求。

第三，缺少专业技术人员。因为农村医疗环境和薪酬待遇相对较低，很少有具备专科医生资质的医务人员愿意选择到乡（镇）卫生院工作，这就导致了基层医疗机构缺乏足够数量和质量的专业人才。更为严重的是，乡（镇）卫生院的医生普遍存在着流动性大的问题，他们经常发生转岗、辞职、调动等情况，这给乡（镇）卫生院的医疗服务连续性和稳定性带来了很大的影响。患者与医生难以建立稳定的医患关系，也无法得到持续且高质量的医疗服务。乡（镇）卫生院的编制不足也是导致人才流失和人员结构老龄化的重要原因。一方面编制数目的限制使得乡（镇）卫生院无法吸引足够多的优秀医疗人才，城镇中的优秀人才更倾向于选择在县市级医疗机构工作，那里提供更好的机会和待遇；另一方面，有经验的乡（镇）医务人员也倾向于跳槽至县市级医疗机构寻求更好的发展机会。为了解决这些问题，乡（镇）卫生院需要加大对人才的吸引和培养力度。应该提供更具吸引力的待遇和福利，改善医疗环境和工作条件，以吸引更多的专业技术人员来乡（镇）卫生院工作。同时，应该加大对乡（镇）卫生院的编制和资源投入，扩大乡（镇）卫生院的发展空间，为医务人员提供更好的发展平台。只有这样，才能有效缓解乡（镇）卫生院的人才流失问题和人员结构老龄化的现象。

第四，农村"空心化"现象。撤乡并镇后，原本属于乡镇的卫生院可能会被取消或转让给其他单位，这样就会导致乡（镇）卫生院的存在无法得到政府的持续支持。一方面，由于乡（镇）卫生院的经费来源主要依赖于政府财政拨款，如果不在政府的发展规划范围内，就很难获得足够的经费支持，从而导致卫生院的设施更新和医疗资源的补充等存在困难；另一方面，农村"空心化"还会导致乡镇人口的流失和医务人员的外流现象加剧。由于农村经济发展相对滞后，就业机会有限，很多年轻人选择外出打工或迁往城市谋求更好的生活。而医务人员作为高素质人才，在农村就业条件相对较差的情况下，也更容易受到城市医疗机构的诱惑而外流，导致乡（镇）卫生院医务人员人才储备不足。

（三）三级医疗机构

农村地区的三级医疗机构一般是由县级医院、防治中心组成的。县级医院作为地方区域的医疗服务中心，是由县级人民政府进行管理的，主要负责提供本行政区域内的疾病救治和医疗救助服务，满足区域内居民的基本医疗卫生需求和危重症病人的抢救需要，维护人民群众的生命健康权。同时，在促进乡（镇）卫生院、村卫生室的发展壮大方面，县级医院还承担着相应的业务技术指导、医疗人员培训等任务。

目前我国政府对县级医院的功能定位主要是：一是在农村地区三级医疗服务体系中，县级医院位于最顶层位置，县级医院作为区域内的综合医院，承担着较高水平的医疗服务和管理职责，在农村地区的医疗体系中起着引领和支撑的重要作用；二是在政府向县域内居民提供医疗服务上，县级医院起着非常重要的载体作用，县级医院具备相对较高级的医疗设备和专业的技术力量，能够提供各类疾病的诊疗和手术治疗，满足农村地区居民的综合医疗需求；三是发挥着连接城乡三级医疗服务体系的纽带作用，县级医院在自身能力范围内，运用合适的医疗技术和药物，为本县域内居民提供常见病、多发病诊疗、救治服务，满足其医疗健康的需求。

"新医改"后，县级医院的改革也在不断推进，现已在全国范围内取消药品加成，初步建立起"调整医疗服务价格、增加政府投入、改革支付方式"的综合路径补偿机制，并同步推进收入分配制度改革进程，建立以公益性为导向的绩效评价指标体系。但改革仍然处于起步阶段，各方面还存在不少问题。

第一，县级医院存在人才缺乏问题。县级医院专业技术人员比例基本符合国家卫生健康委规定的配置，但仍存在护士总体比例偏低、行政管理类人员严重不足等问题；技术人员的学历层次是相对偏低的，基本上是以本科、大专等学历为主，硕士及以上学历的人才相对不足。

第二，县级医院基本存在现金流短缺、偿还债务能力不足等问题。县级医院的诊疗手段和技术存在短板，医疗收入仍然主要以药品和耗材为主，固定成本大，医疗业务成本高，资产平均服务量不足，容易造成资金短缺。

第三，县级医院的运行机制不够健全。各地政府对医院法人治理结构缺乏科学认知，医院的决策、执行、监督相互分工、相互制衡的权力运行机制混乱。用人机制陈旧，缺乏灵活性，尚未形成良好的人才竞争和激励机制。

第三节 我国医疗服务体系的服务模式

城市医疗服务体系和农村医疗服务体系分别按照行政区划级别对所属机构进行业务指导。但鉴于居民的就诊偏好，在城市医疗服务体系中，政府的医疗投入会倾向于大城市的大型医疗机构，缺乏对社区卫生服务中心（站）的补偿，使得基层医疗机构的工作条件难以改善；在农村医疗服务体系中，村卫生室因长期资金投入不足，医疗设备不先进，医务人员流失，患者人数也呈减少趋势，导致社区等基层医疗服务机构和农村的基层医疗服务机构服务能力不足，难以担负起初级卫生服务的功能。

为了缓解医疗资源配置失衡的问题，《中共中央、国务院关于深化医药卫生体制改革的意见》提出"引导一般诊疗下沉到基层，逐步实现社区首诊、分级医疗和双向转诊"的发展目标,目前我国各地也在积极探索,致力于形成"小病在社区、大病进医院、康复回社区"的就诊格局。按照各地的做法可以将我国医疗服务体系的服务模式归纳为:一是以医疗保险制度为主导的分级诊疗模式;二是以医院为主导的医疗联合体模式;三是以信息技术为主导的"互联网+"医疗模式。因此,要促使医疗服务网全面整合,搭建起纵向医疗服务系统,彻底解决"看病难、看病贵"的问题。

一、分级诊疗模式

以医疗保险制度为主导的转诊模式依托于我国城乡的三级医疗服务体系,这与我国持续推进的分级诊疗制度息息相关。2012年,党的十八大报告提出了"健康中国"国家战略,进一步推进了分级诊疗制度的建设。2015年5月,印发《国务院办公厅关于城市公立医院综合改革试点的指导意见》(国办发〔2015〕38号),提出了推动分级诊疗模式的构建,其中包括基层首诊、双向转诊、急慢分治和上下联动。同年9月,印发《国务院办公厅关于推进分级诊疗制度建设的指导意见》,提出以常见病、慢性病和多发病为分级诊疗的重点发展领域。分级诊疗的内涵、内容与目标如图2-3所示。

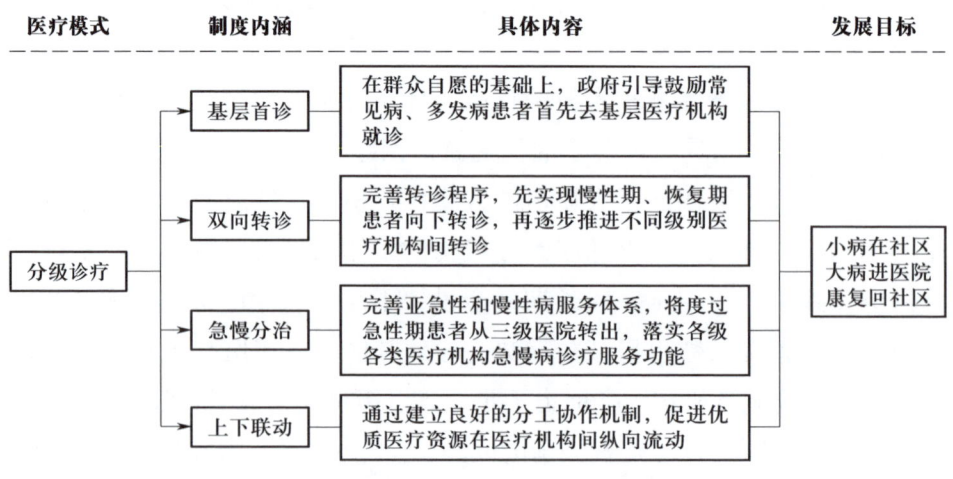

图2-3 分级诊疗的内涵、内容与目标

三级医疗服务体系建设是我国医疗事业发展的基本路径。在新常态下，分级诊疗制度的建设可以促进各级医疗机构之间的协同发展。针对这一目标，各级医疗机构应在政府统一决策下明确分工和职责定位，以有效引导优质医疗资源和患者的下沉，提高基本医疗服务的公平性和可及性。分级诊疗制度在国外已经运行多年，并被证明是一种先进和成熟的就医模式。分级诊疗制度通过合理分配医疗资源，提升医疗服务效率和质量，确保患者在合适的医疗机构获得适宜的治疗。可以借鉴国外的经验教训，为我国的医药卫生体制改革提供宝贵的借鉴和参考。

分级诊疗制度在供给和需求两个方面都有着积极作用。

从细化供给角度来看，分级诊疗制度的实施可以优化医疗资源的配置，提高医疗服务的效率，以及加强不同医疗机构之间的协作与合作。分级诊疗制度实施后，轻症患者可以选择在基层医疗机构就诊，以减轻三级医疗机构的压力，并提高其救治效率。同时，通过签约家庭医生、医疗保险报销政策的倾斜以及提高基层服务能力等措施，分级诊疗制度可以更好地利用和发挥基层医疗机构的功能和作用，使其能够更好地承担常见病、基础病的防治工作，从而有效减少三级医疗机构门诊的工作量。对于三级医疗机构来说，分级诊疗制度的实施也意味着他们可以更加专注于危重疾病的临床研究和救治工作。医疗资源的合理化配置对于缓解医疗机构的资源压力，提升整体医疗研究和技术水平，促进医疗事业的可持续发展具有积极的推动作用。

从需求角度来看，分级诊疗制度也能够提高人民群众的获得感和满意度。分级诊疗制度使基层医疗机构能够为患者提供全方位、全周期的健康服务，通过就近就医的方式满足患者的需求，同时降低患者的时间成本。这不仅能够提高整体医疗服务的效率和质量，还能够帮助居民节约医疗费用，减轻患者的经济负担。进一步来说，分级诊疗制度的实施也可以促使居民形成良好的健康习惯，通过基层医疗机构与三级医疗机构的协作，实现小病前移，大病精治，让居民更加注重预防和健康管理，而不是仅仅在生病时才寻求医疗服务。

总之，分级诊疗制度在供给和需求两个方面都有着积极作用。它能够优化医疗资源的分配，提高整体医疗水平和卫生服务的质量，同时也能够满足患者的就医需求，提高群众健康管理和预防意识，实现社会健康的可持续发展。尽管各地对分级诊疗制度建设积极探索，但仍然存在一些问题需要解决，这些问题主要源于以下四个方面。

一是机制因素。分级诊疗制度的建设需要获得充分的政策支持和财务保障，但目前国家尚未明确制定相关的政策和规范；缺乏完善的政策引导机制和制度保障体系，以及医疗保险制度和药物管理制度尚不完善，导致患者在向下转诊时无法得到同质化、连续性的医疗服务，出现了一些患者"上得去下不来"的现象。

二是医疗保险因素。分级诊疗制度的实施依赖于医疗保险政策的支持。差异化报销制度通过经济利益的引导来促使患者选择基层医疗机构就医，但目前报销差异较小，没有形成足够的经济杠杆作用，难以改变患者长期以来的就医观念和习惯。患者为了获取更好的医疗服务，仍倾向于选择三级医疗机构就医，这使得医疗保险差异化政策只是形式上的改变，无法真正实现分级诊疗的目标。

三是资源配置问题。相比三级医疗机构，基层医疗机构在设备配置和服务能力方面存在差距。三级医疗机构拥有更先进的医疗设备以及能够提供更优良的医疗服务环境，而基层医疗机构则资源有限、服务能力相对较低。此外，三级医疗机构为了提高市场竞争力，不断扩张规模，这同时也导致基层医疗机构的人才流失，使其人才储备和技术实力相对薄弱。

四是传统观念和心理因素。由于传统观念的限制，居民对基层医疗机构的服务能力持怀疑态度，对基层诊疗的信任度和依从性较低。并且，随着经济水平的发展，居民的收入不断增加，也期望能够获得更高的医疗服务质量，他们更倾向于选择高级别医疗机构就医，导致了"看病难"问题的加剧。

针对以上问题，需要政府进一步制定完善的政策举措，加大财政支持力度，完善医疗保险制度和药物管理制度。同时，还需要加强基层医疗机构的建设，提升其设备水平和服务能力，加强人才队伍的建设。此外，为了提高居民对基层医疗机构的认可度和信任度，还需要加强宣传教育，从而推动分级诊疗制度的有效实施。

二、医疗联合体模式

为提高对现有医疗资源的利用效率，我国在组建医疗联合体方面也进行了积极的探索与尝试。在"十二五"规划中首次提出医疗联合体概念。2015年印发的《国务院办公厅关于城市公立医院综合改革试点的指导意见》提出探索构建医疗联合体的分工协作模式。2017年印发《国务院办公厅关于推进医疗联合体建设和发展的指导意见》（国办发〔2017〕32号），又提到深化医药卫生体制改革的重中之重就是建设医疗联合体，基本搭建医疗联合体制度框架，并启动多种形式的医疗联合体建设试点。

《国家卫生计生委关于开展医疗联合体建设试点工作的指导意见》（国卫医发〔2016〕75号）、《国务院办公厅关于推进医疗联合体建设和发展的指导意见》都对以医院为主导的医疗联合体服务模式进行了界定，医疗联合体是指由不同级别类别医疗机构之间，通过纵向或横向医疗资源整合所形成的医疗机构联合组织。医疗联合体以三级医院为牵头的核心医院，相关各级医疗机构作为成员单位，多方协商后签订协议，分工合作共同进行医疗业务交流与合作。医疗联合体建设的具体情况如图2-4所示。

医疗联合体模式的核心理念是通过不同级别医疗机构之间的协作与合作，实现患者医疗需求的连续管理和医疗资源的有效调配。在医疗联合体中，不同级别的医疗机构互相协同合作，共同提供符合患者需求的医疗服务。

首先，医疗联合体模式使得患者能够在基层医疗机构就诊，这些医疗机构一般提供常规医疗服务。如果患者需要进一步的专科诊疗或高级医疗服务，可以通过转诊到联合体内的专科医院进行接诊和治疗。这样，患者可以在适当层级的医疗机构中得到及时和有效的诊疗，避免不必要的转诊和就诊时间的延误。

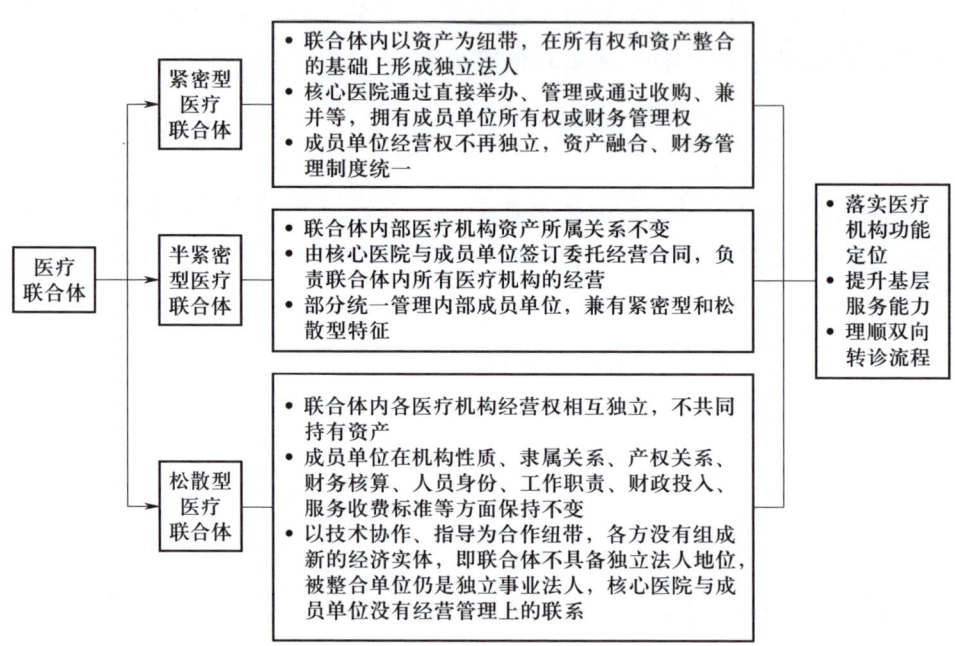

图 2-4　医疗联合体建设的具体情况

其次，医疗联合体模式鼓励医疗机构之间的资源共享。为了实现不同级别医疗机构之间的资源共享，可以让低级别医疗机构借用高级别医疗机构的专业设备和人员，并且共享病例资料等资源，从而提升低级别医疗机构的诊疗水平。同时，高级别医疗机构可以通过向低级别医疗机构提供技术支持和指导，提高整个医疗联合体的服务质量和效率。

最后，医疗联合体模式还能够促进医疗机构之间的经验互补。不同医疗机构在不同领域和专业方面有各自的优势和特长。通过协作和合作，医疗联合体可以将这些优势资源进行整合，使患者能够获得更全面、个性化的医疗服务。

总之，医疗联合体模式通过协同发展和优势互补，实现了基层医疗机构和高级别医疗机构之间的有效合作和资源调配。这能够提高患者就诊的便利性和效率，提高医疗服务的质量和水平。医疗联合体模式是分级诊疗制度下的一种重要补充和完善，有助于提升全民健康服务的整体效能。

然而，目前医疗联合体模式还存在一些问题需要解决。首先，医疗联合体内各医疗机构的协作机制和权责划分不够明确，缺乏有效的管理机制和合作机制，容易导致资源分配不均和责任推诿。其次，医疗联合体模式还面临着信息共享和数据互通的困难，不同医疗机构使用的电子病历系统和信息管理系统存在不兼容的情况，导致患者的病历数据无法共享，影响了医疗协同和患者的医疗体验。最后，医疗联合体的发展也受到财政支持不足和政策支持不完善等问题的限制，制约了模式的推广和运行。

为了克服这些问题，需要进一步完善医疗联合体模式的管理机制和合作机制，明确各医疗机构的角色和责任。此外，政府还应加大财政投入，提供更多的政策支持，为医疗联合体的发展营造良好的环境。通过这些努力，医疗联合体模式有望更好地发挥作用，提高就医区域的整体医疗服务水平，满足患者的多样化需求。

三、"互联网+"医疗服务

"互联网+"医疗服务一般由实体公立医疗机构增设，是实体公立医疗机构的业务延伸，通过互联网化传统的医疗服务项目，打通"线上+线下"的医疗诊疗形式，优化诊疗流程，建立覆盖就诊全流程的线上线下一体化医疗服务模式。"互联网+"医疗服务以信息技术为主导，不断优化服务流程，通过提供在线诊疗服务为患者节省就医时间成本，同时为医生提供线上问诊的渠道，增进双方的沟通交流，极大地释放医疗资源并扩大医疗服务范围和提高医疗服务质量。2018年印发的《国务院办公厅关于促进"互联网+医疗健康"发展的意见》（国办发〔2018〕26号），明确了"互联网+"医疗服务的具体内容，详见图2-5。

"互联网+"医疗服务模式是将互联网技术与医疗行业相结合的创新模式。它以提供线上线下相结合的医疗服务为核心，通过互联网平台为患者和医生搭建了一个便捷、高效的沟通和交流平台。

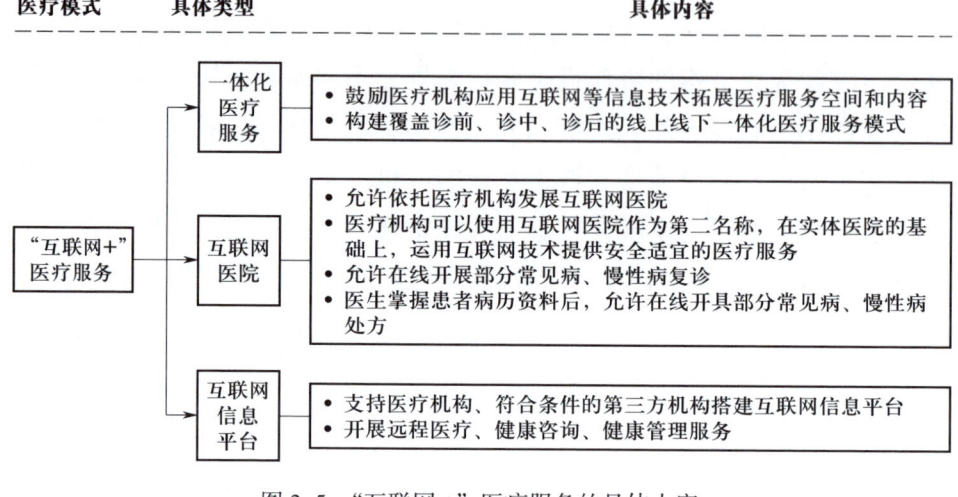

图 2-5 "互联网+"医疗服务的具体内容

首先,该模式提供了便捷的医疗服务渠道。患者通过互联网平台可以随时随地进行在线咨询、预约挂号、在线问诊等操作,避免了传统医疗服务中的烦琐流程和时间上的限制。无论是在家中、办公室还是外出的情况下,患者都可以通过电脑、手机等终端设备访问医疗平台,获取所需要的医疗服务,大大提升了患者的便捷性和体验感。

其次,该模式提高了医疗服务的效率。通过互联网技术,医疗资源得以在平台上进行整合和共享,患者可以更加迅速地获得专业的医疗诊断和治疗。医生也可以利用互联网平台,借助远程医疗技术和医学影像云平台等工具,实现跨地域的医疗服务,提高了医生的诊断和治疗效率。互联网平台还可以提供医疗大数据分析和智能辅助诊疗等功能,进一步提高了医疗服务的准确性和效果。

最后,"互联网+"医疗服务模式也促进了医患之间的沟通和交流。通过在线咨询和在线问诊,患者可以直接与医生进行交流,得到及时的医疗建议和指导,解答疑问。这种沟通方式的便利性和及时性,让患者能够更好地了解病情和治疗方案,增强对医疗过程的参与感和信任感。同时,医生也可以通过互联网平台对患者的病情进行远程监控和管理,提供更全面和个性化的治疗服务。

然而,"互联网+"医疗服务模式也面临一些问题和挑战,其中之一是医患信任问题。传统医疗服务中,医生和患者之间建立信任需要面对面地交流和互动,而线上医疗服务的医患之间相对陌生,患者对医生的专业性和诚信度提出了更高的要求。另一个问题是信息安全和隐私保护问题。互联网平台上存有患者的个人健康数据和隐私信息,如何确保这些信息的安全性和保护患者的隐私成为一个重要的挑战。相关机构需要建立起严格的信息安全保障机制,采取技术手段和政策措施,避免信息泄露和滥用。此外,互联网的普及和使用还存在一定的差异性,一些特定人群可能无法顺利使用互联网医疗服务,这将对医疗服务的普及性和公平性产生一定的影响。

总之,"互联网+"医疗服务现已成为我国医疗服务体系的重要组成部分。今后医疗服务体系发展的着力点之一便是健全互联网医疗机构的运营管理和创新互联网医疗机构的业务服务模式,其发展要点主要有两个方面。一是加快完善"互联网+"医疗的信息平台。针对患者方而言,打造患者就诊流程全覆盖的智慧医疗系统,健全线上、线下一体化的医疗服务形态。针对医院方而言,通过以远程医疗服务和健康档案的形式,为患者提供个性化、连续性的医疗服务。二是利用"互联网+"医疗助推分级诊疗。借助互联网服务的技术支持,打通医疗联合体内部各家医疗机构的信息通道,强化各自职能的分工与协作,改善医疗服务质量,满足患者的就医需要。

第三章
我国医疗服务体系的发展历程及现状分析

第一节 医疗服务体系的发展历程

我国医疗服务事业的发展是将实现城乡基本医疗服务均等化作为基本宗旨,致力于解决医疗资源布局不合理、配置不均衡等问题,通过一系列的改革措施促进医疗服务体系的完善。对我国医疗服务体系从起步阶段开始梳理,分阶段厘清发展历程,一方面可以明晰变革过程中遵循的基本理念,另一方面对了解造成城乡不平等布局的原因也有一定的启示。综合社会经济发展和医疗技术进步,我国的医疗服务体系发展经历了五个阶段。

一、医疗服务体系起步阶段:1949—1978 年

在新中国成立之前,我国大部分农村地区和偏远地区都缺医少药,

医疗设备也十分有限，医疗资源十分匮乏。1949年新中国成立后，中央政府动员和汇聚了各方力量来共同推动医疗服务发展，将提升基层医疗水平作为重点工作。经过持续不断地努力，我国在短期内终于建立了医疗服务体系雏形。1950年第一届全国卫生会议首次明确了我国基层卫生组织架构，如图3-1所示。

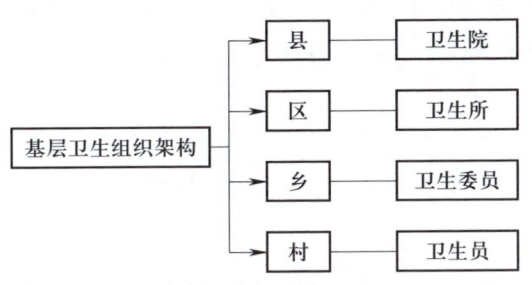

图3-1　基层卫生组织架构

1951年，基于自愿原则，卫生部将私营诊所中的卫生技术人员号召起来，动员其组建联合诊所，并印发了《关于组织联合医疗机构实施办法》予以政策支持。在相关政策的推动下，联合诊所得到了快速发展，不同形式的联合诊所快速成为农村基层卫生组织的主要组成部分。与此同时，我国城市医疗服务体系也具备了雏形。同年，为提高城市职工的保障水平，我国颁布《中华人民共和国劳动保险条例》，实施了劳保医疗制度，为我国的工业化发展奠定了基础。随着重工业的发展，卫生政策也相应作出调整，为参与到现代化建设中的广大职工群体提供了充分的保障。1952年印发的《关于全国各级人民政府、党派、团体及所属事业单位的国家工作人员实行公费医疗预防的指示》和《国家工作人员公费医疗预防实施办法》对实施公费医疗制度作出了具体规定，标志着公费医疗制度的建立。公费医疗覆盖全国各级政府、党派、工青妇等团体、事业单位的国家工作人员和革命残疾军人，后来扩展至外国专家和国家机关的退休人员。公费医疗所需经费由国家财政统一拨款，保障对象的门诊、住院费用由国家统一支付。劳保医疗制度和公费医疗制度有效地提高了城镇人口的医疗服务保障的广度，保障了我国近90%的城市人口。在新中国成立初期经济发展水平和医疗服务总量都不足的情况下,党中央进行了有效合理的制度设计,初步建立了覆盖城市和乡村的医疗卫生制度。

1955年,在农村合作化运动的背景之下,拥有能力和资本的农业生产合作社自建保健站,逐步探索出一种由集体经济支持的医疗保障模式。20世纪60年代,农村合作医疗制度逐渐形成,卫生部对这种基层医疗服务形式进行了肯定,由此农村合作医疗制度得到快速发展。自此之后,新中国成立初期的医疗服务体系雏形基本成形,组成部分如图3-2所示。

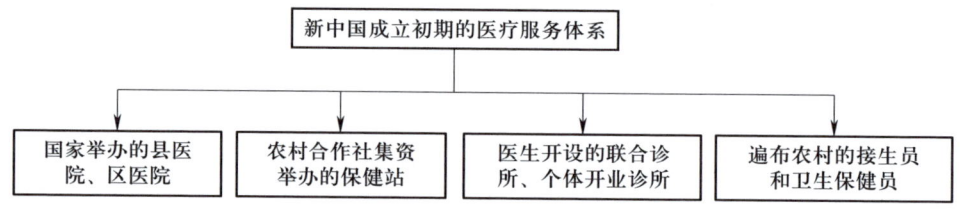

图3-2 新中国成立初期的医疗服务体系组成

截至1979年年底,合作医疗制度已在农村地区得到广泛实施,覆盖范围涵盖行政县、人民公社和农村生产大队三级,覆盖率超过90%。得益于农村合作医疗制度,农村患者可以向当地保健站或者诊所求医问药,虽然医疗服务水平可能不足,但是能够保障基本的就医需求。在一定程度上让农村医疗服务事业有了良好的发展,农民能有病可医。

二、医疗服务体系探索阶段:1979—1991年

随着经济体制改革的深化,我国的医疗服务体系也在不断发展进步。改革开放序幕的拉开也全面推动了我国医疗事业的发展,对完善现有的医疗服务体系具有重要意义。

上一阶段的医疗服务体系改革主要针对"文化大革命"时期严重受损的医疗系统进行调整和重塑,遵循的是将经济手段运用到医疗事业发展中的管理理念,工作重点实际侧重于对医疗系统的现代化建设。改革开放之前,我国的农村地区一直实行人民公社制度,在改革开放之后,家庭联产承包责任制的诞生取代了原有制度。这种以家庭为单位进行生

产的形式迅速瓦解了前期的集体经济形式，农村合作医疗所依靠的经济土壤不再存在，无法继续运行和发展。在这一阶段，农村地区的医疗卫生事业受到了极大的冲击，农村合作医疗形式的崩溃阻碍了农村医疗服务体系的发展，需要看病就医的患者受到经济和地域的限制，无法在生病时得到及时有效的救治，药物供应也不充足。

1979年4月，印发《卫生部、财政部、国家劳动总局关于加强医院经济管理试点工作的意见》，确立了医疗服务体系改革的基本思路，即要加强定额管理和计划统计工作，这标志着我国医疗服务体系改革正式启动。该意见对解决如何加强医院管理等问题提出了具体措施，并在部分选定地区进行政策试点。具体包括：定目标、定责任、定权力、定程序、定岗位，以及对完成任务的单位或个人进行奖励。定额补助是指按照一定的标准给予医院经费补助；经济核算是指对医院的经济活动进行核算和分析；考核奖惩是根据医院的绩效和工作表现进行考核，并给予相应的奖励或惩罚。这些措施旨在提高医院的管理效能和绩效，并激励医务人员的积极性和创造性。

在这一时期，各级医院的医生和护士人数存在很大差距，且专业素质以及临床技术水平参差不齐。在管理方面，基层医疗机构没有得到科学有效的指引，在区域内也没有可以促进基层医疗服务水平和能力提升的领导型的医疗机构。为了化解这一矛盾，1980年，印发《卫生部关于搞好三分之一左右县的卫生事业整顿建设的意见》，目的是改善卫生事业当前状况。意见中指出打造区域内医疗卫生中心，通过在县以下重点建设一个或多个中心卫生院的方式来指导周边医疗机构。在该意见的指导下，部分重点乡镇卫生院的建设有所加强，通过这种以点带面的方式充分发挥其带头作用，促进区域内其他低等级医疗机构的良性发展和技术提升。这种模式为后续发展基层医疗机构提供了有效的参考。同年9月，国务院批准《卫生部关于允许个体开业行医问题的请示报告》，标志着医疗服务机构不局限于集体、国有开办，个体也可以开业行医，这使得医疗服务机构实现多种所有制并存，同时也转变了原先国有、集体独大的局面。吸引社会资本加入既对解决该阶段医疗资源投入不足、配置不均衡等问题具有重要作用，也能够更加顺利地推进改革进程。

1981年3月，卫生部印发《医院经济管理暂行办法》和《关于加强卫生机构经济管理的意见》，对医疗机构内部的经营管理以及相关经济核算工作进行了规范，使之走向专业化的轨道。1982年1月，卫生部印发《全国医院工作条例》，该条例为医院管理的相关工作提供了有效指导。在这一时期，改革方向不仅是加强医院内部的运营和管理，同时在医疗服务主体多元化方面也进行了积极探索。1984年，卫生部对医疗服务系统作出了市场化改革的要求，放宽医疗服务政策和医疗服务部门的资金来源，由此拉开了医疗服务市场化改革的序幕。

城市经济体制改革的开展为医疗体制改革的全面推进提供了充分的经济保障。1985年1月，全国卫生局厅长会议召开，全面部署了我国城市卫生工作改革的相关工作。4月，国务院批转《卫生部关于卫生工作改革若干政策问题的报告》（国发〔1985〕62号）。该报告提出了"必须进行改革，放宽政策，简政放权，多方集资，开阔发展卫生事业的路子，把卫生工作搞活"的重要指导思想。这在医疗体制改革中是一座里程碑，为后续的医疗体制改革工作指明了道路。8月，卫生部印发《关于开展卫生改革中需要划清的几条政策界限》，以明确卫生改革中的政策范围，作为更好贯彻62号文的补充规定。

1988年11月，国务院公布了卫生部"三定"方案（即定职能、定机构、定编制），在方案中对卫生部的职能、责任范围等内容作出了具体规定，还要求卫生部转变对下属单位的管理方式，由对下属企事业单位进行直接管理向间接管理转变。1988年11月，《卫生部、财政部、人事部、国家物价局、国家税务局关于扩大医疗卫生服务有关问题的意见》明确了医疗体制改革的后续工作。该意见主要包括推行承包责任制；个人可以在业余时间开展有偿医疗服务；调整医疗卫生服务的收费标准；卫生防疫等单位可以依规开展有偿服务；卫生事业单位可以按规发展副业作为补偿来发展卫生事业。同时，文件中还为医疗卫生相关企业设置了税收优惠政策，在一定程度上为卫生事业的发展提供了更多的资金来源，进一步借助市场化的手段来提高相关企业以及人员的积极性。

1989年11月，卫生部印发《医院分级管理办法（试行）》，以推动医院分级管理制度的实施。文件中要求各地区的卫生主管部门根据发展现状和实际需求对医院进行等级划分，共划分为三级十等。等级划分帮助主管部门对不同等级的医院设置与之发展相匹配的目标，以及适应其发展水平的监督管理方案，对不同等级的医院实现了分类管理。对医院采取分级的管理办法，不仅能够将医院的实际医疗水平更加客观真实地体现出来，同时也能够提高医院之间竞争与合作的有序性，患者也能据此选择适合的医院就诊。1990年5月，卫生部组织起草《中国卫生发展与改革纲要（1991—2000）》，对明确医疗卫生事业发展的思路和战略目标、加强改革举措具有重要意义。1991年，第七届全国人大四次会议提出了新时期卫生工作的方针，即"预防为主，依靠科技进步，动员全社会参与，中西医并重，为人民健康服务，同时把医疗卫生工作重点放到农村"。

总体上说，本阶段前期医疗体制改革的主要目标是进行医疗事业的恢复与重建，虽然在一定程度上对医疗机构进行了调整，但未涉及改革的关键环节，仍处于改革过渡期。后期针对医疗服务体系的相关改革主要是效仿其他领域改革，忽略了医疗服务事业发展的特殊性，对医疗服务事业的发展路径认识不够，部分改革措施不利于医疗服务事业的长期稳定发展。例如，这一阶段医疗体制改革的突出特点是出台各项鼓励政策，但减少政府直接投入。我国公立医疗机构是由政府举办的，具有非营利性和公益性的特点，政府投入的减少容易造成公立医疗机构的运营入不敷出，使得公立医疗机构的发展后劲不足。

三、医疗服务体系市场化改革阶段：1992—2008年

1992年，党的十四大确定了建立社会主义市场经济体制的改革目标，标志着我国经济体制改革进入新阶段。落实到医疗服务领域，为探索和完善适应经济发展水平的医疗服务体系，医疗体制改革也进入了市场化改革阶段。

1992年9月,《卫生部关于深化卫生改革的几点意见》对卫生改革的深化提出了具体的指导意见,为推进医疗体制改革提供了重要的方向和框架。其主要内容如图3-3所示。该意见的出台虽然在一定程度上为医院创收提供了契机,对医院收入不足作出了一定程度的弥补,但影响了医院的公益性,也是后期群众"看病贵"问题的主要原因。这也使得针对医疗领域改革的重点问题聚焦到是应该由政府主导还是市场主导上来。

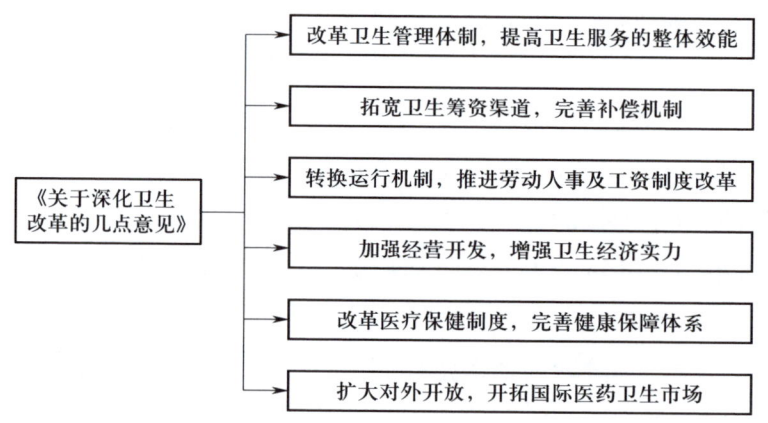

图3-3 《卫生部关于深化卫生改革的几点意见》的主要内容

1996年12月,中共中央、国务院召开了新中国成立以来第一次全国卫生工作会议,会议总结新中国成立以来特别是改革开放以来卫生工作的成绩和经验,明确新时期卫生工作的奋斗目标和工作方针。会议提出,以农村为重点,预防为主,中西医并重,依靠科技教育,动员全社会参与,为人民健康服务,为社会主义现代化建设服务。此次会议为下一步卫生工作改革的开展打下了坚实的基础。1997年以后,各级政府将农村基层的工作重心向促进农民增收,提升生活水平等方面转移,农村合作医疗的推广停滞。地方政府减少资金投入,阻碍了合作医疗的发展,也因此进一步拉大了城乡医疗服务发展的差距。

1997年1月,《中共中央、国务院关于卫生改革与发展的决定》明确阐明了新时期卫生工作的奋斗目标、工作方针、发展原则和改革目的。文件重点强调了卫生改革要能够适应社会主义市场经济的发展,同时也要注重卫生事业本身发展的特殊性。该决定同时规定了改革城镇职工医疗保障制度、改革卫生管理体制、改革城市卫生服务体系、改革卫生机构运营机制等内容。《卫生部关于深化卫生改革的几点意见》和《中共中央、国务院关于卫生改革与发展的决定》这两个文件,是指导这一阶段医疗体制改革的纲领性文件,其基本精神就是通过新一轮的改革,建立起适应我国经济发展水平的医疗服务体系,使之能够更好地在市场经济背景下发挥作用。

在医疗机构管理方面,1993 年 9 月,《卫生部关于加强医疗质量管理的通知》明确指出加强医疗服务质量管理的要求,包括从严治院、改善服务态度、提升医务人员责任意识以及加强医疗事故管理等。1994 年 2 月,国务院印发《医疗机构管理条例》,该条例进一步对医疗机构的内部管理提出了明确要求,对其从规划审批开始到监督管理的全流程进行了规定,明确了医疗机构管理和医务人员执业过程中的相关责任。1994 年卫生部印发的《医疗机构设置规划指导原则》(卫医发〔1994〕第 25 号)中再次明确了医疗机构设置的原则,并且根据分级设置一、二、三级医院,以期形成层次合理的三级医疗网络,充分发挥其功能和作用,在此基础上发展中间性医疗服务,健全急救服务网络。但是三级医院在人才、设备和技术等方面都处于领先地位,因此吸引了大量患者,这就使得基层医疗机构的医疗设备和人员被闲置。1997 年,《中共中央、国务院关于卫生改革与发展的决定》要求积极发展社区卫生服务,让基层得到发展,使患者能够在社区附近方便、快捷就医。城市医疗服务体系改革正式拉开序幕。

市场化改革的深入,也促进了医疗事业的发展,虽然政府加大了对医疗领域的投入力度,但其所占医疗费用的比重却在下降,再加上卫生政策偏差,进一步激化了医疗供给与需求的矛盾。

2000 年 2 月,《国务院办公厅转发国务院体改办等部门关于城镇医药卫生体制改革的指导意见的通知》(国办发〔2000〕16 号)印发。在此之后陆续出台了医疗机构管理、药品管理、区域卫生规划、卫生监督体制以及人事制度改革等13个相关政策文件[①]，地方政府在这些意见和决定的指导下开始深化改革。

在公立医院改革方面，2000年3月，宿迁市公开拍卖卫生院拉开了我国公立医院产权改革的序幕。在随后的两年多时间里，宿迁总共拍卖了100多家公立医院，国有资本实现了退出。2001年6月，为进一步进行医院产权改革，无锡市政府印发《关于市属医院实行医疗服务资产经营委托管理目标责任制的意见（试行）的通知》。该通知通过托管方式对公立医院的资产和经营管理权进行了变革。另外，在2002年2月，上海市也开始了医疗机构的产权化改革，印发了《上海市市级卫生事业单位投融资改革方案》。部分地区也试点"医药分开"，最初是想要将药品从医院组成部分里拿出来，形成"医药分家"，但受到各种因素的影响并未有太多进展。

在城镇医疗服务方面，医疗体制改革把重点放在基层的卫生组织即社区医疗服务发展方面。1999年7月，卫生部等十部门联合印发《关于发展城市社区卫生服务的若干意见》（卫基妇发〔1999〕326号）。该文件明确规定了城市社区卫生服务的功能定位、发展目标以及基本原则等重要内容。部分地区也在文件指导下制定了符合当地实际的社区卫生服务政策，对进一步推动城市社区卫生服务发展具有重要意义。卫生部在2000年12月至2001年10月陆续发布了五个政策文件[②]，这一系列的政策文件不仅为城市基层医疗卫生机构的设置和发展提供了有效的指导，也

---

① 具体为《关于城镇医疗机构分类管理的实施意见》（卫医发〔2000〕233号）、《关于卫生事业补助政策的意见》（财社〔2000〕17号）、《医院药品收支两条线管理暂行办法》（卫规财发〔2000〕229号）、《关于医疗卫生机构有关税收政策的通知》（财税〔2000〕42号）、《关于改革药品价格管理的意见》（计价格〔2000〕961号）、《关于改革医疗服务价格管理的意见》（计价格〔2000〕962号）、《医疗机构药品集中招标采购试点工作若干规定》（卫规财发〔2000〕232号）、《药品招标代理机构资格认定及监督管理办法》（国药管事〔2000〕306号）、《关于实行病人选择医生促进医疗机构内部改革的意见》（卫医发〔2000〕234号）、《关于开展区域卫生规划工作的指导意见》、《关于发展城市社区卫生服务的若干意见》（卫基妇发〔1999〕326号）、《关于卫生监督体制改革的意见》、《关于深化卫生事业单位人事制度改革的实施意见》（人发〔2000〕31号）。

② 分别是《城市社区卫生服务机构设置原则》《城市社区卫生服务中心设置指导标准》《城市社区卫生服务设置指导标准》《城市社区卫生服务基本工作内容（试行）》，以及《卫生部关于2005年城市社区卫生服务发展目标的意见》。

为其疾病预防工作和医疗服务能力的提升提供了支持。

在农村医疗服务方面，2002年10月，印发《中共中央、国务院关于进一步加强农村卫生工作的决定》。该决定明确了农村医疗卫生工作的指导思想以及发展目标，强调要加强农村公共卫生工作以及推进农村卫生服务体系的建设，完善现有的农村合作医疗制度，对农村地区家庭情况困难的群众进行医疗救助。此后农村医疗领域全面深入的改革颇具成效，改变了原来农村地区的办医模式，由原有的公有制模式逐渐向公有制主导（包括政府办、集体办）、个人办相结合的多元化模式进行转变。针对乡（镇）卫生院的管理制度，原则上每个乡（镇）应由政府设立一所卫生院，并对其他乡（镇）卫生院进行资源整合或改制。从全县范围选拔乡（镇）卫生院院长，采取公开和竞争上岗的方式。对院长实行任期目标责任制，将院长的管理绩效与任期内所需要完成的目标进行紧密关联。其他的医务人员采用聘用制度。通过改革，农村医疗机构的活力得到增强，医疗服务能力进一步提高。

2002年，中央提出对农村合作医疗制度进行以大病统筹为主的改革，在很大程度上提升了农村地区居民的医疗保障水平。2003年"非典"疫情后，政府部门对卫生事业的重视程度大大提高，投入卫生防疫方面的财政资金水平有了较大幅度的增长。各级疾病预防控制中心也在上级政府的指导下，逐步有序地完成建立。为了改变基层由于卫生环境不洁可能导致致病原产生的情况，卫生主管部门加大了对农村地区的投入力度。2003年，《民政部、卫生部、财政部关于实施农村医疗救助的意见》（民发〔2003〕158号）印发，指出建立农村医疗救助制度，要从当地实际出发，医疗救助水平要与当地经济社会发展水平和财政支付能力相适应，确保这项制度平稳运行。

上述一系列政策措施的出台进一步推动了我国医疗体制改革的进程，但整体来讲，缺乏改革的整体性和系统性是该阶段改革面临的主要问题，未清晰和明确地认识到对医疗机构进行市场化改革的是与非，由改革衍生出的一些深层次问题仍需要进一步解决。这一阶段的公立医院改革对后续医疗体制改革推进至关重要。在顶层设计上中央印发出台了纲领性文件，地方政府也在实践过程中不断进行探索和尝试。在这一过程中拓展了改革领域且提高了改革层次，医疗机构管理变得科学化，有效增强了医疗机构内部的发展动力，不同等级医疗机构的服务能力和医疗水平也有了一定的提升，缓解了群众在需要就医时获得医疗资源不容易的问题，看病的费用支出也有所降低，缓解了"看病贵"的状况。但由于改革过分强调市场化取向，使得政府责任被弱化，医疗领域仍存在诸多问题，有待于通过继续深化医疗体制改革来解决。

受到市场化改革的影响，公立医疗机构实行的产权改革对其公益性属性产生巨大冲击，医疗市场逐步形成了以利益为导向的局面。要想打破这种局面，就需要注入新活力。医疗领域的改革是否需要运用市场化的手段，有关部门一直在思考这个问题，自2005年起，相关部门与学界对于医疗机构是否应该市场化争论不休。2005年7月，《中国青年报》刊登了一份由国务院发展研究中心编写的医疗体制改革研究报告。该报告对历年来的医疗体制改革进行了总结和反思，指出我国之前的医疗体制改革并未取得预期的成果。这份报告的发布标志着关于医疗体制改革的争论正式公开化，对推动医疗体制改革发展进程具有重要意义。这份研究报告基于市场主导和政府主导争论得出了相关结论，而该报告的刊出也预示着即将开启新一轮医疗体制改革。

2005年1月，全国卫生工作会议上提出了切实解决群众"看病难、看病贵"问题的要求，并强调了标本兼治、综合治理的重要性。同年3月，第十届全国人大三次会议也强调了解决这一问题的紧迫性。为了保障群众的就医需求，卫生部推出了针对性的改革措施，强调了卫生事业和公立医疗机构的公益性质。卫生部采取的这一系列改革措施，在为人民群众解决"看病难、看病贵"等问题方面提供了重要的指导。

这一时期不仅关注和强调医疗事业公益性，同时也更加重视医疗服务的质量。2005年，全国医疗机构在卫生部等部门的指导下开展医院管理年活动。此活动是为了帮助医疗机构解决发展过程中遇到的问题，走出发展困境，提升医疗服务质量。该活动的开展对端正医疗机构的办院方向和服务宗旨等方面发挥了重要作用。2005年3月，卫生部印发了《医院管理评价指南（试行）》（卫医发〔2005〕104号），在该文件中详细设置了医院评价的相关指标。2006年，卫生部在全国范围内继续深入开展了"以病人为中心，以提高医疗服务质量为主题"的医院管理年活动。2007年4月，为了给医疗机构营造良好的运营环境，增强医疗机构的治安综合治理，卫生部等七部门举办"平安医院"创建活动。

根据2005年9月联合国开发计划署驻华代表处发布的《2005年人类发展报告》和国务院发展研究中心同年刊发的研究报告，一致认为之前采取的一系列医疗体制改革措施并未取得成功。

2006年9月，由11个相关部委共同组成了医疗体制改革协调小组，开始进行新一轮医疗体制改革。该协调小组由国家发展改革委主任和卫生部部长共同担任组长。同年，卫生部印发了《农村卫生服务体系建设与发展规划》（卫规财发〔2006〕340号），为农村医疗服务体系制定了发展框架，建立起农村地区的三级医疗服务网络。文件中还强调了各等级医疗机构间要建立完善的联动互助机制，促进整体服务网络的形成。

2006年，为了全面推进城市基层医疗卫生服务机构的发展和建设，印发了《国务院关于发展城市社区卫生服务的指导意见》（国发〔2006〕10号）。该指导意见强调要加强基层服务队伍建设，并就如何发展城市社区卫生服务提出了具体的指导措施。同年，在全国城市社区卫生工作会议上，国家鼓励各个地方积极探索建立两级新型城市卫生服务体系，以改变目前的三级模式。这一创新模式包括设立区域医疗中心和社区卫生服务中心（站），作为构建两级城市卫生服务体系的关键组成部分。随后，各个地方也开始进行了相关探索。北京市于2006年印发了《关于加快发展社区卫生服务的意见》，确定了二级医院的转型方向，并要求在两年内完成转型。但由于实践过程中面临较多困难，截至2013年大部分的二级医院并未完成转型。

2007年5月，中国医药卫生体制改革国际研讨会召开。在此次研讨会上，与会专家评审了新一轮的医疗体制改革方案。随后，相关部门综合会上提出的建议和意见对医疗体制改革方案进行了持续修改和完善，并进一步向医疗卫生领域的专家征求意见,以了解和改进医疗体制改革方案存在的不足。同年 10 月,党的十七大报告中首次系统性地提出了中国特色医疗卫生体制的制度框架,这可以被视为在新时期对医疗卫生体系组成部分进行全面总结的重要里程碑。

四、新一轮医疗体制改革阶段:2009—2015 年

2009 年可以说是医疗体制改革历史上划时代的一年。这一年新一轮医疗体制改革开始进行。这一轮的医疗体制改革更加注重人民健康权益,致力于实现从享有基本医疗卫生服务的目标。[①]

2009 年 3 月,《中共中央、国务院关于深化医药卫生体制改革的意见》这一具有里程碑意义的文件正式开启了新一轮医疗体制改革的序幕。该意见要求通过建立健全覆盖城乡居民的基本医疗卫生制度,实现人人享有基本医疗卫生服务的目标,提高医疗卫生资源的公平分配,缩小城乡、区域间的医疗卫生服务差距。其中提出了切实缓解"看病难、看病贵"的五项重点改革措施,并确立了优化医疗资源配置、推动医疗服务综合改革的长远目标,推动医疗服务向基层延伸,提高基层医疗服务的质量和效率。紧接着,国务院印发《医药卫生体制改革近期重点实施方案(2009—2011 年)》(国发〔2009〕12 号),详细说明了五项重点改革的内容(见图 3-4)。以上两份文件确定了新一轮医疗体制改革的主要基调,明确了新一轮医疗体制改革方向。

新一轮的医疗体制改革主要目的是让基本医疗事业回到公益性的轨道上,遵循保基本、强基层、建机制这三项基本原则。一方面,政府通过加大财政投入、完善相关机制来有重点地推进建设基本医疗保障制度,优化医疗资源的整体布局结构,进而提升基层的服务能力;另一方面,建立并完善国家基本药物制度,选择重点地区试点开展公立医院改革。同时,全体城乡居民将享有政府免费提供的多项基本公卫服务项目,共包括 10 类 41 项,逐步提高对农村地区居民的医疗保障水平。

---

① 在本书中,2009 年前的"医改"被称为医疗体制改革,2009 年后被称为"新医改""新一轮医疗体制改革""医药卫生体制改革"。

第三章　我国医疗服务体系的发展历程及现状分析 · 59

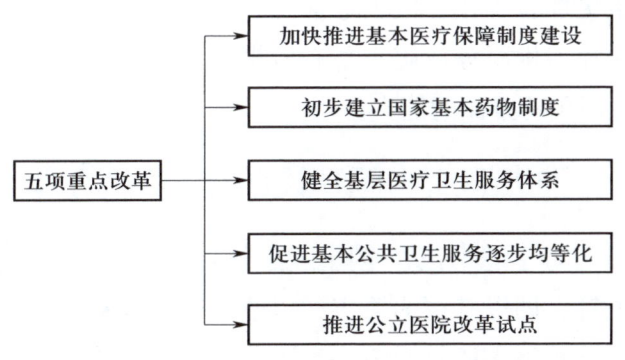

图 3-4　五项重点改革内容

2012年3月，国务院印发《"十二五"期间深化医药卫生体制改革规划暨实施方案》（国发〔2012〕11号），规划了医疗卫生事业的发展方向。指出要加快健全全民医保体系，提高基本医疗保障水平；巩固完善基本药物制度和基层医疗卫生机构运行新机制；推进公立医院改革；促进医疗卫生资源均衡配置；加强医疗卫生人才队伍建设；提升医药卫生信息化水平。该规划旨在提高医疗服务的公平性和可及性，增强全民健康水平。

公立医院改革是新一轮医疗体制改革中最具有代表性也是最重要的改革方向。2010年2月，卫生部联合五部委印发了《关于公立医院改革试点的指导意见》（卫医管发〔2010〕20号），确定16个公立医院改革试点城市。除此之外，按照先行试点逐步推开的原则，各省（区、市）分别选择1~2个城市或城区进行公立医院改革试点，重点围绕完善服务体系、创新体制机制、加强内部管理等方面进行探索。公立医院改革的总体布局、区域发展规划有序推进。2012年6月，国务院办公厅印发《关于县级公立医院综合改革试点意见》（国办发〔2012〕33号），决定在全国范围内选择约300个县（市）进行改革试点。截至2013年，共有311个县（市）启动了试点。该试点旨在打破长期以来形成的"以药补医"现象。2013年，国家卫生和计划生育委员会正式成立，国家卫生行政部门的职责任务更加明确、管理范围更加清晰。

在这个时期，我国医疗卫生事业加快发展，基层医疗服务体系的运行效率大大提高，表现在基层服务能力和水平得到提升。医疗保障基金的筹资结构也更加合理化，极大地提升了对全体居民的保障范围和保障程度。基层医疗卫生服务设施水平有所提升，增强了其在常见病等疾病的诊疗以及疾病预防方面的能力。

五、全面推进健康中国建设阶段：2016 年至今

2016 年，习近平总书记在全国卫生与健康大会上为卫生与健康工作确立了新的方针，即以基层为重点，以改革创新为动力，预防为主，中西医并重，将健康融入所有政策，人民共建共享。并致力于为人民群众提供全生命周期的卫生与健康服务。这一指导方针为卫生与健康工作的发展指引了明确的方向。同时，大会提出了五项基本医疗卫生制度，即分级诊疗制度、现代医院管理制度、全民医保制度、药品供应保障制度、综合监管制度，旨在推动医疗服务改革，实现医疗卫生体系的优化和升级。在党中央的领导下，我国医疗服务事业蒸蒸日上，稳步推进，医疗服务体系和全民医保制度都得到了完善。

分级诊疗制度是新时期医疗体制改革中最重要的政策措施。从 2015 年到 2017 年，国务院办公厅、国家卫生计生委等部门为推进分级诊疗制度的落地实施，陆续发布了三个相关指导意见[1]，这些指导意见的发布为分级诊疗制度确定了基本目标，推进了家庭医生签约，加强了医疗联合体建设。

在现代医院管理制度方面，政府部门出台了相关指导意见和通知。2017 年 7 月，《国务院办公厅关于建立现代医院管理制度的指导意见》（国办发〔2017〕67 号）印发。这份指导意见对医院内部的管理制度以及治理体系等都提出了具体要求。2018 年，国家卫生健康委等六部委联合印发了《关于开展建立健全现代医院管理制度试点的通知》（国卫体改发〔2018〕50 号），总共确定了 148 家试点医院。一些省份如江西省、广西壮族自治区等为公立医院开放了引进人才的自主权，让公立医院及时填补紧缺型、高层次的人才空缺，以及可以自主进行高级职称评审等。

---

[1] 分别是《国务院办公厅关于推进分级诊疗制度建设的指导意见》（国办发〔2015〕70 号）、《关于推进家庭医生签约服务的指导意见》（国医改发〔2016〕1 号）、《国务院办公厅关于推进医疗联合体建设和发展的指导意见》（国办发〔2017〕36 号）。

除此之外，其他地区如北京市、上海市等地也在积极支持当地的大型高水平医院进行相关试点工作，借此树立发展典范，为其他公立医院提供参考和借鉴，如北京协和医院成为现代医院管理制度的典型样本。除此之外，信息技术的发展为医疗领域的科技创新提供了新的契机。自2016年以来，有关部门出台的多项政策中都提及"远程医疗"和"信息平台"等概念。这些新型互联网技术与相关技术平台同医疗领域的结合，无疑助力了医疗领域的技术发展和服务能力的提升。2018年4月，《国务院办公厅关于促进"互联网+医疗健康"发展的意见》（国办发〔2018〕26号）印发，提出要将互联网技术运用到医疗健康中，以此促进全新健康服务模式的形成。同年9月，国家卫生健康委等部门联合印发《关于印发互联网诊疗管理办法（试行）等3个文件的通知》（国卫医发〔2018〕25号），该通知对互联网医疗、远程医疗进行了规范，保障了线上诊疗模式的安全性和高效性。在这之后，"互联网+"医疗、卫生信息化建设、远程医疗在医疗服务领域广泛开展。

2019年7月，《健康中国行动（2019—2030年）》正式印发，为健康中国建设明确了新的目标和发展方向。同年印发的《中华人民共和国基本医疗卫生与健康促进法》（中华人民共和国主席令第38号），强调了要支持和保障中医药事业，推动中医药理论和技术的延续和发展。

2020年，《中共中央、国务院关于深化医疗保障制度改革的意见》印发，提出要增强医药服务可及性。其中包括完善现代医疗服务体系，使全科和专科医疗服务有序合作并进一步强化基层的全科医疗服务。此外，还要对区域医疗服务能力进行评估，统筹规划医疗资源的整体布局结构。截至2023年年底，多个省份已经建立完成国家级区域医疗中心，通过为这些省份提供优质的医疗技术支持和专业人才，使之在肿瘤、心脑血管疾病以及儿科等领域的短板得到了填补。此外，也有部分省份如山西省、辽宁省在积极建设省级区域医疗中心，而河北省、湖北省、河南省等省份为了支持基层医疗卫生机构的发展，将优质资源下沉，开始积极探索建设医疗联合体。同时，加快推动发展社会办医，对"互联网+"医疗等新医疗服务发展模式进行规范。此外，还在完善重大疫情医疗救治费用保障机制。在重大疫情发生的情况下，医疗机构不应该首先去考虑患者是否有支付能力的问题，而是要以生命为先，确保其得到救治，之后再考虑收费问题。医疗保险基金与公共卫生资金进行统筹使用，增加基层的支付比例，从而有效地连接公共卫生和医疗服务，以实现更好的协同。

2022年，党的二十大报告明确提出了推进健康中国建设的重要性，人民健康始终处于优先发展的战略位置。健康的劳动力能够更加高效地从事生产活动，人民健康有保障，才能更好地参与国家建设和发展。在工业化发展加速以及人口老龄化程度加深的背景下，人们的生产生活方式和疾病谱也在不断变化，人群中糖尿病、高血压的发病率不断上升，生活水平的提高使得人们对健康医疗需求也更加多样化，这种复杂局面会长期存在，无疑给医疗服务体系的供给带来持续的压力。

党的二十大报告为我国医疗服务体系的发展指明了方向，主要包括以下五个方面。第一，促进优质医疗资源扩容和区域均衡布局。我国医疗服务体系当前的突出问题是布局结构不均衡，大型医院存在资源集中效应，而对于基层医疗机构来说存在资源相对缺乏、供给能力不足、运行效率较低等问题。在新时期，需要改变医疗服务体系的主体核心，转变发展的重心，构建整体化、系统化的医疗服务供给体系，并注重服务的质量。第二，坚持预防为主，提高基层医疗机构的服务供给能力。新时期的工作重点应向保障健康转变，把预防关口前置，基层应将更多的财政投入和相关资源用于对致病因素的干预、重点人群的健康管理以及对重点疾病预防与治疗上。第三，深化以公益性为导向的公立医院改革。近年来，公立医院的财务管理范围以及收支规模不断扩大，涉及医疗、教育、科研、疾病预防等方面的经济活动，并且，预算资金、资产成本管理等资源配置活动的复杂性逐渐增加。此外，集中带量采购等政策实施和相关改革，以及多重现实压力，为公立医院发展带来更多挑战。在新形势下，传统的医院管理方式已无法与当前医院发展的需要相匹配。因此，在坚持医院公益性原则的基础上，需要通过精细化管理来提高效益，实现高质量发展。第四，促进中医药传承创新发展，进一步改善我国中医医疗行业的供给格局。目前，为促进中医药的传承和发展，部分地区进行积极探索，如通过建设省级中医康复示范中心，推广中医技术和相关防病治病理念；推动中医医疗共同体建设，打造中医品牌并提升中医医疗品质；加强基层的中医馆建设，提供更为便捷的中医医疗服务等一系列举措，优化中医医疗资源的布局结构、提升中医的可及性和服务能力。在医疗服务体系中，进一步提升中医的重要性，使其发挥更为显著的作用。第五，从"重物质要素"向"重人才技术"观念转变。在助推医疗服务体系高质量发展的新时代背景下，必须以面向医疗技术的科技前沿、以满足国家和人民群众的迫切需求和全面保障人民健康为导向。医疗服务体系的高质量发展离不开人才和创新，这意味着下一阶段的发展不仅需要积极推动优质医疗资源的有序扩容，满足群众更高标准的医疗需求；更需要加强对临床创新型人才的培养，集中智慧攻关关键问题，提高医疗服务的质量和安全水平。

目前，医疗服务体系持续完善，医疗质量也得到了提高。基层医疗服务机构的建设进一步加强，同时逐步有序地建立了现代医院管理制度。医药和医保的协同发展也在积极推动，以确保医疗机构高质量发展。各个省份正在切实履行国家药品集中带量采购政策，并积极开展省级集中采购和省际联盟工作。为解决短缺药品供应问题，陕西省、云南省等地采取了定点生产和协商调剂等多种方式，并通过对处方审核和点评机制的进一步完善，加强了合理用药。互联网技术在医疗领域的发展和应用促进了分级诊疗制度的落地和完善。随着社会的发展以及生产生活方式的改变，群众的医疗消费观以及卫生政策制定的指导理念发生了深刻的变化，也由此推动着我国医药卫生体制改革迈入新时期。医疗政策的主旋律从"主治疗"转变为"保健康"，从疾病的预防入手，着力提升全民健康水平。

在医疗卫生事业不断向前推进的同时，一些改革过程中产生的问题也随之浮出水面。2023年，医疗领域掀起的反腐风暴受到广泛关注。5月，国家卫生健康委等14部门联合印发了《关于印发2023年纠正医药购销领域和医疗服务中不正之风工作要点的通知》（国卫医急函〔2023〕75号），要求健全完善行风治理体系，重点整治医药领域突出腐败问题。7月28日，全国医药领域腐败问题集中整治工作动员部署视频会议召开，医药行业掀起了全领域、全链条、全覆盖的反腐风暴。

医疗腐败是腐败行为的一种，是指医疗卫生领域各参与主体，滥用所掌握的权力或医疗资源，为自己或他人谋取不正当利益，从而侵害公共利益的行为。医疗腐败最突出的危害主要有两方面：一是侵害公众的生命健康权，医疗腐败可能导致医务人员在为患者治疗时"只用贵的，不用对的"，这大大增加了医疗风险，降低了医疗服务应有的质量，严重地侵害了患者的心理和生理健康；二是大幅增加公众的医疗费用，浪费社会医疗资源，医疗腐败分子为了获取不正当利益，对患者进行诱导需求，出现了患者本身并不需要的检查都要做一遍，或者明明是普通药就能治好的病也要用贵药等"小题大做"的情况。最终都由患者"买单"，造成"看病贵"的现象。可见医疗腐败最终不仅导致患者经济负担的加重，还造成了医疗资源的大量浪费，使得整个社会的医疗卫生成本大大增加。

医药领域反腐工作是医疗服务体系建设的重要内容。多年来，国家在加强医疗服务体系行业作风建设上取得了一定成果。表3-1梳理了历年来政府机关针对医药反腐内容出台的相关政策文件。

我国的医疗腐败主要分为盗窃类腐败、贿赂类腐败以及误导信息类腐败三种。这些医疗腐败行为的产生不仅损害了医疗行业的声誉，也直接威胁了公众的健康和权益。

医疗腐败的第一种类型是盗窃类腐败。盗窃是指以非法占有为目的，通过秘密手段非法窃取财物的行为。在医疗领域，盗窃类腐败指的是医疗管理及服务机构的工作人员为了攫取国家、社会与患者的利益，通过公权力或医疗资源控制权做出的腐败行为。与下文提及的贿赂型腐败不同，盗窃类腐败不为第三方带来利益。对于医疗服务提供方来说，医疗设施的管理人员与医疗工作者可能滥用职权，挪用公共医疗资源，不经允许私人擅自使用公共设施设备、偷窃药品倒卖等；对于作为支付方的医疗保险机构来说，其工作人员也可能贪污或挪用公款；此外，作为监管方的政府卫生监管部门，其工作人员也存在贪污和挪用公款的风险。盗窃类医疗腐败可能损害公众的生命健康权，药品的质量难以得到控制，医疗质量也得不到保障。

表 3-1　医药反腐相关政策文件

年份	发布机构	政策文件	文件内容
1989	卫生部	《卫生部关于进行医院工作方针再教育的通知》	要建立廉洁从医制度并落实，狠刹腐败风气
2001	国家中医药管理局	《国家中医药管理局关于反腐败抓源头工作的实施办法》（国中医药党〔2001〕5号）	要求从源头上预防和治理腐败
2004	卫生部	《卫生部关于加强卫生行业作风建设的意见》（卫办发〔2004〕130号）	贯彻反腐败斗争的决策和部署，狠刹医务人员收受回扣、红包，开单提成等不正之风
2006	卫生部、国家中医药管理局	《卫生部、国家中医药管理局关于开展治理医药购销领域商业贿赂专项工作的实施意见》（卫办发〔2006〕156号）	重点治理医药购销领域中的商业贿赂行为
2012	卫生部、国家中医药管理局	《卫生部、国家中医药管理局关于加强公立医疗机构廉洁风险防控的指导意见》（卫办发〔2012〕61号）	提出建立覆盖所有公立医疗机构的廉洁风险防控机制的目标
2013	国家卫生和计划生育委员会、国家中医药管理局	《国家卫生和计划生育委员会、国家中医药管理局关于印发加强医疗卫生行风建设"九不准"的通知》（国卫办发〔2013〕49号）	一是不准将医疗卫生人员个人收入与药品和医学检查收入挂钩；二是不准开单提成；三是不准违规收费；四是不准违规接受社会捐赠资助；五是不准参与推销活动和违规发布医疗广告；六是不准为商业目的统方；七是不准违规私自采购使用医药产品；八是不准收受回扣；九是不准收受患者红包

续表

年份	发布机构	政策文件	文件内容
2015	国务院办公厅	《国务院办公厅关于完善公立医院药品集中采购工作的指导意见》（国办发〔2015〕7号）	预防和遏制药品销售领域腐败行为，破除"以药补医"机制，抵制医药领域的商业贿赂
2017	国家中医药管理局	《大型中西医结合医院、民族医医院巡查细则（2017年版）》（国中医药办医政发〔2017〕19号）	要求"以零容忍态度治理腐败"
2018	国务院办公厅	《国务院办公厅关于改革完善医疗卫生行业综合监管制度的指导意见》（国办发〔2018〕63号）	加大医疗卫生行业反腐败力度，筑牢监管底线
2019	国务院办公厅	《国务院办公厅关于印发治理高值医用耗材改革方案的通知》（国办发〔2019〕37号）	要求规范医疗服务行为，严控高值医用耗材不合理使用
2020	国家中医药管理局	《公立中医医院章程范本》（国中医药办医政函〔2020〕149号）	加强医院党风廉政建设和反腐败工作
2021	国家卫生健康委、国家中医药管理局	《全国医疗机构及其工作人员廉洁从业行动计划（2021—2024年）》（国卫医函〔2021〕169号）	针对医药企业展开重点整治，建立健全医疗机构内行风建设工作体系，构建打击红包、回扣等行风问题的长效机制，巩固拓展作风建设成效

续表

年份	发布机构	政策文件	文件内容
2022	国家卫生健康委、工业和信息化部、公安部、财政部、商务部、国家税务总局、国家市场监督管理总局、国家医疗保障局、国家中医药管理局	《国家卫生健康委、工业和信息化部、公安部、财政部、商务部、国家税务总局、国家市场监督管理总局、国家医疗保障局、国家中医药管理局关于印发2022年医药购销领域和医疗服务中不正之风工作要点的通知》（国卫医函〔2022〕84号）	严格落实"管行业必须管行风""谁主管谁负责"的行业治理主体责任，持续推进医药购销领域和医疗服务中不正之风综合治理
2023	国家卫生健康委、工业和信息化部、教育部、公安部、财政部、商务部、审计署、国务院国资委、国家税务总局、国家市场监管总局、国家医保局、国家中医药局、国家疾控局、国家药监局	《国家卫生健康委、工业和信息化部、教育部、公安部、财政部、商务部、审计署、国务院国资委、国家税务总局、国家市场监管总局、国家医保局、国家中医药局、国家疾控局、国家药监局关于印发2023年纠正医药购销领域和医疗服务中不正之风工作要点的通知》（国卫医急函〔2023〕75号）	要求整治行业管理、行业组织、医药产品销售采购中的不正之风问题，持续推进医药价格和招采信用评价，明确"九项准则"行业底线，划清红包回扣等问题红线，落实纠风工作主体责任，树牢违法违规行为惩治高压线，持续推进长效机制建设

盗窃类腐败有贪污与挪用公款两种具体形式。第一，贪污。贪污是指国家机关工作人员利用职务上的便利，通过窃取、侵吞、欺骗或其他非法手段占有国有财产的行为。在医院内部，贪污的主体较多为医院高层领导，他们有着较高的经济收入，而且在权力系统中地位也较高，如果存在腐败行为很可能导致整个医院的整体腐败。此外，医院内部的基层工作人员，如医生、护士等也可能利用职务上的便利偷窃药品并进行倒卖等，这同样属于医疗腐败中的贪污行为。第二，挪用公款。挪用公款可以分为三种形式：第一种是指国家工作人员利用职务上的方便，将公款用于个人目的并从事非法活动；第二种是指挪用公款用于营利活动且数额较大；第三种是指挪用公款数额较大，并且经过三个月后仍未偿还。在医疗领域，公共医疗资金的挪用是指医院的管理人员滥用职权，将公共资金用于个人或他人的非法目的，如私人豪华消费、个人投资或转移到其他账户等。

医疗腐败的第二种类型是贿赂类腐败。贿赂类腐败指的是给予对方金钱或其他相关利益，通过排斥竞争对手的方式牟取不正当利益的行为。贿赂包括行贿与受贿两种方式，行贿是指行为人为了谋取某些不正当的利益，给予国家工作人员或其他公务人员财物的行为；受贿是指政府工作人员运用职务之便索取或收受他人财物，以此牟取不正当利益的行为。近年来，贿赂已经逐渐成为我国医疗腐败的突出问题。贿赂隐藏在采购、招标与投标、入股及分红、研讨与培训等活动中，利益输送方式隐形化，为贿赂行为披上"合法外衣"。作为一种权力寻租现象，医药贿赂破坏了社会经济体制、腐蚀拉拢了意志不坚定的国家干部、败坏了社会风气、增加了社会矛盾，如果不加以控制，将对社会产生极大的危害。

贿赂类腐败的具体形式主要可分为收受红包、医疗回扣与参加不合规学术会议等。收受红包是第一种贿赂类腐败行为。医院工作人员收受合法报酬之外的现金、卡券，或获取其他相关利益的不正当行为都可以称为收受红包。患者希望通过给予医务人员红包来获得更好的医疗服务。尽管我国多次明令禁止收受红包行为，医院也制定了拒收红包的规定，但是这种不良行为仍然存在。在医疗活动中,医生与患者之间应当是平等的医疗服务关系,医务人员的职责是为患者提供医疗服务、缓解病痛、救死扶伤,而收受患者的医疗红包破坏了这种平等关系。医务人员应根据其专业知识和技术为患者治疗,而医疗红包的出现严重干扰了正常的医疗活动,成为部分医务人员开展诊疗活动的参考标准,侵犯了公众平等就医的权利,败坏了医疗行业的风气。

医疗回扣是第二种贿赂类的腐败。回扣是医疗卫生领域商业贿赂行为中十分常见的一种方式。医疗回扣行为损害了人民群众的生命健康权益,严重阻碍了我国深化医药卫生体制改革和推进健康中国战略的进程。在市场经济的背景下,回扣是卖方将一定比例的交易款项从买方支付的款项中扣除,并返还给买方或其他经办人,以促进商品销售的行为。医疗回扣是指一种发生在医疗领域中的行为,即在药品、医疗耗材和器械等采购过程中,卖方私下从账外返还给相关人员财物,以非法手段促使各类医疗用品在医院中的采购。医院相关人员则利用其购买权或使用权以及数据统计方面的便利来谋取个人私利。总的来说,医疗回扣可能在药品、耗材与器械购销,医疗设备采购,医疗卫生工程项目建设三个环节产生。

药品、耗材与器械购销中的回扣,是指医生或医院工作人员收受药品代理商或制造商的回扣、佣金或贿赂,以购买和推销特定药品或设备,或者将次品药品或器械用于患者,以获取个人利益。药品、耗材和医疗器械在购销领域发生腐败行为主要体现在三个环节。一是使用环节。临床部门的主任或医生根据使用需求提出采购申请,对于品种和数量有一定的影响力,这就存在发生腐败的风险。二是采购环节。负责采购的部门根据医院不同临床部门的采购请求,在数量分配和供应商审核等方面拥有一定的决定权,很容易成为不法供应商的目标。三是决策环节。医院的院长或是分管副院长对于采购事项的最终决定具有重要的影响力,也容易成为不法商人拉拢、腐蚀的对象。

医疗设备采购中的回扣,是指在医疗设备采购中,相关人员可能接受制造商或供应商的回扣或贿赂,以获得中标或高额利润。在医疗设备采购过程中，医疗回扣可能产生在以下三个环节。一是设备采购招标环节。腐败分子利用职权便利，向特定供应商泄露标的、技术参数、技术要求等信息，以确保该供应商能够顺利中标，从而获取高额的回扣。二是设备采购评估环节。不法商人通过渠道获取评估专家名单，并通过利益交换来腐蚀部分评估专家，以确保他们的设备能够被医院采购。三是设备验收环节。在设备验收过程中，如果出现质量、规格或性能不达标的情况，供应商会通过贿赂相关验收人员，使设备得以顺利通过医院的验收。

医疗卫生工程项目建设中的回扣，是指医院相关工作人员在医院基础设施建设工程项目中收取回扣，以满足自身利益。一般来说，工程项目中的回扣行为涉案金额巨大，社会危害性较大，其腐败主要发生在以下三个环节。一是工程项目的招投标环节。一些不法商人采取向医院工程主管领导行贿的方式获取工程标的。二是工程项目的付款环节。掌握工程项目资金支付的领导干部把权力转化成谋取利益的筹码，拖延支付以此寻求行贿。三是工程项目增减变更量审批环节。负责医院工程项目建设的领导干部对于施工项目增减变化量有审批权，施工单位虚假增减变更量给领导干部带来"好处费"的同时，也给医院造成巨大损失。

不合规的学术会议是第三种贿赂类腐败行为。近年来，医疗领域存在借举办学术活动、参加学术会议等方式违规收受捐赠与资助的现象，这为医药企业与医生、专家之间的非法利益输送提供了平台。这种新形式的贿赂行为在其他活动的掩护下出现。不合规学术会议中医药企业与医生的利益置换如图3-5所示。事实上，学术会议存在许多"灰色地

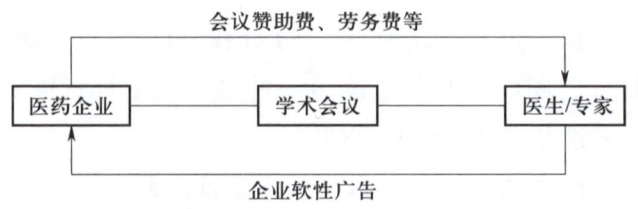

图3-5 不合规学术会议中医药企业与医生的利益置换

带"，医药企业通过举办不合规的学术会议，以讲课名义给医生劳务费、以参会名义变相提供旅游机会，并让医生在会议分享时软性植入医药企业产品广告，医药企业和医生借助会议达成利益置换等。在这种情况下，医药企业通过会议赞助费、专家讲课费、培训费等看似合理的费用为贿赂行为披上了"合法外衣"。这种贿赂行为促使医药企业将更多的资金投入营销活动，而忽视对研发的投入，不利于营造公平竞争的市场环境，最终会侵害患者的生命健康权。

医疗腐败的第三种类型是误导性信息。误导性信息是指为了私人利益而伪造的具有误导性与迷惑性的信息。在医疗领域，存在医疗服务提供者、患者和医药企业之间的串通行为，目的是欺骗医疗保险机构来获取费用。

欺诈骗保是误导性信息类腐败的第一种类型。这种腐败形式主要是一些医院与药品、耗材供应商相互勾结，他们会伪造发票和其他单据，以便套取医疗保险基金；另外一些医院会诱导患者就医，存在虚构服务和虚假治疗从而骗取医疗保险基金的行为；还有一些药店会将保健品和日用品偷换成药品，以便骗取医疗保险基金等。此外，在欺诈骗保这一具体形式中还存在虚报医疗费用的问题，包括虚增患者诊疗项目的数目、虚报患者的病情等，医疗机构通过此种虚假治疗的方式以获取更多的医疗费用报销，满足自身利益。

欺诈性研究是误导性信息类腐败的第二种类型。在医学研究领域，医疗腐败涉及欺诈性研究与临床试验数据造假的问题。这种腐败涉及研究者、学术机构、医院工作人员、临床研究中心和医药企业等多个主体，波及范围较广。这种行为会误导研究和临床试验结果、浪费医疗资源和研究经费，最终侵害患者的生命健康权。

过度检查与医疗是误导性信息类腐败的第三种类型。过度检查与医疗指的是一些医务人员可能以索要"好处费"或通过其他手段，迫使患者进行不必要的检查或手术，或给予不合理的治疗方案。过度检查、过度医疗的背后实际上也是腐败问题。如前所述，药品、耗材及器械公司支付回扣给拥有处方权的医生，以增加该公司相关药品与器材的销售量，而这导致了"过度医疗"，如过度检查与多开药、开贵药等行为。药品、耗材及器械公司通过诱导过度消费、创造不必要需求的手段，使医疗服务消费者如患者等被迫支付更高的费用。这直接造成了老百姓"看病难、看病贵"的问题，医疗保险基金支付由此面临较大压力。此外，这也导致了国家医疗支出的过度增长。

第二节　医疗服务体系的发展成就

通过对我国医疗服务事业发展历程的梳理，可以观察到，在医药卫生体制改革不断深入的过程中，我国医疗服务体系的运转效率和运行绩效不断提升。特别是党的十八大以来，医疗领域的改革速度明显加快，发展得也更为完善，资金投入、资源配置、提供主体以及提供形式等方面更加有效合理。公立医院改革的持续推进，对居民就医负担以及健康水平也产生了显著的影响。

一、整体医疗投入水平逐年提升

尽管在医疗服务体系改革过程中出现了市场主导和政府主导的争议，但随着医药卫生体制改革的逐步深化，整体上来说，政府卫生投入和市场卫生投入都呈现出逐年上涨的趋势。政府卫生支出从 1980 年的 51.91 亿元，增长至 2022 年的 24 040.90 亿元；社会卫生支出从 1980 年的 60.97 亿元，增长至 2022 年的 38 345.70 亿元。[①] 充足的医疗卫生资金投入，是强化医疗服务体系改革举措的重要前提，为体系内部的高效运转奠定了良好的基础。如图 3-6 所示，自 2009 年以来，地方财政医疗卫生支出在逐年增加，在 2022 年已经达到了 22 316.16 亿元。虽然中央财政医疗卫生支出在 2020 年后有所下降，但总体上较 2009 年还是有所增加。政府医疗卫生支出的增加体现了政府对医疗卫生事业的高度重视，这促进了医疗服务体系改革的持续发力。

---

① 国家统计局. 中国统计年鉴［M］. 北京：中国统计出版社，2023.

第三章 我国医疗服务体系的发展历程及现状分析 · 73

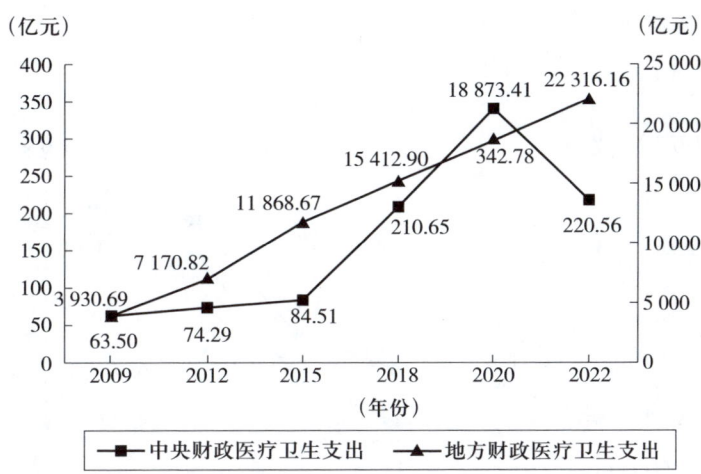

资料来源：国家统计局. 中国统计年鉴［M］. 北京：中国统计出版社，2023.

图 3-6 中央财政和地方财政医疗卫生支出

二、医疗资源日益丰富

我国综合国力以及经济水平的不断提升，以及市场机制的引入，不仅为医疗机构经营管理带来了新活力，同时也给医学技术的发展创造了契机。我国医院数量从 1980 年的 0.99 万家，上升至 2022 年的 3.70 万家；医院床位数量从 1980 年的 119.58 万张，增长至 2022 年的 766.30 万张，如图 3-7 所示。

此外，我国医学教育体系不断健全和完善，为医疗服务领域培养了大量人才。这些人才不仅为医疗服务体系的相关改革注入了新活力，也促进了医学技术的进步和医疗服务能力的提升。医疗体制改革以来，2022 年我国的执业（助理）医师数量已经是 1980 年的近 4 倍，每万人拥有执业（助理）医师数量也有显著增长，如图 3-8 所示。

三、医疗服务提供主体更加多元

随着 1980 年我国开始允许社会办医，市场力量进入医疗领域，我国医疗服务供给主体由单一的公立医院，向公立医院和民营医院多元化服务主体转变。总体上来讲，2010—2021 年，我国公立医院的数量有所下降，而民营医院的数量呈现出快速上涨的趋势，2021 年民营医院的数量约是 2010 年的 3.5 倍，如图 3-9 所示。

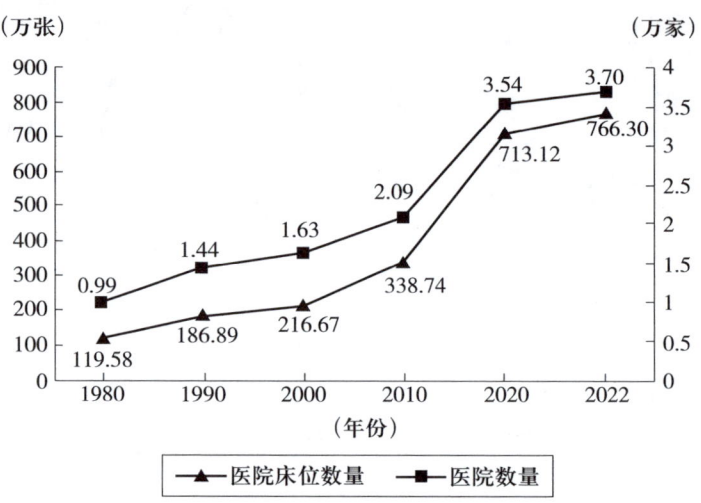

资料来源：国家统计局. 中国统计年鉴［M］. 北京：中国统计出版社，2023.

图 3-7　医院数量和医院床位数量的变化情况

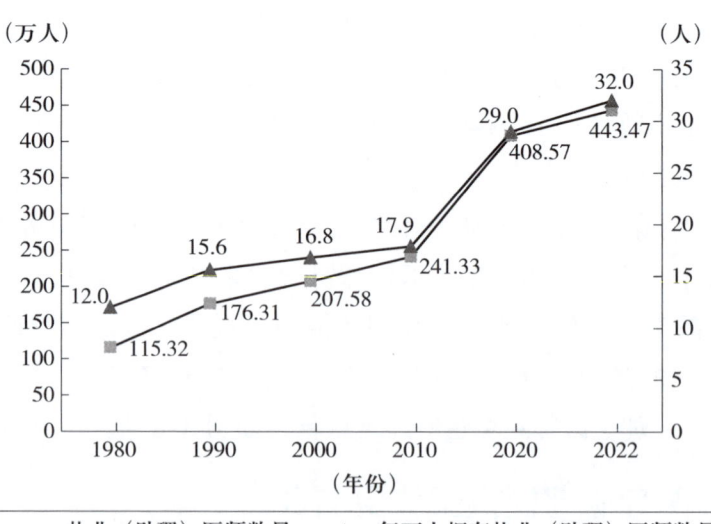

资料来源：国家统计局. 中国统计年鉴［M］. 北京：中国统计出版社，2023.

图 3-8　执业（助理）医师数量与每万人口执业（助理）医师数量

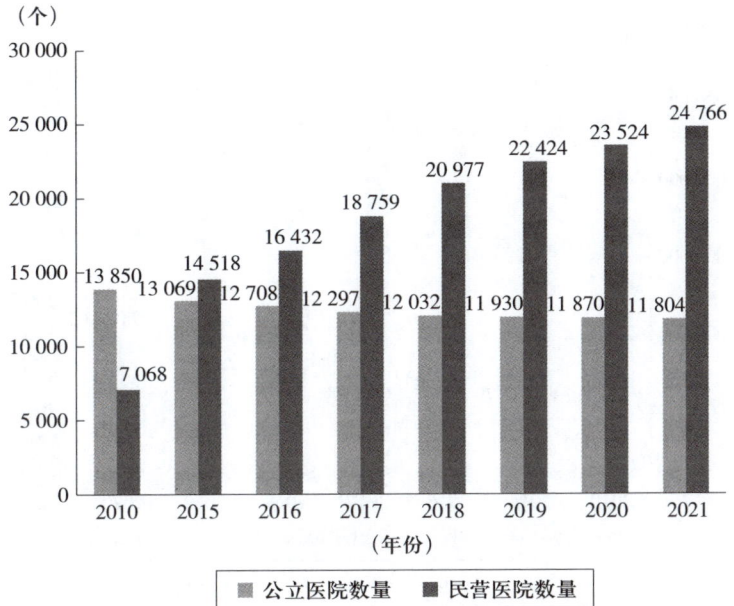

资料来源：国家卫生健康委. 中国卫生健康统计年鉴［M］. 北京：中国协和医科大学出版社，2022.

图 3-9 公立医院和民营医院数量

同时，伴随着民营医院数量的增长，其床位数量也大量扩张。如图 3-10 所示，仅仅从床位数量来看，公立医院的数量占据优势，但民营医院床位数的增长速度却更高。与 2010 年相比较，2021 年公立医院的床位数量是 2010 年的 1.73 倍，而 2021 年民营医院的床位数量是 2010 年的 5.90 倍。医疗服务提供主体的多元化丰富了患者的就医选择，为居民带来便利。

四、医疗服务形式更加多样

经过 40 年的医疗体制改革，创新服务思路和服务手段，成为我国医疗服务的重中之重。通过运用新技术，改变服务方式，我国医疗服务向着更加智能化和便民化的方向发展。

在智能化方面，先进科学技术的运用使得精准医学成为可能。如达芬奇手术机器人作为高级机器人平台，可以通过微创技术，在某些复杂

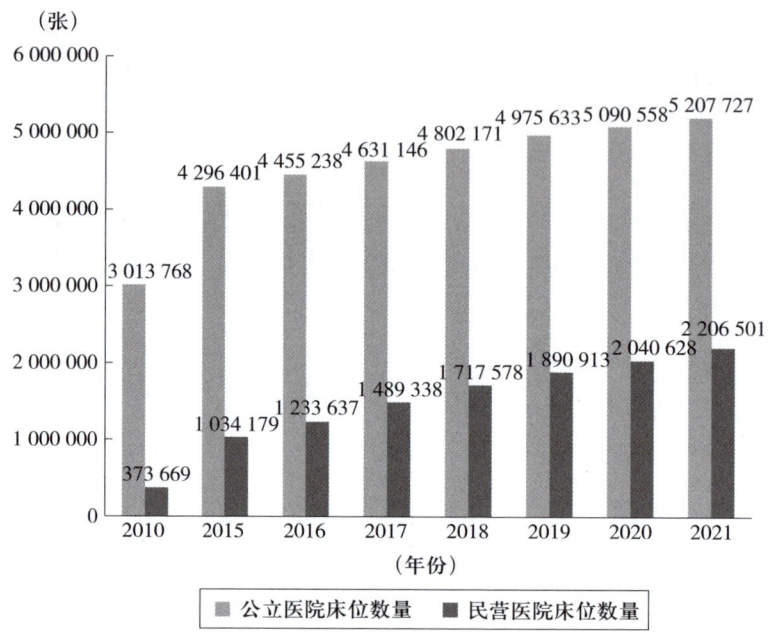

资料来源：国家卫生健康委.中国卫生健康统计年鉴［M］.北京：中国协和医科大学出版社，2022.

图 3-10　公立医院和民营医院床位数量

的外科手术中充当医生的助手。达芬奇手术机器人能够扩展手术医生的视野，提高手术的精准度；也能够进入更狭窄的空间进行操作，拓展了手术操作的空间场景。从患者感受方面来说，这种能够精细操作的辅助设备可以有效减少患者的术中伤害，比如缩小伤口，术后伤口可以更快、更好地恢复和愈合。同时，人工智能辅助医疗诊断已成为我国医疗领域发展的普遍趋势。在识别肺结节方面，人工智能CT（计算机断层扫描）影像是目前国内运用最多也是最成熟的手段，它能够帮助医生有效识别单纯依靠人眼可能会漏掉的结节，比如6毫米以下实性结节。人工智能的辅助诊断速度快且准确率高，同时辅助诊断还能提供肺结节的具体位置、大小以及密度性质的相关信息等。这不仅能帮助医生快速识别和诊断，有效地提升了工作效率，也可以帮助患者节约就诊时间，减少重复检查。

此外，智能语音识别技术的应用也为临床诊断提供助力。以北京协和医院为例，2018年年初医院开始试用这一技术，借助语音录入系统在门诊帮助诊断的医生录入电子病历。移动端的智能语音还能够进行简单分诊，患者对着手机简单描述自己的症状，语音助手就能够进行相关指导，如需要挂什么科的号。智能语音识别可以让医生免去打字慢、效率低等困扰，减少医生在录入病历上花费的时间，增大了与患者充分交流的可能性。

在便民化方面，国家卫生健康委、国家中医药管理局于 2018 年 7 月印发《关于深入开展"互联网+医疗健康"便民惠民活动的通知》（国卫规划发〔2018〕22 号）。该通知要求各级政府要让公共服务均等化、普惠化和便捷化，促进数据的流动和共享，让百姓享受更加方便快捷的服务。"互联网+医疗健康"惠民活动的开展，使得医疗服务在以下六个方面显著提升。第一，在就医诊疗服务方面，互联网医院已在全国推广，各大医院的智慧化建设也进行得如火如荼。线上功能的推出不仅能够为患者提供便利，也为医生管理一些需要随访的患者提供了极大的方便，在线挂号咨询可以减少患者往返医院的次数和在医院的等待时间。一些慢性病随访、复诊拿药等都可以在手机上完成，不用在医院排队等候。第二，在结算支付服务方面，一站式的结算服务已经能够普遍在二级以上医院应用，如手机上的移动支付等，实现"一卡通"的便捷结算，甚至可以直接脱卡就医，推进医保异地就医直接结算。第三，在用药服务方面，开放常见病、慢性病线上电子处方出具功能，推进"智慧药房"建设，与第三方机构合作为患者配送药物。第四，在家庭医生服务方面，建立完善家庭医生签约服务智能化信息平台和互动平台，方便家庭成员和负责医生之间形成亲密、稳定的医患关系。第五，在远程医疗服务方面，对于已经建立医疗联合体的地区，基本上都覆盖了远程医疗，但是基层医疗机构还并未完全纳入，后续要进一步推广延伸，让社区、乡镇、农村的医疗机构都能够早日纳入系统。第六，在健康信息服务方面，其工作主要体现在建立居民电子健康档案以及电子病历数据库，两者进行互联对接不仅能够提高居民就医的便利程度，也能够为居民提供更加具有针对性的健康信息推送，让居民生活方式更健康。

五、公立医院改革成效显著

公立医院改革是医药卫生体制改革进程的重要一环，政策文件对公立医院的管理体制、运行机制、内部运行管理都进行了有效指导。在中央和地方政府坚持不懈地探索和推动下，公立医院改革成效明显，进一步体现了公益性，患者能够获得更好更实惠的医疗服务。

在破除以药养医方面，截至 2017 年 9 月底，全国所有公立医院取消药品加成。对于在取消药品加成过程中造成医院合理收入减少的部分，采取的补偿方式主要是调整医疗服务价格。[①] 广东省在全面取消药品加成后，于 2017 年 7 月 15 日至 21 日，对广州市、佛山市等 14 个市的 165 家医疗机构进行了患者次均住院药费的环比下降分析，结果显示次均住院药费下降了 9.5%。[②] 江苏省从 2013 年开始积极推进取消药品加成工作，并对补偿取消药品加成损失的措施进行规定。对于损失中 70%～90% 的部分，以调整医疗服务价格的形式进行补偿，其余的部分则由政府增加财政资金投入以及医院内部自我消化的方式弥补。此外，药品集中采购政策逐渐成熟和常态化。2018 年至 2023 年 11 月，国家共组织了九批次十轮药品集中采购。2022 年 7 月公布第七批药品集中采购中选结果，共有 60 个药品品类中标。第七批药品集中采购与前六批相比，首次引入备供机制。这一机制确保每个省份不仅有一家中选企业作为主供应商，还有一家备选企业。通过实施"双供"机制，满足了市场供应需求，并直接提供了更为可靠和便捷的方式，减少了各省份在选拔和评估替补企业过程中烦琐的行政程序和相关行政费用。第八批集中采购有 39 种药品采购成功，按约定采购量测算，预计每年可节省 167 亿元。集中采购后药价下降，患者用药依从性得到了明显提高，持续性也有所增强，医疗需求被释放，有利于患者病情控制和健康维护。2023 年 11 月 16 日，上海

---

① 中华人民共和国中央人民政府.截至 9 月底所有公立医院取消药品加成［EB/OL］.（2017-12-11）［2022-01-18］.http://www.gov.cn/xinwen/2017/12/11/content_5245727.htm.

② 中华人民共和国中央人民政府.现代医院管理制度改革启动［EB/OL］.（2017-08-01）［2022-01-18］.http://www.gov.cn/zhengce/2017/08/01/content_5215170.htm.

阳光医药采购网公布第九批国家组织药品集中采购中选结果。此次集中采购有41种药品采购成功。拟中选药品平均降价58%，预计每年可节约药费182亿元。第九批集中采购涵盖感染、肿瘤、心脑血管疾病、胃肠道疾病、精神疾病等常见病、慢性病用药，以及急救药、短缺药等重点药品，205家企业的266个产品获得拟中选资格，投标企业拟中选比例约78%，平均每个品种有6.5家企业拟中选。

在管理体制改革方面，现代医院管理制度更加合理完善，进一步促进医疗服务体系高质量发展。对于医院的内部管理，区分和明确政府部门的职能权力和医院本身的责任范围，很大程度上避免了日常管理中缺位、越位的问题。政府相关部门制定医疗行业的相关政策，为公立医院的发展和管理提供指导，同时也对医院医疗保险基金使用、医疗服务质量标准等方面进行监管和督查，但并不会直接参与医院内部的运行。医院管理部门在整体运行管理、科室和人员安排等方面具有自主权，可以通过建立理事会或医院管理委员会等方式，对医院的人、才、物，以及科室设置与换届选举等进行管理。

在人力资源方面，科学的人员管理方式对于公立医院的整体发展有着不可或缺的作用。医院内部也对人力资源管理更加重视，现代医院人力资源管理的需求已经从单纯的选用育留阶段，发展到全面构建医院可持续发展的人力资源开发和全面提升医院绩效管理水平的阶段。公立医院通过各项激励制度和发展政策，充分调动医务人员在临床岗位或者管理岗位的积极性，注重体现其在临床中的技术劳动价值，有助于发挥其在岗位上的才能。通过实施全面绩效管理，规范医院内部运行管理流程，完善相关的考核指标体系，在考核指标中充分考虑岗位职责履行程度、工作量、服务态度和质量、是否符合行医行为规范、患者层面的其他指标等，进一步提高医院组织效能以及医务人员的工作效率。此外，将医务人员的薪酬与医用耗材、药品、检查检验等分离，避免医务人员利用信息差诱导患者过度医疗消费。医院对薪酬总量进行核定，遵循按劳支付的原则，同时还要根据岗位不同、学科不同统筹考虑。薪资方案的设定更加合理和科学。

分级诊疗制度全面实施，患者在基层医疗机构就诊的次数逐步提升，双向转诊效果显现，互联网技术助推医疗资源共享布局优化，帮助基层医疗机构获得更多的学习提升机会。截至2023年年底，全国共建成各种形式的医疗联合体1.8万余个，全国双向转诊数达到3 032.17万人次，较2022年增长了9.7%，其中上转1 559.97万人次，较2022年下降4.4%，下转1 472.2万人次，较2022年增长了29.9%。① 同时，我国也在加快基层信息化体系和基础设施建设，着力提升基层医疗服务数字化、智能化应用水平。截至2024年6月，远程医疗服务网络已经覆盖了所有市县，并向社区和乡村基层延伸覆盖，全国70%的卫生院已经和上级医院建立了远程医疗协作关系。②

各地区也探索出了不同的分级诊疗模式，在探索和实践的过程中也有着一定的经验积累。各个地区的经济发展水平存在差异使得实施模式有所不同。主要模式可归纳为上海市的"1+1+1"拓展家庭医生签约服务、浙江省杭州市的政策联动改革、福建省厦门市的"三师共管"、江苏省盐城市大丰区的个性服务包、北京市月坛社区进行的基层卫生机构家庭医生与医疗联合体合作模式、深圳市的罗湖医疗集团、安徽省天长市的建设县域医疗共同体和甘肃省庆阳市医疗保险杠杆作用式分级诊疗等八种比较具有典型意义的分级诊疗模式。

在分级诊疗模式下，贵溪市2023年糖尿病、高血压患者基层就诊率达72.53%，基层门急诊服务人次增幅6.59%，比县级医院高出2.57%，出院人次增幅35.78%，比县级医院高出21.47%，二级医院向基层医疗机构转诊9 694人次，较上年度增加12.06%。③ 截至2024年6月，西安市紧密型县域医疗共同体建设已实现远郊7个区县全覆盖，全市43家二

---

① 国家卫生健康委员会. 国家卫生健康委员会2024年2月28日新闻发布会文字实录［EB/OL］.（2024-02-28）［2024-07-02］. http://www.nhc.gov.cn/xcs/s3574/202402/3d2d2cd7720541c0b7ce712f1a06db27.shtml.

② 光明网. 国家卫健委：远程医疗服务网络覆盖所有市县［EB/OL］.（2024-06-19）［2024-07-02］. https://health.gmw.cn/2024-06/19/content_37408255.htm.

③ 健康贵溪.（医防融合）探索"四融"工作法，为慢病患者开"良方"［EB/OL］.（2024-04-18）［2024-07-02］. https://mp.weixin.qq.com/s/ReotGBjTtx1hR8FPjsSgwg.

级以上医院对口帮扶7家县级医院和55家乡镇卫生院。2023年，远郊7个区县基层诊疗870.9万人次，较2022年增长42.93%。① 镇江市从2009年年底就开始探索建立医疗集团，以医院的资产和医学技术作为合作沟通的纽带，依托区域内的三甲医院，分别组建了实体和虚拟整合的两大城市医疗集团，同时将地域内的基层和专科医疗机构拉进来，解决市区居民的看病问题。2021年全市103个全-专联合门诊接诊4.5万人次，20家康复联合病房收治上级医院下转康复期病人1 000余人次，居民两周患病首选基层就诊比例达72.07%，县域就诊率达96%，高血压、糖尿病规范管理率分别达77%和76%。②

六、就医负担明显减轻

医疗服务是一项"奢侈的"必需品。随着居民医疗品质需求的提高，医疗费用支出在居民家庭支出中占有越来越高的比重，对居民经济支出来说负担加重，脱贫后又因为突发大病造成经济困难的情况较多。我国的个人卫生支出绝对值虽然整体上逐年上升，但从卫生总支出的占比情况来看，呈现出了先增后降的趋势，从1980年的21.19%增长至2000年的峰值58.98%，然后伴随着医疗体制改革，个人卫生支出快速下降至2010年的35.29%，之后虽然减速放缓，但仍呈现出下降趋势，到2022年个人支出占比恢复到了26.89%，医药卫生体制改革在减轻居民就医负担方面效果明显，如图3-11所示。

这一方面得益于我国医疗保障制度逐步健全，医疗保险在社会共济保障方面发挥了重要作用。以2012—2020年职工基本医疗保险次均住院统筹基金支出及占比为例，基金支出占比稳定在70%左右，统筹基金承担了绝大部分患者的住院费用，如图3-12所示。另一方面，得益于药品集中采购和医保谈判的推行，患者治病所需的药品费用有所降低，让看

---

① 新浪新闻. 分级诊疗，开创群众就医新格局[EB/OL]. (2024-04-15)[2024-07-02]. https://k.sina.com.cn/article_7517400647_1c0126e47059050xle.html.
② 中国江苏网. 镇江以城市医疗集团转型发展助推医改再出发[EB/OL]. (2022-01-17)[2024-07-02]. https://health.jschina.com.cn/jkzt/ygkjs/ygjxs/202201/t20220117_2930871.shtml.

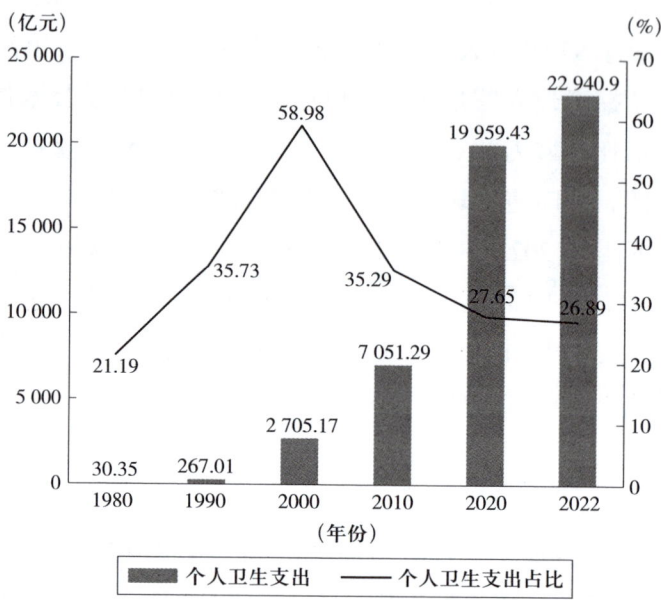

资料来源：中国社会统计年鉴编委会.中国社会统计年鉴［M］.北京：中国统计出版社，2023.

图 3-11 个人卫生支出及占比

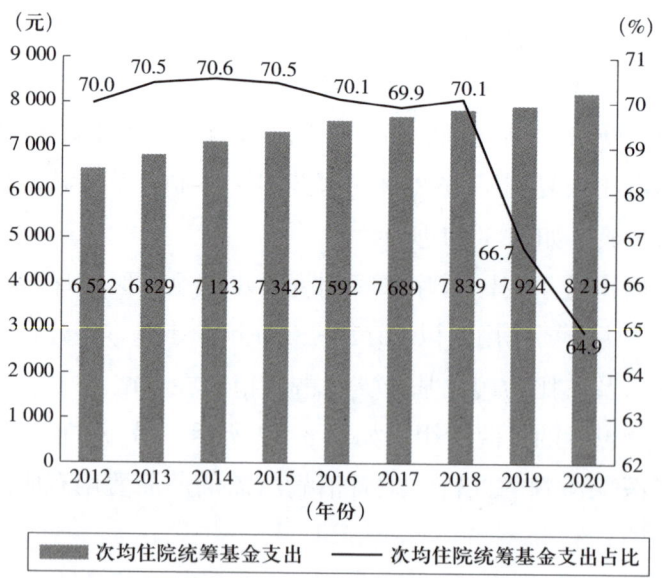

资料来源：国家医疗保障局.2020年全国医疗保障事业发展统计公报［EB/OL］.（2021-06-08）［2024-07-02］.http://www.nhss.gov.cn/art/2021/6/8/art_7_5232.html.

图 3-12 职工基本医疗保险次均住院统筹基金支出及占比

病不再昂贵。截至 2023 年年底，国家医疗保障局已连续进行了 6 次医保药品目录准入谈判，成功降低了相关药品的价格，平均降幅超过 50%。在 2023 年，共有 126 种药品最终谈判成功。2023 年，协议期内 346 种谈判药共报销 2.4 亿人次。截至 2022 年年底，通过医保谈判，药品降价和医保报销年内累计共为患者减轻 2 100 余亿元的负担。

七、居民健康水平持续提高

伴随着医学技术的进步，我国居民的各项健康指标在不断改进。1981 年我国居民平均预期寿命为 67.77 岁，到 2015 年为 76.34 岁，增长了近 10 岁，2020 年为 77.93 岁，如图 3-13 所示。孕产妇死亡率和新生儿死亡率显著降低，如图 3-14 所示。从这些数据中可以看出，居民健康水平相比 20 世纪有了明显的改善，相较于中高收入国家来说，已经超过了他们的平均水平。

从上述的数据来看，我国的医疗服务体系从初步建立到发展至今取得了巨大的成就，医疗服务资源总量不断提升，能够覆盖全体城乡居民的基本医疗需求。同时，建立并完善了城市和农村的三级医疗服务体系，让城乡居民都能够获得医疗服务资源，大大提高了医疗服务的可获得性和便捷性。

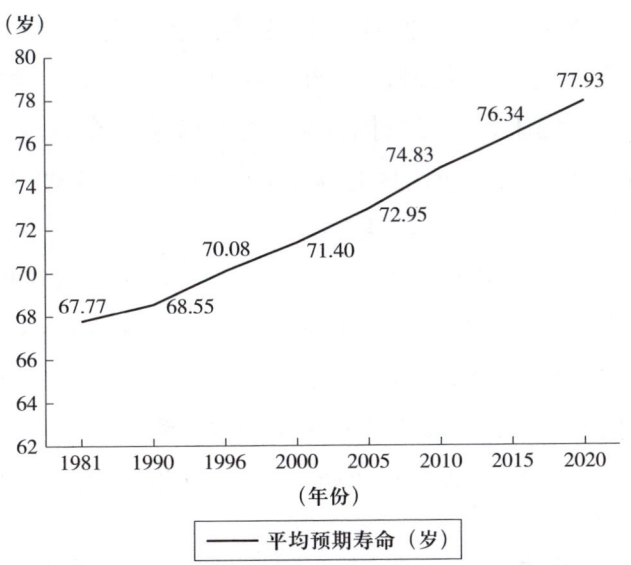

资料来源：国家统计局. 中国统计年鉴 [M]. 北京：中国统计出版社，2023.

图 3-13　居民平均预期寿命

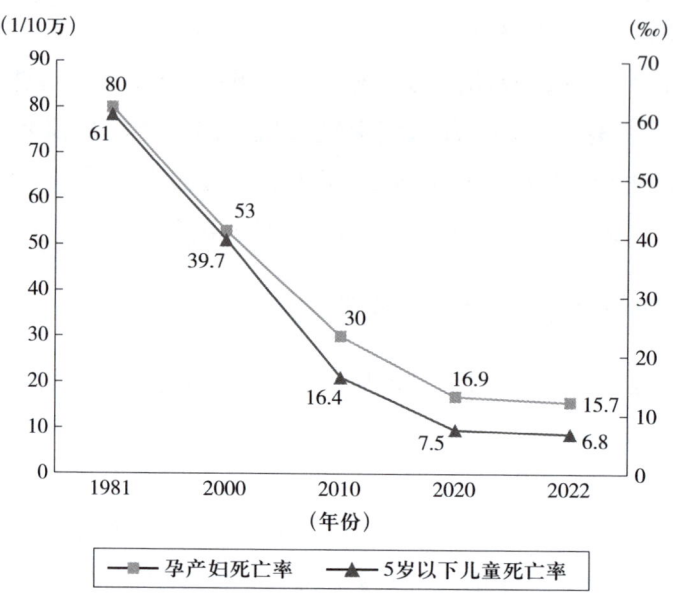

资料来源：中国社会统计年鉴编委会．中国社会统计年鉴［M］．北京：中国统计出版社，2023．

图 3-14　孕产妇死亡率和新生儿死亡率

八、医疗腐败治理取得成效

医药领域是维护人民群众生命健康的主阵地。多年来，我国政府不断建立健全基本药物制度、药品购销"两票制"、集中采购制度等，以保障人民健康为首要目标，对医药行业进行全领域、全链条、全覆盖的系统治理，坚决纠治医疗领域的不正之风，医疗腐败治理取得成效。

基本药物制度的实施撼动了以往"以药养医"的传统模式，减少了过度用药、滥用药物的情况，同时缩小了医务人员在药品流通、使用过程中收受回扣的腐败空间。截至 2014 年，基本药物制度的推行使得基本药物价格降低了 30%，门诊人均每年医药费下降 5.9%，住院人均每年医药费下降 3.1%。① "两票制"的推行使得药品利润的流向更加明晰，遏制

---

① 王延中，高波，范三国，等．深化医改中推进卫生领域反腐倡廉建设的进展与思考［J］．卫生经济研究，2014（1）：8-13；周绿林，金枫，詹长春．基本药物制度实施对基层医疗机构补偿机制的影响研究：基于系统动力学分析［J］．中国卫生经济，2013，32（10）：21-23．

了药品流通过程中"过票洗钱"层层加码的现象，压缩了药品流通环节，降低了虚高的药价，减少了药品流通环节各个药品经销商、医疗机构等利益相关主体借药牟利的腐败行为的发生。集中采购在保证质量的前提下，实行"以量换价"，大幅降低了药品、医疗器械、医用耗材的价格，缩小了供药商与医疗机构之间的腐败空间。此外，医疗机构信息公开制度增加了医疗机构的透明度，缓解了信息不对称局面，保障了人民群众对医疗机构工作的知情权和监督权，从信息披露角度有效遏制了医疗权力腐败，使医疗资源竞争进入良性发展的轨道。

第三节 医疗服务体系存在的问题

新中国成立以来，通过不断地实践和探索我国建立了与经济社会发展相匹配的医疗服务体系。各地区和各级医疗机构的服务能力得到了显著提高，城乡的医疗服务网络覆盖面更广，惠及的群众数量更多，体系也更加完善和健全。城乡医疗保险体系的完善有效地缓解了群众看病费用高的问题。但是，基层医疗机构特别是农村基层医疗机构仍存在诸多亟待破解的难题。

一、城乡医疗资源配置不均衡

政府投入是医疗事业发展最重要的支持和依靠，然而从现实情况来看，政府财政资金在城乡之间的分配并不均衡。总体来说，大中型城市获得的卫生费用投入较多，而农村地区得到的投入相对较少，这也在一定程度上造成农村地区医疗机构的建设和发展水平滞后。

从表 3-2 可以看出，虽然 1990—2016 年的城乡卫生总费用呈上升趋势，但是从占比来看，城市的卫生总费用的占比基本在 50% 以上。从人均卫生费用来看，1990 年农村和城市分别为 38.8 元和 158.8 元，前者仅占后者的 1/4，虽然所占比例也在不断提高，但截至 2016 年，在人均卫生费用上农村仍不足城市的一半。

表 3-2　　1990—2016 年城乡卫生总费用对比

年份	城市			农村			农村与城市人均卫生费用之比
	卫生费用（亿元）	占卫生总费用的比例（%）	人均卫生费用（元）	卫生费用（亿元）	占卫生总费用的比例（%）	人均卫生费用（元）	
1990	396.0	53	158.8	351.4	47	38.8	1∶4.09
1995	1 239.5	58	401.3	915.6	42	112.9	1∶3.55
2000	2 624.2	57	813.7	1 962.4	43	214.7	1∶3.79
2005	6 305.5	73	1 126.4	2 354.3	27	315.8	1∶3.57
2010	15 508.6	78	2 315.5	4 471.8	22	666.3	1∶3.48
2015	31 297.8	76	4 058.5	9 676.8	24	1 603.6	1∶2.53
2016	35 458.0	77	4 471.5	10 886.9	23	1 846.1	1∶2.42

资料来源：国家卫生健康委员会. 中国卫生健康统计年鉴［M］. 北京：中国协和医科大学出版社，2022.

在表 3-3 中，从医疗机构床位数量上看，虽然 2010—2022 年城市和农村的床位数量在不断增加，而且农村床位数量一直高于城市，但是再结合城乡人口数量来看，农村每万人床位数与城市差距较大。2010—2022 年，城市每万人医疗机构床位数增加了 17.2 张，农村增加了 36.5 张。

表 3-3　　2010—2022 年医疗机构床位数

年份	医疗机构床位数量（万张）		每万人医疗机构床位数量（张）		
	城市	农村	城市	农村	农村与城市之比
2010	230.2	248.5	59.4	26.0	1∶2.28
2012	273.3	299.1	68.8	31.1	1∶2.21
2014	317.0	343.1	78.4	35.4	1∶2.21
2016	365.5	375.6	84.1	39.1	1∶2.15
2018	414.1	426.3	87.0	45.6	1∶1.91
2020	450.3	459.8	88.1	49.5	1∶1.78
2022	509.0	466.0	76.6	62.5	1∶1.23

资料来源：国家统计局. 中国统计年鉴［M］. 北京：中国统计出版社，2023.

在医疗设备配置方面，从表 3-4 可以看出，2010 年医院拥有的万元以上医疗设备的总台数约为 207.7 万台，占总数的比例为 74%；而乡镇卫生院仅约有 27.5 万台，仅占 10%；2021 年，医院医疗设备总台数约为 800.4 万台，占全国总数的比例为 76%；而乡镇卫生院仅约有 78.5 万台，仅占 7%。通过医疗设备总台数的数据对比可以看出，医院的占比均在 70% 以上；虽然乡镇卫生院设备台数在逐年增加，但占比始终低于 10%。乡镇的医疗设备配置明显比不上城市，还有待进一步加强。

在表 3-5 中，从城乡医务人员配比来看，农村地区的医务人员数量显著少于城市。2010—2020 年，每万人拥有的卫生技术人员、每万人拥有的执业（助理）医师、每万人拥有的注册护士，城市均达到农村地区的 2 倍以上，医务人员配置差距显著，并且医务人员素质也有明显差距。另外，2021 年，乡镇卫生院卫生技术人员中大学本科以上的比例只有 24%，主要的基层卫生技术人员都是大中专学历；相比之下医院卫生技术人员中本科以上有 50.6%，比例超过一半。这一系列数据显示，农村地区的高学历高素质医学人才十分稀缺，大部分卫生技术人员学历仅为中专。[①]

受城乡二元结构等问题的长期影响，我国城市地区和农村地区在经济发展、资源配置等方面存在着较大的差距，而这一系列问题导致的城乡发展失衡也限制了医疗资源配置。从数量和质量上来说，城市汇集着许多优秀的医学人才，拥有很多优质的医疗资源，农村地区占地面积大，物质基础决定了农村地区留不住医学领域的高技术人才，使医疗资源显得相对匮乏，远落后于城市的医疗水平。城市人口少于农村人口，但其拥有的医疗资源却远多于农村。从医疗服务质量方面来说，大型城市能够给予人才更多的补贴和更好的生活环境，因此能聚集更多人才和资源，而中小城市和农村地区医疗水平是阶梯式下滑的，呈现出明显的分层趋势，特别是在农村地区，人力、财力、物力都比不上城市，再加上多为偏远地区，交通条件受限，人才流失更为严重。

① 国家卫生健康委员会. 中国卫生健康统计年鉴 [M]. 北京：中国协和医科大学出版社，2022.

表 3-4　2010—2021 年城乡医疗设备对比

年份	医院万元以上设备台数（台，%）				乡镇卫生院万元以上设备台数（台，%）				
	总数	占全国总数的比例	50万~99万元	100万元及以上	总数	占全国总数的比例	50万~99万元	100万元及以上
2010	2 077 008	74	60 109	46 284	274 722	10	3 261	924
2012	2 726 508	76	80 079	66 571	310 295	9	4 296	1 185
2014	3 722 893	77	106 748	95 950	363 219	8	6 194	1 794
2016	4 601 414	78	138 622	130 552	430 690	7	9 030	2 913
2018	5 705 766	78	174 395	170 733	523 929	7	12 864	4 618
2020	7 091 920	77	222 232	223 703	667 039	7	17 262	6 893
2021	8 004 008	76	248 489	253 867	785 352	7	19 708	8 289

资料来源：国家卫生健康委员会. 中国卫生健康统计年鉴 [M]. 北京：中国协和医科大学出版社，2022.

表3-5　2010—2022年城乡医疗医务人员配比

年份	每万人拥有的卫生技术人员（人）			每万人拥有的执业（助理）医师（人）			每万人拥有的注册护士（人）		
	总数	城市	农村	城市与农村之比	总数	城市	农村	城市与农村之比	总数	城市	农村	城市与农村之比

年份	总数	城市	农村	城市与农村之比	总数	城市	农村	城市与农村之比	总数	城市	农村	城市与农村之比
2010	44	76	30	2.5	18	30	13	2.3	15	31	9	3.4
2012	49	85	34	2.5	19	32	14	2.3	18	36	11	3.3
2014	56	97	38	2.6	21	35	15	2.3	22	43	13	3.3
2016	61	104	41	2.5	23	38	16	2.4	25	48	15	3.2
2018	68	109	46	2.4	26	40	18	2.2	29	51	18	2.8
2020	76	115	52	2.2	29	43	21	2.1	33	54	21	2.6
2022	83	102	66	1.5	32	38	25	1.5	37	47	28	1.7

资料来源：国家统计局.中国统计年鉴[M].北京：中国统计出版社，2023.

医药卫生体制改革虽然使得农村地区的医疗投入有所增加，但是农村医疗投入是由上级县、乡财政负责的，其收入无法与省、市财政相比，导致长期以来农村地区的医疗投入不足，基础设施建设薄弱，在这样的背景下，无法保障农村地区的医疗投入效果，具体落实较为困难。对于农村患者来说，所在村没有医生或者药品以及到乡镇、县城交通不便利等因素限制了他们的就医选择，造成生病特别是患大病时没有办法及时寻求医治。此外，医疗人才的稀缺也是农村地区面临的突出问题之一，受城市、上级医院虹吸效应影响，医务人员不愿意在基层医疗机构继续发展，基层医疗机构留不住高学历、高素质的优秀人才。造成这一局面的原因主要是因为基层医疗机构的管理体制不完善，薪酬待遇较低，缺乏对人才培养和职业发展前景的重视。这就使得城乡医务人员素质差距越来越大，也拉开了城乡医疗资源的差距。

二、基层医疗机构发展受限

基层医疗机构的发展困境主要表现在人才发展受限、监管机制缺失、服务能力不足等方面。

第一，缺乏高素质医学技术人才和管理人才是基层医疗机构发展滞后的重要原因，经济发展水平的差距使得基层医疗机构人才发展十分受限；人员队伍结构不合理，服务能力不足，缺乏一些如超声、影像等方面的专业医疗技术人才。基层医疗技术人员的流失以及人才队伍的不稳定是造成基层医疗机构和基层医务人员发展困难的主要原因。基层医务人员的福利待遇以及升职空间等与城市地区相比存在着明显差距，这就造成基层医务人员对本职工作存在懈怠等问题。此外，他们在日常接诊中接触病例较少，进行的都是流程化的操作，临床经验和知识无法及时丰富和更新，这些因素造成了基层人才队伍较大的流动性。基层医疗机构对专业医学技术人员激励政策缺乏，相应的发展升职渠道不够明晰，发展前景有限。基层医疗机构的工作较为程序化，工作量大并且较为烦琐，基层医务人员很难在重复烦琐的工作中找到自我价值实现的途径，如果不配备对应的激励机制，会极大地影响其工作积极性。

第二，药品管理机制欠缺。在药品管理制度方面，实施过程中存在落实不到位的问题。负责基层医疗机构药品管理的人员在岗位上责任心不够强，检查和养护药品不够仔细。在药品管理人员方面，药剂科室的人员存在较高的流动性，有的人员是从医疗技术等其他科室调岗至药剂科，自身药学方面的专业技术并不强，很难真正地在岗位上发挥出自身的优势。此外，由于执业药师并不能参与职称晋升，大部分药剂科人员缺乏晋升执业药师资格的积极性，配置和评价处方时缺乏临床药学经验，弱化了安全用药的指导工作。在药品管理条件方面，基层医疗机构的硬件设施较为落后，药品保存条件较差，对保存药品的温度、湿度等方面的监测不够充分，缺乏相关设备。同时，基层医疗机构的信息化水平较弱也对药品联网管理产生影响，针对药品临床上不良反应的处理能力也较弱。

第三，财务管理体系不健全。基层医疗机构的财务管理具有特殊性，一方面是由于行业特点造成的，另一方面则是因为基层医疗机构缺乏相关专业的管理人才以及高效率的管理信息系统，降低了基层医疗机构财务管理的准确性和效率。基层医疗机构需要同时承担公共卫生和医疗的双重责任，这种情况使得财务管理模式不同于大型医院，每年还要管理基本公共卫生专项经费。基层医疗机构财务管理人才、专业性不强、管理流程不规范，难以建立起健全的财务管理体系。

第四，服务能力不足，落实分级诊疗困难。在高级别医院的竞争压力下，基层医疗机构的资源和人才匮乏，服务能力逐渐下降。与高级别医院相比，基层医疗机构在专业智能的医疗设备方面存在明显差距。由于资金不足、场地受限、医学检验设备更新滞后，甚至部分地区尚未配备基础检查检验设备，同时检验、影像等方面的医务人员也明显不足，导致基层医疗机构技术水平相对落后。有限的医疗资源在高级别医院的逐步扩张下进一步聚集，患者更倾向于前往高级别医院看病就诊，形成恶性循环，拉大基层医疗机构与高级别医院之间的差距，使得高级别医院的虹吸效应对基层医疗机构的负面影响越来越明显，阻碍了合理分级就医格局的形成。

三、分级医疗服务体系不完善

我国整体"倒三角"型的医疗资源配置造成了医疗服务体系布局不合理、结构分散等问题。在医药卫生体制改革进程中，分级医疗在政策和实践层面的地位逐渐凸显。虽然我国出台了多项政策在这方面进行探索，但总体上来说，政策效果并不够好。主要有以下四点原因。

第一，从医疗体制层面上来看，受到我国行政分级管理的影响，各医疗机构的运行状态是相对独立的。政府相关政策的支持形成了公立医院对医疗服务市场"垄断"的局面。高级别的公立医院竞争优势明显，民营医院、低级别公立医院在实力、医疗资源、服务水平等方面与之相比存在差距，没有充分体现出竞争机制的效率。一方面，高级别医院为了获取更高的收益会去抢占市场份额，不断地招揽病人，低级别的医院根本没有竞争优势，面对这样的局面束手无策，导致市场竞争的公平性受到损害，患者就医可及性和便捷性也随之下降，造成患者的就医成本随之上升；另一方面，碎片化的医疗服务提供方式无法为患者提供系统性的健康管理。从表3-6中可以看出，基层医疗资源的利用效率较低。此外，医院所应用的事业单位人事编制管理体系对医生在各个医疗机构间的合理流动有一定的限制，不利于机构间人才的交流，优秀、高水平的医生无法长期留在基层医疗机构，各级各类医院的分割独立也不利于分级诊疗的推进。

表 3-6　　医疗机构服务利用情况

年份	诊疗人次数（亿人次）			入院人数（万人）			病床使用率（%）		
	总数	医院	基层医疗机构	总数	医院	基层医疗机构	总数	医院	基层医疗机构
2010	58.4	20.4	36.1	14 173.6	9 523.8	3 949.9	79.0	86.7	58.3
2012	68.9	25.4	41.1	17 857.1	12 727.4	4 254.0	82.8	90.1	61.0
2014	76.0	29.7	43.6	20 441.2	15 375.1	4 094.0	81.6	88.0	59.7
2016	79.3	32.7	43.7	22 727.6	175 28.0	4 164.5	85.3	85.3	59.7

续表

年份	诊疗人次数（亿人次）			入院人数（万人）			病床使用率（%）		
	总数	医院	基层医疗机构	总数	医院	基层医疗机构	总数	医院	基层医疗机构
2018	83.1	35.8	44.1	25 454.3	20 017.0	4 376.2	84.2	84.2	58.4
2020	77.4	33.2	41.2	23 012.8	18 352.0	3 707.5	67.7	72.3	49.2
2022	84.2	38.2	42.7	24 732.0	20 155.1	3 592.0	69.3	74.6	47.4

资料来源：国家统计局。

第二，从制度层面来看，转诊制度和医疗保险政策还不够完善。一方面，我国缺乏严格的基层首诊制度和双向转诊机制。在实践过程中，为了引导群众在基层医疗机构就诊，现阶段主要是通过设置不同医保报销比例的方式，或者进行相关的政策宣传等促使群众留在基层医疗机构看病就医，这种方式并未将需要就诊的患者严格限制在基层医疗机构进行首诊。在没有强制基层首诊的限制时，患者需要就医时为了规避可能的医疗风险及获得优质的医疗服务，会更趋向于选择医疗环境更好的大型医院，无法达到预期的促进群众基层首诊的政策效果。在落实双向转诊过程中，由于各级医疗机构之间独立行医，机构之间缺乏垂直联系，这就导致出现上转容易、下转困难的问题。由于没有强制性制度约束和相应的监督处罚机制，高级别医院出于利益驱动的考虑不会将患者进行下转。另一方面，目前的分级医疗保障制度并不完善。不同级别医疗机构之间设置不同比例的报销政策没有达到很好的效果，因为各级别医院之间的比例差距并不大，患者不会因为这很小的差距就放弃高级别医院就诊的机会，还是更愿意相信高级别医院的医生。同时，医疗保险支付制度对高级别医院医疗保险费用的滥用行为也没有起到显著的抑制作用，这既挤占了优质的医疗资源，也增加了患者就诊时所支出的费用。不合理的医疗保险基金使用是双向转诊机制的严重阻碍。

第三，从医疗机构层面来看，基层医疗机构能力弱，机制不完善等问题让分级诊疗制度的顺利推进面临困境。虽然主管部门已经在加强基层医疗机构建设方面做出了诸多努力，但是预期并不理想。受到长期以来历史遗留问题的影响，基层医疗机构的人力、财力、物力等方面都比不上高级别的医院，无法满足患者更高层次的医疗需求。基层医疗机构的人力不足，服务也没有高级别医院好，医疗设备较为落后，检查检验措施十分有限，降低了患者的信任度。从医务人员方面来看，全科医生不足，专业医学技术人员的缺失，使得在基层医疗机构坐诊的医生无法做到对患者病症的充分把控，这也使患者无法完全相信医生的诊断，出现小病在高级别医院就诊的情况，这是对优质医疗资源的挤占，降低了医疗服务体系的运转效率。

第四，从患者层面来看，患者认知是分级诊疗制度落实的主观困境。从心理学上来说，患者在进行就医行为决策时，并不是完全按照理性去选择的，而是会根据自己的主观认知进行抉择。大部分人都认为高级别医院医生的技术和能力都更强，基层医疗机构的设备和技术都比不上高级别医院，因此为规避在基层医疗机构就医可能会发生的医疗事故，更倾向于花更多的时间和精力在医疗质量更高的高级别医院就医。患者对基层医疗机构长期以来的刻板印象，是其不愿意在基层首诊的主要原因。患者做出这些非理性决策的根本原因还是在于现有医疗服务体系的缺陷。要想解决这个问题，只有从源头上入手，建立更加合理均衡的医疗服务体系，才能引导患者主动选择在基层医疗机构看病就医。

四、医疗联合体建设仍需进一步探索

虽然现存的各类医疗联合体在组建的特点、整合的形式以及联系的紧密程度等方面存在差异，但它们都是以综合性公立医院的优质医疗资源为组建基石，通过对专业型人才的培养、医疗设备和医疗技术的对口帮扶等方式，促进基层医疗机构服务水平的提升，为分级诊疗模式的落地与实施提供助推。建设医疗联合体相关政策自发布以来，各个地方结合当地的实际特点不断摸索和实践，也收获了良好的成效。但由于不同地区的发展水平、医疗资源和基础设施的条件不尽相同，在具体建设过程中也存在各种问题需要进一步探索解决。

第一，医疗联合体的内部资源整合不彻底、管理机制不完善。部分地区在组建医疗联合体时，未实现人员、财物以及物资的统一协同管理，仅仅是停留在业务方面的合作。各成员单位在财务管理、人员管理等方面没有真正融合，资产依旧相互独立，内部的协作模式局限在上下级医院进行双向转诊、高级别医院为下级医院进行专家外派，以及为医务人员提供相关技术培训等方面。这种情况不利于医疗联合体长期有效发展，各成员单位之间没有形成利益、风险共担的模式，资源共享时部分医院可能会存在一些顾虑，难以构建统一、整体的协调分配机制，一些闲置资源无法充分利用，虹吸现象依旧存在。

第二，基层医疗机构无法充分取得患者信任。随着医药卫生体制改革进程的推进，基层医疗机构的基础设施建设以及药品管理目录的相关问题已经有所改善，但是相关软硬件的发展配置仍有待提升，比如全科医生数量不足，新技术的推广和应用能力欠缺，整体的服务水平较低等。基层医疗机构发展的这些问题是历史发展进程中长期积累下来的，想要解决这个问题无法一蹴而就。若要提升患者对基层医疗机构的信任程度，需要从多个关键环节上进行革新，如加强对人才的激励引进政策、完善基层医疗机构的职业发展体系和职称评审制度等。另外，由于基层医疗机构自身的组织规模受限，以及职业发展前景有限，普遍存在着人才招聘困难以及医务人员留任难的问题。二级医院没能充分发挥其作用，未做好上下衔接的宣传和辐射工作。

第三，医疗联合体的数字化衔接不顺畅。不同地区的经济发展水平差距较大，因此造成信息化建设的实力和水平参差不齐。地方政府对网络手段的政策支持、资金投入等方面力度不足，远程培训教学、远程手术指导等开展较少。上下级医院的信息系统可能由不同的技术公司开发，存在相互不兼容的问题，导致患者就诊时信息记录、相关病历结果，以及在各个医院检查的医学影像资料无法在不同医院之间使用，信息不能互联互通。由此导致患者在转诊时无法实现医疗信息与其健康档案动态化管理，患者的就诊信息不能"随身携带"，增加了转诊成本，患者转诊体验感下降，影响其转诊效率。

第四，医疗保险政策对医疗联合体整体的费用控制机制存在激励和约束不足问题。目前的医疗保险支付方式没有办法体现出医疗联合体内部各个医院的协作情况，没有具体的分工合作信息。对于成员单位来说，没有有效充分控制医疗成本的手段，造成其下转患者动力缺失。已经有地区在试行总额预付制进行费用控制，这种举措能够有助于单家医院的费用控制。但是对医疗联合体这个整体来说，各成员单位之间仍然是独立结算的，并没有进行总体上的额度控制，费用的激励约束机制仍然需要进一步探索和完善。此外，不同层级的医院医疗保险支付比例虽然有所区别，但是实际上报销差距并不大，无法合理引导患者有序就医。

五、区域医疗中心建设有待加强

社会的发展和生产生活方式的改变，使得人民群众对医疗服务提出更高的要求。然而，从供给角度来看，现有的医疗资源分布不平衡，在高质量医疗资源储备、医疗技术水平、专业人才教育、相关医疗设施等方面存在明显的地区差异。这种供需矛盾导致一些经济较为落后地区的患者更多地涌向发达地区，使实力较强的综合大型医院不堪重负，同时也增加了额外的就医成本。为了提高区域内的医疗质量，促进患者就医体验的提升，政府开始构建区域医疗中心，来促进资源均衡化，实现提质增效。随着政策的实施与推进，我国的区域医疗中心建设已经取得了较好的效果，但仍有些问题需要进一步解决。

第一，顶层设计方案有待明确。国家区域医疗中心建设目前仍处于探索阶段，尚未形成固定的发展模式。在项目的实际落地过程中，由于部分顶层制度设计还处于探索中，管理体制、运营模式等多个环节的具体问题还有待进一步明确。同时，国家区域医疗中心建设项目尚未建立科学合理、明确清晰的建设成效评价指标体系，相关的政策配套措施仍有待完善。受到医院收入产出规律的限制，新建院区的国家区域医疗中心在运营初期处于亏损状态，需要政府在财政资金投入、政策法规扶持、医疗资源优化配置等方面给予一定倾斜。此外，长效发展机制也有待健全。国家区域医疗中心的建设周期相对较长，现有政策仅明确在10年的

"协议期"内，国家区域医疗中心产权隶属于项目医院所在省，管理权归输出医院，但协议期后的管理权限归属未明确规定，长期发展预期的不确定性也影响了国家区域医疗中心的建设和发展。

第二，输出医院无法充分发挥引领带动作用。虽然区域医疗中心建设中的输出医院大都拥有某个专科国内最领先的技术力量，但是在创新要素协同方面还没有达到一流水平。输出医院的临床研究水平较高，在对项目医院的技术水平以及服务能力提升上没能充分发挥引领作用。一方面，输出医院虽然具备较好的医学研究基础和技术创新能力，但是在相关成果转化和应用方面还有所欠缺；另一方面，输出医院在医学重点领域攻关，以及关键技术联合研究方面能力缺乏，并且很多输出医院还受限于常见病的日常诊疗工作，没有更多的精力进行临床研究。在财务管理方面，项目医院的财务核算体系是独立的，并未纳入输出医院进行统一核算。这就使得项目医院的财务并不受输出医院管控，一些协作只能停留在表面，无法形成两者之间实际意义上的协同。先进的财务管理理念无法向下兼容，不利于协同发展。

第三，管理制度和治理机制衔接不够。区域医疗中心的建设是当前医药卫生体制改革进程中的重点任务，国家也非常重视，从顶层设计上为其发展制定了政策框架。但是在实践的过程中仍面临不少问题和挑战。一是参与试点项目建设的地方政府在实际执行国家和省份的相关政策时效率不高。虽然输出医院与输入地区的政府签订框架和补充协议，并为试点项目的建设提供相关政策储备，但是这些协同配套的政策落地实施较慢，效率不够高。二是项目医院在加入区域医疗中心项目之前可能是某家医院的分院区，加入区域医疗中心项目之后才变为输出医院的分院区，这种模式的改变会使得三方医院的边界划分模糊，在职责匹配、权力行使、利益分配等方面权责不够明确，造成在实际建设过程中输出医院出于利益或者管理方面的考虑，无法和项目医院进行深度融合，协同发展工作也因此仅仅浮于表面，无法充分发挥输出医院对项目医院的带动引领作用。三是区域医疗中心建设过程中并没有完全突破传统的事业单位体制管理。尽管现有的区域医疗中心已经对内部的管理体制和人员编制管理方式进行创新改革，也为之配套了相应的薪酬制度，实现了人员编制互认，但从根本上来说仍受限于传统的管理体制。例如，输出医院将其已经成熟且广泛开展的医疗项目引入项目医院，但是对于项目医院来说，这个技术在其当地属于新技术项目，没有相应的收费标准，限制了新技术的推广应用。在人员方面，输出医院向对口支持的项目医院派驻没有编制的人员，当其获得项目医院编制之后，回到输出医院编制却没有办法平行移动，会对这些人员的工作积极性产生一定程度的影响。

第四，现有信息系统与区域医疗中心建设发展水平不匹配。促进临床科室之间的信息互联以及医院管理系统之间的互通，不仅需要依托远程医疗信息平台、"互联网+"医疗等手段构建信息协作网，还要借助人工智能、大数据智能分析等先进的信息技术，来更好地整合和利用资源，使区域医疗中心能够逐渐集团化、品牌化，让患者就医更放心、更便捷。因此，如何打破在不同地区的输出医院和项目医院之间的信息壁垒，将电子病历系统、影像系统，以及管理决策系统等进行融合互通，是后续建设推进过程中需要重点解决的问题。信息系统的建设和完善不仅要满足单个医院日常的临床需求，也要满足多医院协同合作的管理需求。

六、"互联网+"医疗服务发展不足

互联网和大数据时代的到来为医疗行业发展带来了新机遇和新挑战。虽然现有的信息技术已经加速了医疗服务体系的发展，但"互联网+"医疗作为一种新兴模式，在医疗领域应用融合的过程中仍有不足，主要体现在以下六个方面。

第一，信息化基础建设投入不足，缺乏顶层设计。在制度建设方面，印发的互联网医疗相关规范和标准指标较少，缺少细化政策的引导。目前，只有部分地区对当地的互联网医疗服务提出了较为明确的政策保护，使得互联网医疗的应用可以高效有序地开展，在区域内取得了良好的效果。现阶段"互联网+"医疗的制度建设远落后于系统建设，区域内各医疗机构之间协作联动性不强，多数医疗机构仍处于自我摸索的状态。主要的问题是互联网医疗参与主体之间的职能责任无法准确划分，对于互联网医疗的收费制度缺乏明确规定，同时也未建立有效的报销激励标准，影响了互联网医疗服务的开展。此外，目前缺乏详细的互联网医疗服务绩效考核机制和明确的激励方案，仅在医院内部对医生的绩效考核和奖励时纳入了部分的互联网医疗服务业务指标。由此可见，互联网医疗建设缺乏明确的方向，各医疗机构在自主探索中浪费许多时间和精力，同时也无法获得政策上的支持。互联网医疗服务的绩效考核所占比重较低，奖励金额十分有限，与会诊专家的实际劳动价值不匹配，也打消了部分医生进行互联网诊疗的积极性。

第二，医疗服务需求庞大，供需不匹配。受到城市和农村、高级别和低级别医院医疗资源配置不平衡的影响，医疗服务市场的供需不匹配问题较为突出，对"互联网+"医疗来说也是一大难题。截至2022年，互联网医疗用户总量达到3.63亿人，占全国网民总数的34%，这说明互联网医疗的潜在用户可挖掘的空间巨大。[①] 一方面，我国的医疗资源需求者中老年人占比较高，高血压、糖尿病等慢性病患者需要长期用药，这类群体的定期复诊需求使之更需要便捷化的就诊服务，但是他们并不能完全适应互联网技术产品，利用智能手机获取医疗服务存在一定的困难和阻碍。如何开发适应老龄化群体的互联网医疗产品是互联网医疗长期发展亟须解决的问题。另一方面，互联网医疗作为一种新型医疗模式，宣传力度不足，群众对于互联网医疗的使用率不高。虽然我国网民数量持续增加，但是针对互联网医疗的普及和相关教育工作还有待进一步加强，以提升群众对互联网医疗的接受度和使用频率。

第三，医疗资源接口不互通，融合不顺畅。目前互联网医疗发展过程中存在信息壁垒，无法实现互联网医疗服务协作。不同医院因为采用不同信息公司的系统，导致信息资源无法共享互通。互联网医疗业务仅限于医疗联合体内部成员单位之间开展，无法跨越医疗联合体边界进行

---

① 中国互联网络信息中心. 第51次中国互联网络发展状况统计报告［R/OL］.［2024-07-02］. http://www.cnnic.cn/hlwfzyj/hlwxzbg/hlwtjbg/202302/P020230208330633002012.pdf.

网络协作。医疗联合体内部的牵头医院并不能为所有申请远程医疗服务的患者都提供很好的帮助，其他医院的技术支持也因为医疗联合体之间的信息壁垒而无法实现。这种信息壁垒使得医疗资源虽然借助互联网医疗突破了医院围墙，却又遭遇新的"虚拟围墙"，无法促进医疗资源的充分流动。因此，解决现有的互联网医疗信息标准化融合问题，对形成区域医疗信息一体化格局至关重要。数据接口的标准化对于实现互联网医疗有效监管也十分重要。

第四，网络医疗环境复杂，缺乏有效监管。技术的发展虽然为互联网医疗注入了新的活力，但互联网环境的开放性和多元性同时也为互联网医疗的监管带来困难。互联网环境中的信息鱼龙混杂，有些不法分子会隐匿在互联网背后发布虚假的广告、非科学的医学保健信息，给监管部门带来巨大的挑战。部分互联网医疗相关网站存在着"医托"等现象，借助医学网站传播伪医学知识，借此出售假冒医疗产品。部分社交媒体为了追求流量，发布来源不明、未经考证的医疗信息。一些民营医疗机构会利用互联网医疗平台进行自身产品的营销工作，通过在医院网站首页或者直接在相关搜索引擎上进行广告投放，诱导患者购买该机构的医疗服务。患者在互联网医疗平台上进行自我诊断存在较大风险，未经权威监测的移动医疗应用可能导致误诊和错误用药，甚至可能危及生命。互联网医疗相关监管体系尚未成熟，需要不断摸索和实践。提升监管人才队伍的专业知识水平和加强互联网相关监管部门的协同合作，是填补互联网医疗监管漏洞的重要途径。

第五，"互联网+"医疗法治滞缓，法律缺位凸显。由于"互联网+"医疗还在探索发展阶段，相关政策并未完全涵盖互联网医疗发展过程中的重要问题。例如，互联网医疗的诊疗项目范围、健康咨询和线上诊疗的收费标准，以及互联网医疗责任主体界定等问题都尚无明确的政策规定。对于互联网诊疗项目与医疗保险的对接问题，尚未出台正式的文件规定。各地在探索过程中也存在差异，部分地区支持线上的医疗保险结算和报销，部分地区则不支持，且在医疗保险支付方式、报销品种以及报销比例等方面都各有不同。因此，在"互联网+"医疗发展过程中，政策法规的制定和完善至关重要。目前对互联网医院的设置条件、具体建设规则以及运行规范等方面并未出台具体的法律规定。此外，为了防止患者因医疗行为不当而受到伤害，现行法律限制医师仅能按照注册时的地点、类别和范围执业，从事医疗、预防和保健业务，不具备注册内容之外自由执业的权力。

第六，远程医疗法律法规体系有待完善。我国在2011—2014年陆续出台了《卫生计生委关于推进医疗机构远程医疗服务的意见》（国卫医发〔2014〕51号）和《远程医疗信息系统建设技术指南》（国卫办规划发〔2014〕69号）等文件来规范远程医疗过程，明确过程中本地端和远程端医疗机构之间的法律关系，但是从内容上来说较为简单，仅规定了提供方与接受方的法律责任，对于参与远程诊疗的其他主体的法律责任并不明确，还存在一些需要填补的法律空白。

七、医疗服务项目价格管理机制不完善

医疗服务不同于市场经济中的一般商品，其价格与医疗保险部门、医疗机构、医务人员和患者等主体的利益密切相关，导致医疗服务价格的调整受限于多种因素。目前我国已经在积极推进医疗服务价格改革，以适应医疗事业发展的要求，但后续改革中仍有一些问题需要进一步完善。

第一，医疗服务的项目价格细分过度，使得不同区域的计价标准产生差异，不符合患者就医的实际感受。2001年版的《全国医疗服务项目价格规范》中有部分项目并未列至中级项目，项目内涵使用"包括"等方式进行概括说明，涵盖一批价格成本相同或有差异的子项目。为适应价格信息化管理，各省份将2001年版项目价格规范中的项目拆分、扩展，成了标准和内涵不一的独立子项目，并为这些项目重新编码和命名。2012年版的《全国医疗服务项目价格规范》在设计和编写的过程中遵循打包原则，在设计的过程中，对临床诊疗进行的全部操作步骤，以及需要用到的耗材、试剂等都尽可能描述清楚。然而，将完整的医疗服务拆分为过多过细的收费项目，标准化程度不高，为医疗服务项目定价和执行带来困难和阻碍。对于患者而言，实际就医时要按投入过程逐项缴费，

难以使其了解服务产出内容。各地对国家统一的项目价格规范执行力度不一，项目价格管理者对医疗项目内涵的理解存在差异，影响了定价、执行以及监管环节的协调性。医院也面临因项目价格过细，无法实际对应到临床诊疗的困扰。

第二，项目价格规范与临床技术规范以及新增医疗服务项目价格之间的边界内涵模糊，新增医疗服务项目价格存在多重阻碍。当前的项目价格规范涉及技术方面的细节较多，比如临床具体的操作步骤、行业主管部门规定的技术标准、临床应用的设备耗材等与项目的服务内容紧密捆绑。然而，这种设计可能导致在实际临床中稍微调整操作部位、步骤或方法时，难以找寻与之相对应的收费项目，进而造成医院可能面临难以收回成本的风险。申请新增项目价格要考虑技术的创新性以及相关经济成本的问题。由于目前对于新增医疗项目价格的审核和论证周期较长，影响临床新技术的及时应用，有可能会影响部分患者的诊疗过程。从顶层设计上来看，当前缺乏对新增项目价格进行系统管理的指导性文件，导致各地在立项标准、成本测算和审批材料等方面规定不一。在成本测算方面，大部分项目在定价时基于本地同类项目和其他省市同类项目的价格比较，不同地区测算的直接成本、间接费用，以及计算方式口径都不一样，造成比价时的参考价值欠缺。在审批方面，新增医疗服务项目价格的评审时限尚未有明确规定、上级主管部门批复的周期和频率不稳定，并未对一些具有重大创新性的项目开辟准入的绿色通道。

第三，项目价格收费包括医疗项目所需使用的耗材、试剂等，无法充分体现技术劳务价值。2012年版的项目价格规范规定项目内涵中已经包含的耗材等不单独收费，初衷是想借此引导医院对成本进行控制。但大多数耗材的替代性强，其价格是按照成本浮动以及供需情况动态变化，而医疗服务则是实行政府制定的指导价。将这些耗材、试剂和基本医疗服务进行了捆绑立项定价，不仅使得耗材和试剂价格没有适配市场变化规律，也造成了医务人员的技术劳务价值没有得到充分体现。当耗材出现技术垄断、报价偏高，而临床对此耗材又不可或缺的情况时，单个医院无法控制此项耗材的成本，议价能力较弱，造成临床成本不合理上涨，进而挤占技术服务价格的上调空间，扭曲原有比价关系。项目收费包括临床使用的耗材和试剂之后，造成实践中出现更多仅为了应用新耗材或者新试剂提出的新增、修订项目需求。此外，同种项目采用不同的试剂或检验方法，或者用新技术替代传统方法，导致各地在成本和收费标准上存在巨大差异，可能会阻碍某些创新技术在临床检验中的应用。

第四，价格动态调整机制不完善。首先，医院内部的成本管理和成本测算体系并不完善，不能及时在政府对相关项目指导定价时提供相关数据。价格管理体系不健全，难以对现有项目规范中的单项医疗服务项目进行测算。医疗服务项目总量巨大，无法进行人工测算，难以为价格政策制定提供准确的成本资料。其次，缺乏专业性的价格管理人才。医疗服务项目数量、品种繁多，需要价格管理工作者具备统计、会计、医疗、管理等学科的综合知识。部分医院各专业背景的人手不足，无法组成较为全面的价格管理团队，造成内部价格管理以及相关监管机制缺位。最后，信息系统整合度不够，不利于内部价格监管。价格管理人员在核对相关科室是否正确执行了相关价格政策时，需要通过各类管理平台和查询系统进行操作，但多个程序并行时导致系统运行缓慢，降低了人工审核的工作效率，不利于价格管理工作的可持续性。

八、医疗腐败依然存在

医疗领域的腐败行为不仅破坏了医疗服务的公正性和透明度，也损害了患者的利益。当前医疗领域的监管体系并不健全，主要表现在以下四方面。

第一，医务人员薪酬制度不够合理。薪酬制度对于医务人员行为具有重要影响，我国大部分医院实行由岗位工资、薪级工资、补贴和绩效工资四个部分构成的岗位绩效工资制度。其中，前三个部分相对固定，由工作年限、岗位和职称决定，绩效工资占比较大，与医院效益、科室效益、个人的业务收入直接挂钩。在医生待遇水平普遍偏低且与其劳动价值不符的情况下，这种薪酬分配制度造成了少数医务人员为增加绩效而产生不当行为，尤其是医疗腐败行为。

第二，医院内部控制机制存在漏洞。在现行的管理模式下，医院内部的监察部门通常作为"下属"部门，难以对与其存在利害关系的"上级"领导进行客观独立的监督，而民主监督手段（如职工代表大会等）也往往形式多于实质，导致医院领导层的权力较大，权力滥用和寻租等腐败行为容易从中滋生。究其原因是医院内部缺乏针对高风险环节和重点岗位人员合理、有效、可行的监管方案，也缺乏医疗服务行为的监测指标，没有把制度建设贯穿于防治医疗腐败的全过程，用内部控制管理机制来规范医院干部职工的从业行为，把权力关进制度的笼子。"重人治，轻法治"的医院内部控制管理漏洞为医疗腐败行为的生长提供了空间。

第三，外部监管体系仍不完善。一方面是多头监管，职责不明。在医疗腐败案件的查处方面，检察机关具有追究渎职、行贿受贿等违法案件的查处权力，纪委监委负责调查信访案件和腐败线索，卫生健康行政部门则负责排查医疗行风问题。腐败监管涉及多个部门，导致职责交叉重叠，有时候出现"谁都来管"的情况，有时候却"谁都管不着"。在实际操作中，不同部门之间常常出现推诿扯皮的情况，导致监管效率不高，甚至一些医疗腐败案件潜伏了相当长的时间才被发现。另一方面是缺乏切实的监管责任追究机制。当医疗腐败案件发生后，缺乏法律机制来追究外部监管者的责任。在这种情况下，所谓的监管只能浮于表面，一些临时的监管措施难以形成长期有效的机制。外部监管体系不完善，主体不明、力度不够的监管环境较易滋生医疗腐败行为。

第四，医院廉洁文化建设有待加强。我国部分医院廉洁文化建设存在不足。首先表现为医院仍存在"重专业技能，轻人文素养"的价值导向，思想上缺乏对廉洁文化建设的重视，导致医院廉洁文化教育流于表面。其次是医院廉洁文化教育没有遵循"因人因岗"施教原则，医院员工自上而下均采取相同的教育方法和内容，导致针对性和实效性不明显，并且教育效果缺乏反馈和评价。最后是廉洁文化建设的管理制度仍不完善。廉洁文化建设是一项基础性、长期性和经常性的工作，但大部分医院缺乏廉洁文化建设长效机制，也没有形成良好的环境，这导致部分医务人员职业道德教育缺乏，易受拜金主义思想侵蚀而产生腐败行为。

第四章
我国医疗服务体系发展面临的挑战与机遇

在我国社会转型和发展的过程中,风险始终存在。尤其是现在,社会发展面临着多维风险交织的局面,医疗服务体系更是面临着多领域风险叠加的现实状况。人口老龄化进程的加快以及生活方式的转变,慢性非传染性疾病的发病率逐年提高、公共卫生事件频发、城乡居民健康素养与健康需求攀升等,都给我国医疗服务体系带来了巨大挑战。但同时也应看到,健康中国战略的实施、经济社会的发展,以及大数据、互联网的技术革新等,为我国医疗服务体系的发展带来了前所未有的战略机遇。

第一节　我国医疗服务体系发展面临的挑战

一、人口老龄化趋势明显

人口老龄化是我国全面建成社会主义现代化强国过程中的一个基本国情，也是一个全局性、长期性、战略性问题。根据历年国家统计局资料，进入20世纪90年代以来，我国人口老龄化进程加快，人口老龄化问题突出，主要呈现出以下特点。

第一，老年人口基数庞大，人口结构趋向"倒金字塔"型。国家统计局数据显示，截至2023年年底，我国60岁及以上老年人口达2.97亿人，占总人口比重的21.1%；其中，65岁及以上人口达2.17亿人，占总人口比重的15.4%。预计2035年前后，我国老年人口占总人口比重将超过1/4，老年人口预计超过4亿人，而到2050年前后约占总人口的1/3，预计达到4.87亿人，届时我国老年人口将占世界老年人口总数的1/4。人口老龄化的同时伴随着人口高龄化，我国老年人口内部结构从20世纪90年代的标准正金字塔结构趋向于倒金字塔结构。[①] 表4-1为我国2000—2023年人口结构。

第二，老年人口增长速度较快，老年人口增速快于人口增速。表4-2为2015—2023年我国65岁及以上人口增速与总人口增速比较情况。可以看到，总人口数自2018年起增速有所放缓，但是65岁及以上人口增速却仍旧保持加速趋势。第七次全国人口普查结果显示，2020年我国60岁及以上人口、65岁及以上人口的比重相较于第六次全国人口普查数据分别上升了5.44个百分点、4.63个百分点。我国老龄人口增速不仅远超总人口增速，且比世界老龄人口平均增速更快，部分地区高龄

---

① 人民日报. 到2050年老年人将占我国总人口约三分之一［EB/OL］.（2018-07-20）［2023-11-20］. https://baijiahao.baidu.com/s？id=1606511989488665367&wfr=spider&for=pc.

老年人口增速甚至快于老年人口增速。① 日本、德国等典型发达国家在应对人口老龄化的实践中积累了丰富的经验，而我国对积极应对人口老龄化的认识仍有不足。在一个更加快速的人口老龄化期到来之际，急需医疗服务体系在短时间内进行快速优化调整，让"未备先老"走向"有备而老"。

表 4-1　我国 2000—2023 年人口结构

指标		2000 年	2005 年	2010 年	2015 年	2020 年	2023 年
年末总人口		126 743	130 756	134 091	138 326	141 212	140 967
年龄分布（万人）	0~14 岁人口	29 012	26 504	22 259	22 824	25 277	22 978
	15~64 岁人口	88 910	94 197	99 938	100 978	96 871	96 280
	65 岁及以上人口	8 821	10 055	11 894	14 524	19 064	21 709
抚养结构（%）	总抚养比	42.6	38.8	34.2	37.0	45.9	46.5
	少儿抚养比	32.6	28.1	22.3	22.6	26.2	24.0
	老年抚养比	9.9	10.7	11.9	14.3	19.7	22.5

资料来源：根据历年《中国统计年鉴》数据计算得到。

表 4-2　2015—2023 年我国 65 岁及以上人口增速与总人口增速对比

指标	2015 年	2016 年	2017 年	2018 年	2019 年	2020 年	2021 年	2022 年	2023 年
年末总人口增速（%）	0.49	0.65	0.56	0.38	0.33	0.14	0.03	−0.06	−0.15
65 岁及以上人口增速（%）	4.47	3.53	6.14	4.78	6.24	7.30	5.20	4.60	3.48

资料来源：根据历年《中国统计年鉴》数据计算得到。

---

① 江苏省民政厅. 我省人口老龄化呈现五大特点 高龄老人增速快于老年人口增长［EB/OL］.（2015-04-20）［2023-02-21］. https://mzt.zj.gov.cn/art/2015/4/20/art_1632728_31210352.html.

第三，老年人口分布不均匀，地区差异、城乡差异过大。一方面，区域差异明显，主要呈现出由东向西梯次发展的特征。2021年，除西藏自治区外，我国其他30个省份均进入人口老龄化阶段，广东省、江苏省、福建省等12个省份（直辖市）进入人口深度老龄化阶段。① 表4-3显示了2022年我国部分省份（直辖市）的人口结构情况。不同省份人口老龄化发展速度差异较大，上海市是我国最早步入人口老龄化社会的城市（1979年），也是全国人口老龄化程度最高的大型城市，而宁夏回族自治区2012年才步入人口老龄化，时间跨度达33年之久。

表4-3 2022年我国部分省份（直辖市）人口结构

	0～14岁人口占比（%）	15～64岁人口占比（%）	65岁及以上人口占比（%）
辽宁	10.42	69.57	20.02
重庆	14.57	67.13	18.30
四川	15.05	66.83	18.12
上海	9.77	71.56	18.67
江苏	14.15	67.98	17.87
吉林	10.78	71.47	17.75
黑龙江	9.26	72.91	17.82
山东	17.85	65.43	16.72
安徽	18.01	66.19	15.79
湖南	18.16	65.72	16.12
天津	12.96	70.03	17.01
湖北	15.39	68.32	16.29

资料来源：根据历年《中国统计年鉴》数据计算得出。

注：受四舍五入的影响，本表中存在数据汇总不等于100%的情况。

① 按照国际通行划分标准，当一个国家或地区65岁及以上人口占比超过7%时，即进入人口老龄化社会；占比达到14%时，即进入深度老龄化社会；占比超过20%时，即进入超老龄化社会。

此外，深度老龄化城市分布不均。根据第七次全国人口普查数据对地级及以上城市人口年龄构成情况的梳理，我国有149个城市进入深度老龄化阶段，其中沈阳市、哈尔滨市、青岛市、天津市、上海市等11个城市进入超老龄化阶段，而南通市60岁及以上人口占比高达22.6%，成为我国老龄化程度最深的城市。可以看到，这些老龄化严重的城市主要分布在东北、环渤海区域和长三角区域，我国老龄化发展呈现出东部沿海经济发达地区明显快于西部经济欠发达地区的特点。

另一方面，老年人口城乡倒置现象严重，农村人口老龄化问题突出。图4-1是2015—2023年我国城乡人口规模。目前，我国有66.16%的人口居住在城镇，有33.84%的人口居住在乡村，与2010年相比，城镇人口比重上升16.21个百分点。但是随着新型城镇化进程的加快，城市成了农村青壮年劳动力的第一选择，人口迁移导致农村地区的人口老龄化程度和人口老龄化速度普遍高于城市地区。根据《2020年度国家老龄事业发展公报》的统计，农村60周岁及以上人口占其总人口的23.81%，其中65周岁及以上人口占比高达17.72%。这两个指标在城镇地区仅为15.82%和11.11%。学者预计，我国老年人口城乡倒置的状况将持续至2040年。老年人口分布不均衡对我国医疗资源配置布局提出了严峻挑战。①

第四，人口预期寿命逐年上涨，失能、半失能人数快速增长。在全球范围内，人口平均年龄增长是一个普遍性的趋势，表4-4展示了2019年世界主要国家或地区人口预期寿命。根据2019年世界卫生组织公布的《世界健康数据》，2019年在世界主要国家或地区中，日本、瑞士、韩国、新加坡、西班牙人口预期寿命位列前五，我国人口预期寿命为77.4岁，其中男性74.7岁，女性80.5岁，在世界排名第50位。

---

① 中国政府网. 我国人口老龄化加速 农村老龄化水平超过城镇 [EB/OL].（2006-02-23）[2022-10-26]. https://www.gov.cn/jrzg/2006-02/23/content_209202.htm.

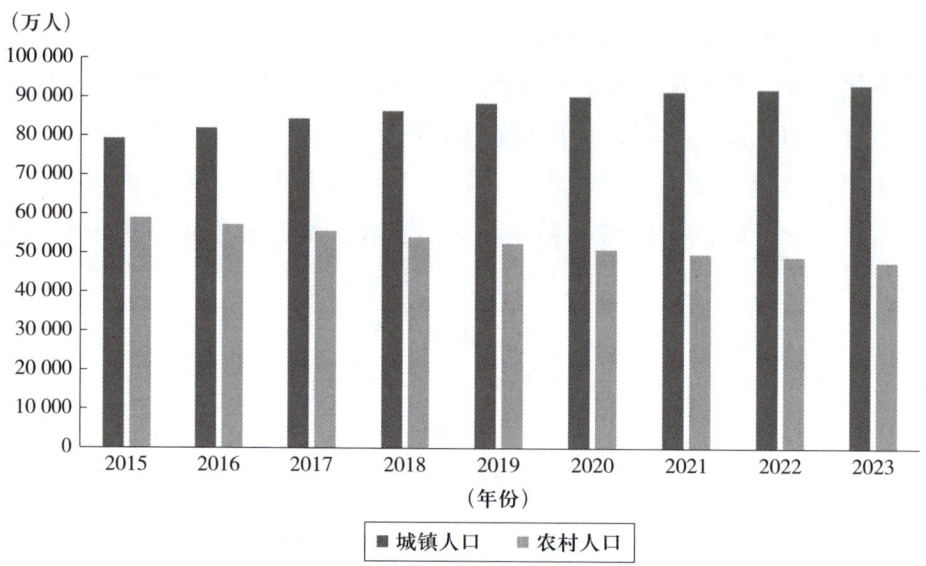

资料来源：国家统计局. 中国统计年鉴 [M]. 北京：中国统计出版社，2023.

图 4-1　2015—2023 年我国城乡人口规模

表 4-4　2019 年世界主要国家或地区人口预期寿命

排名	国家或地区	预期寿命（岁）			健康预期寿命（岁）		
		男性	女性	全体	男性	女性	全体
1	日本	81.5	86.9	84.3	72.6	75.5	74.1
2	瑞士	81.8	85.1	83.4	72.2	72.8	72.5
3	韩国	80.3	86.1	83.3	71.3	74.7	73.1
4	新加坡	81.0	85.5	83.2	72.4	74.7	73.6
5	西班牙	80.7	85.7	83.2	71.3	72.9	72.1
10	以色列	80.8	84.4	82.6	72.0	72.7	72.4
20	德国	78.7	84.8	81.7	69.7	72.1	70.9
24	英国	79.8	83.0	81.4	69.6	70.6	70.1
40	美国	76.3	80.7	78.5	65.2	67.0	66.1

续表

排名	国家或地区	预期寿命（岁）			健康预期寿命（岁）		
		男性	女性	全体	男性	女性	全体
50	中国	74.7	80.5	77.4	67.2	70.0	68.5
102	俄罗斯	76.3	80.7	78.5	65.2	67.0	66.1
122	印度	76.3	80.7	78.5	65.2	67.0	66.1

资料来源：World Health Statistics 2019。

健康预期寿命是公共福祉和健康领域的重要目标之一，老年人口没有严重疾病的年数越长，意味着预期寿命质量越高。健康寿命越长的老年人，更有能力积极地进行劳动参与和社会参与，这样国家医疗系统的负担也会有所减轻。然而，数据显示，2019年我国人口健康预期寿命为男性67.2岁、女性70.0岁，整体健康预期寿命相较于预期寿命平均减少了8.9年。

此外，我国失能、半失能老年人数量不断增长，预计2050年将达到1.2亿人，其中半失能老年人数量年增长率约为3%，失能老年人数量年增长率约为3.7%，这给我国医疗服务体系和老年照护体系带来了较大的压力。因此，在人口预期寿命逐年上涨的背景下，保证老年人口健康、有质量的晚年生活，对我国完善医疗服务体系、提高医疗服务质量、促进国民医疗服务机会均等化提出了更高要求。

《中国卫生健康统计年鉴2022》数据显示，我国医疗费用不断上涨，卫生总费用从2011年的24 345.91亿元增长到2021年的76 844.99亿元，增长2倍之多；而人均卫生费用更是从393.80元上涨至5 439.97元，增长近13倍。人口老龄化的快速发展无疑是医疗支出压力增加的重要原因之一。根据《中国卫生健康统计年鉴2022》，2021年我国医院出院病人中60岁及以上人口占42%，常见的慢性病患者中老年人占比更高，如恶性肿瘤患者中占55.1%，糖尿病患者中占57%，高血压患者中占64%，脑血管病患者中占75.8%。随着"将老未老"人群逐步迈入老年阶段，未来一个时期我国老年人的医疗服务需求将快速增长，且越来越趋向于多元化。

一是老年群体的健康问题较为复杂，其医疗需求多以慢性病管理需求和接续性医疗服务需求为主。针对老年人疾病多病共存、并发症多、多重用药的特点，当前迫切需要连续性和主动性的医疗服务，尤其是急需家庭医生、医院、康复护理体系乃至安宁疗护体系的有效协作。二是老年群体的健康问题出现一些新的特征，如阿尔茨海默病、帕金森病等新的疾病为老年人及其照护者带来了较大负担，失能与半失能老年人口比重的增加迫切需要更高可及性和更具主动性的医疗服务。此外，以抑郁为主的老年精神健康问题也需要得到特别关注，因为社会偏见、病耻感等原因抑制了老年人的真实精神卫生需求。三是"将老未老"人群医疗服务需求趋向多元化，未来我国老年人的受教育程度将逐步提高，其社会参与能力、消费观念、健康观念等将会发生较大改变，加之不健康的生活方式、激增的社会压力、剧烈变化的生活环境等因素的影响，可能使这类群体面临着更为严峻的健康风险，其对医疗服务质量和体验的要求也会相应提高。四是经济发展水平的提高释放了老年人潜在的医疗需求。在经济发展的不同阶段，老年人对健康价值理念的认知有所差异，从而表现出不同的健康需求。在经济发展低速增长时期，对老年人来说健康更像是一种投资品，年龄的增长加速了其健康资本折旧，但是碍于收入低等因素，在生病时他们并不愿意去医院治疗。而随着经济的发展，健康作为一种消费品的特征远大于投资品，老年人会更多地进行医疗保健投入。这一特征也已被学者证明，即在当下经济发展水平从低速增长阶段迈向高速增长阶段，人口老龄化会对医疗费用产生显著正向影响。[①]

老年人是医疗服务的重点人群之一，在人口老龄化加剧的背景下，医疗服务需求正在稳步增加。但是，从总体上看，现行的医疗服务体系以及服务模式难以满足日益增长且更加多元化的需求。一方面，与庞大

---

① 卫星辰，陈在余. 经济发展对老年人医疗需求的影响研究[J]. 中国卫生经济，2023，42（5）：9-12.

的老年人口数量相比，我国老年人的医疗资源不足：医疗保健设施和药品等资源面临着供需矛盾，部分药品出现暂时性、局部性短缺；医务人员和护理人员的数量无法满足老年人的需求，根据《中国统计年鉴2023》，2022年每千人口的卫生技术人员数、执业（助理）医师数和注册护士数分别仅为8.27人、3.15人和3.71人；医疗保健系统的财政负担也越来越重，2013—2021年，医疗保障财政支出快速增长，从4 428.82亿元增加至9 416.78亿元，年均增速为9.89%，医疗保障财政支出占政府卫生支出的比重在2019—2021年也一直维持在45%以上。[①]另一方面，医疗资源分布与老年人分布不匹配，当前城乡医疗资源仍旧呈现"倒金字塔"状态，30%的城市人口拥有70%的医疗资源。并且现有的医疗资源无法适应老年人特点，居家养老的医疗支持较弱，基层医疗服务机构能力有限。再加上老年人就诊缺乏经济保障，当前医疗保险在一定程度上不能满足老年人的医疗健康需求，部分老年人医疗健康需求没有得到释放。这些现象无疑加重了社会与家庭的医疗健康负担，对我国现有的医疗资源配置布局，基层医疗机构的服务水平、服务方式等提出了挑战，未来的改革和建设必须更多考虑老年人的特点和需求。

二、疾病谱发生重大转变

在过去的40年里，我国居民的疾病谱发生重大改变。从预期寿命、儿童死亡率、疾病状况、风险因素等数据来看，总体人口健康状况已经发生并正在持续发生根本性变化。在20世纪末，下呼吸道感染（如肺炎）和新生儿疾病对人口健康的威胁最大。得益于传染病的防控、经济发展和教育水平的提高，以及公众对传染病防治意识和应对能力的提高，如今下呼吸道感染和新生儿疾病的疾病负担排在第10位左右，传染病、婴幼儿疾病以及围产期疾病方面的死亡率下降幅度非常大。如肺结核死亡率已经大幅下降，天花、脊髓灰质炎、淋巴丝虫病等传染病已经被消

[①] 国家卫生健康委. 中国卫生健康统计年鉴2022 [M]. 北京：中国协和医科大学出版社，2022.

灭，麻风病、疟疾、血吸虫病等也已接近消灭。然而，受人口老龄化的影响，加之工业化、城镇化进程的持续加快，影响健康的因素日益复杂，慢性疾病严重影响了人们的健康水平，我国疾病谱从传统的传染性疾病为主转变为以多种慢性非传染性疾病为主。慢性非传染性疾病简称为"慢性病"或"慢病"，指的是不构成传染、具有长期累积形成疾病形态损害的疾病的总称。常见的慢性病如缺血性心脏病、脑血管病、精神病、糖尿病、关节炎和癌症等。根据全球疾病负担研究的数据，慢性病已经成为当前我国疾病负担的主要因素，在世界范围内远高于美国、英国和日本等发达国家。

慢性病具有高发病率、高致残率、高死亡率的特点。在我国18岁以上的成年人群中，糖尿病患病率从2002年的4.2%增长至2018年的11.9%，截至2022年，糖尿病患者约有1.25亿人。① 关节炎的总发病率约为13%。60~75岁人群发病率高于50%，75岁以上人群发病率则高达80%。尤其值得注意的是，关节炎的致残率高达53%，现已被世界卫生组织定义为"第一致残慢性病"。② 中国残疾人联合会发布数据表明，我国每年新增的近两百万残疾人中，慢性病并发症成为外伤以外的主要致残因素。例如60%~70%的脑血管病患者会出现功能障碍或残疾，约60%的患者生活不能自理。因此加强慢性病致残防控是"防残于未然"的一项重要措施。在慢性病疾病后期，如若预后较差，除了导致残疾外，致死率也十分高。根据《中国居民营养与慢性病状况报告（2020年）》，2019年我国因慢性病导致死亡的人数占总死亡人数的88.5%，其中心脑血管病、癌症和慢性呼吸系统疾病三大类主要慢性病的死亡人数占到总死亡人数的80.7%。虽然慢性病的过早死亡率有所下降，心脑血管疾病、癌症、慢性呼吸系统疾病和糖尿病等四大类慢性病的过早死亡率由2015年的18.5%降至2019年的16.5%，但仍旧在居民疾病死亡率排序中顺位

---

① 光明网. 我国患者超1.25亿！这个病还可能引发100多种并发症［EB/OL］.（2022-11-14）［2023-03-18］. https://m.gmw.cn/baijia/2022-11/14/1303194377.html.

② 网易. 致残率最高的慢性病是关节炎？！年轻人也难逃中招风险［EB/OL］.（2021-12-03）［2023-03-18］. https://www.163.com/dy/article/GQAFAHEQ0530VNN6.html.

靠前。① 不可忽视的是，同许多国家一样，我国已经达到了临界点，未来慢性疾病的负担将远远超过传染病。

除了以上特点以外，我国居民慢性病患病率存在着地区差异、性别差异以及年龄差异。历年《国家卫生服务调查分析报告》数据显示，近20年来，我国城市和农村居民慢性病患病率发展情况呈现"U型"特征，（见表4-5），2003年之前城市和农村居民慢性病患病率呈现下降趋势，而2003—2018年则呈现出迅速增长趋势，2018年城市地区慢性病患病率达到33.5%，农村地区达到35.2%。可以发现，虽然农村居民慢性病患病率低于城市，但是增长速度远超于城市居民，并且差距正在逐步缩减。

表4-5　　全国卫生服务调查人口按地区慢性病患病率　　%

地区	1993年	1998年	2003年	2008年	2013年	2018年
城市	28.6	27.3	24.0	28.3	36.7	33.5
农村	13.1	11.8	12.1	17.1	29.5	35.2
合计	17.0	15.7	15.1	20.0	33.1	34.3

资料来源：根据历年《国家卫生服务调查分析报告》整理。

表4-6显示，我国慢性病患病率存在着明显的性别差异。从增长幅度来看，与1993年相比，2018年男性慢性病患病率上升至33.6%，女性慢性病患病率上升至34.9%。无论是城市地区还是农村地区，男性慢性病的患病率都要远低于女性，可见女性患慢性病风险较高。

表4-6　　全国卫生服务调查人口按性别慢性病患病率　　%

性别	1993年	1998年	2003年	2008年	2013年	2018年
男性	15.2	14.2	13.4	17.7	31.0	33.6
女性	18.8	17.4	16.9	22.2	35.0	34.9
合计	17.0	15.7	15.1	20.0	33.1	34.3

资料来源：根据历年《国家卫生服务调查分析报告》整理。

① 国家卫生健康委疾病预防控制局. 中国居民营养与慢性病状况报告（2020年）[M]. 北京：人民卫生出版社，2022.

表 4-7 显示，我国居民慢性病患病率存在明显的年龄差异。居民慢性病患病率和年龄之间呈正比例关系，年龄越大，患慢性病的概率越大。可以看到，在所有年龄组中，患病率最低的为 15~24 岁年龄组，且从 1993—2013 年整体呈现波动下降趋势；45 岁以上年龄组中随着年龄的增长，慢性病患病率增加得更为明显，尤其是 65 岁及以上年龄组的患病率最高，由 1998 年的 51.8% 增加到 2018 年的 62.3%。

表 4-7　全国卫生服务调查人口按年龄慢性病患病率　　　　%

年龄组	1993 年	1998 年	2003 年	2008 年	2013 年	2018 年
15~24 岁	2.6	2.8	2.8	2.0	1.6	3.7
25~34 岁	6.6	8.3	8.3	5.1	4.2	7.1
35~44 岁	16.2	16.7	17.0	12.2	13.5	15.1
45~54 岁	26.3	26.9	27.0	26.0	29.5	31.3
55~64 岁	43.1	42.3	42.0	42.0	52.6	48.4
≥65 岁	54.0	51.8	52.0	64.5	78.4	62.3
合计	17.0	15.7	15.1	20.0	33.1	34.3

资料来源：根据历年《国家卫生服务调查分析报告》整理。

注：1993 年年龄组别分别为 10~19 岁、20~29 岁、30~39 岁、40~49 岁、50~59 岁、≥60 岁。

慢性病虽然呈现出高发病率、高病死率和高致残率的特点，但是我国慢性病的知晓率、治疗率、控制率却出现"三低"现象。以糖尿病为例，我国报告的糖尿病患者人数居世界第一，糖尿病及其并发症的支出居世界第二。但与美国相比，我国糖尿病的知晓率、治疗率和控制率都比较低。在对 2013—2018 年、涉及 17 万人的大型追踪调查数据显示，在成年糖尿病患者中，仅有 36.7% 的患者知道自己患有糖尿病，32.9% 的患者正在接受药物治疗、饮食控制或是增加活动量，而在这些患者中仅有 50.1% 的患者的糖尿病得到了充分控制。该研究还指出，女性患者的知晓率和治疗率均明显高于男性患者，以 2018 年为例，女性患者的知晓率、治疗率分别比男性患者高出 8.4 和 7.7 个百分点。①较低的知晓率危害极高，意味着患者不能早期识别，进而无法给予慢性病足够的早期干预和治疗，致使病情恶化，耽误治疗。

由此可见，慢性病作为重大公共问题对我国居民健康造成了严重威胁，并且影响着国家经济社会发展的方方面面。慢性病患者数量的增加导致公共卫生与医疗支出费用明显增长，给财政带来了巨大压力，其防治工作面临着严峻挑战。相较于单一的慢性病患者，多重慢性病（同时患有两种或以上慢性病的情况）面临着更高的医疗服务需要和医疗费用。根据统计数据，我国慢性病多病共存已成为普遍现象，43%的老年人存在多病共存现象。②但是目前来看，不仅是中国，绝大多数国家的医疗服务体系是以单一病种为单位设计的，这对服务提供的整合以及患者的自我管理提出了很大的挑战。尤其是城乡之间的人口老龄化程度以及医疗发展不平衡，为多重慢性病带来了更大的挑战。针对中老年群体慢性病、多重慢性病高发的状况，我国医疗服务体系应从以医院为中心的碎片化、专注专科的服务模式转向以人为本、整合型的、注重基层的服务模式。其中，基层医疗机构是加强慢性病管理的基石。慢性病负担下如何促进基层医疗机构发展，增强基层医疗机构实力，结合分级诊疗工作的推行构建整合式慢性病管理服务网络，都是接下来需要解决的重要问题。

虽然慢性病已经成为导致我国居民过早死亡的主要原因，并预计在未来慢性病的负担将远远超过传染病，但不容忽视的是，我国传染病的风险依然严峻。21 世纪初，我国接连发生了重症急性呼吸综合征（SARS）、流感、H7N9 禽流感、甲型流感、新型冠状病毒肺炎等重大传染性疾病，经济社会发展和人民健康等各方面因此受到了较大影响。虽然 2023 年 5 月 5 日世界卫生组织宣布新冠肺炎疫情已经不再构成"国际

---

① WANG L M, PENG W, ZHAO Z P, et al. Prevalence and treatment of diabetes in China, 2013–2018 [J]. Journal of the American Medical Association. 2021, 326 (24): 2498–2506.

② 光明日报客户端. 老年人一身多病现象普遍，专家提醒警惕慢性病叠加感染性疾病 [EB/OL].（2023–07–26）[2023–08–15]. https://baijiahao.baidu.com/s?id=1772471733631726718&wfr=spider&for=pc.

关注的突发公共卫生事件"，但是它显示出我国公共卫生应急管理体系存在着不足，传染病防治体系仍有短板，应急处置能力有待加强，医防协同的机制有待完善，诸多瓶颈问题亟待解决。

三、国民健康需求持续升级

近年来，随着人们生活水平的提高，人们对健康的诉求与日俱增，国民健康需求持续升级，医疗服务市场需求旺盛，突出表现在我国城乡居民健康素养水平的稳步提升，卫生总费用不断增长，以及诊疗人数与入院人数持续增长。

健康素养指的是个人具备获取、理解和运用基本健康信息和服务，从而作出维护和促进自身健康的正确决策的一种能力，被认为是健康的重要决定因素。[1] 作为提升全民健康水平最根本、最经济，也是最有效的措施之一，"提高健康素养"于2012年被纳入《国家基本公共服务体系"十二五"规划》（国发〔2012〕29号）和《卫生事业发展"十二五"规划》（国发〔2012〕57号），在《中华人民共和国基本医疗卫生与健康促进法》（中华人民共和国主席令第38号）中更是直接作为明确要求。"居民健康素养水平"成为一项衡量国家基本公共卫生服务水平和人民群众健康水平的重要指标，在实际测量中一般指具备健康素养的人口占总人口的比例。从2012年起，国家卫生健康委便持续开展这一综合性评价指标的监测工作。

2012—2023年我国居民健康素养水平如图4-2所示。这一重要指标在2012年仅为8.80%，到了2022年，具备健康素养的人数比例提高到了27.78%，十年增幅约为19%，并且远超过《"健康中国2030"规划纲要》中提出的20%的目标值。在最新的2023年监测中，居民健康素养水平提高到29.70%。所考察的三个方面均持续提升，其中基本知识和理念素养提升幅度较大，为42.00%，健康生活方式与行

---

[1] 姚宏文，石琦，李英华. 我国城乡居民健康素养现状及对策[J]. 人口研究，2016，40（02）：88-97.

为素养水平为32.21%,而基本技能素养水平仅为26.76%。在考察的六类健康问题中,各类健康问题素养均有不同程度的提升,从高到低依次为安全与急救素养(59.33%)、科学健康观(54.71%)、健康信息(41.05%)、慢性病防治(30.43%)、基本医疗(28.84%)以及传染病防治(28.02%)。① 随着全民健康素养水平的稳步提高,我国居民对健康普及、合理膳食、全民健康、心理健康促进等健康服务和医疗服务的需求也大幅提高。

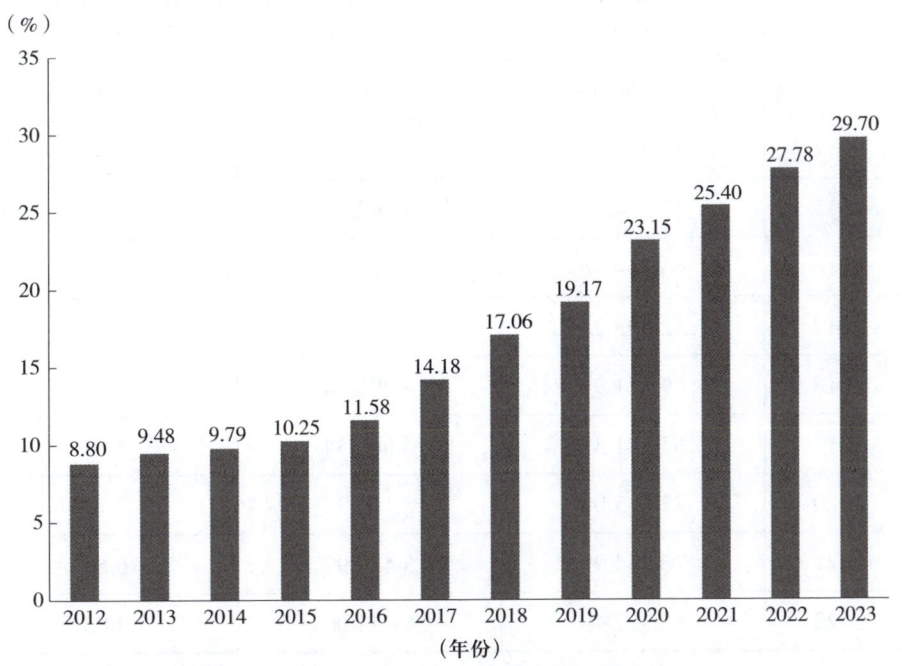

资料来源:根据历年《中国居民健康素养监测情况》数据整理。

图4-2　2012—2023年我国居民健康素养水平

在我国经济发展水平提高的同时,全国用于卫生的支出也在持续增加。从2011年到2022年,我国卫生总费用由24 345.91亿元上涨至85 327.49亿元,涨幅达到250.48%;人均卫生总费用由1 804.52元/人

---

① 中国政府网. 2023年全国居民健康素养水平提高到29.70%[EB/OL].(2024-04-24)[2024-07-11]. https://www.gov.cn/lianbo/bumen/202404/content_6947232.htm.

上涨至 6 044.09 元/人，涨幅达到 234.94%；卫生总费用占国内生产总值（GDP）的比重也在持续增加，由 4.99% 上涨至 7.05%（见表 4-8），且这种增长呈现出加速的趋势。

表 4-8　　2011—2022 年全国卫生总费用变化

年份	卫生总费用（亿元）	人均卫生总费用（元）	卫生总费用占 GDP 比值（%）
2011	24 345.91	1 804.52	4.99
2012	28 119.00	2 068.76	5.22
2013	31 668.95	2 316.23	5.34
2014	35 312.40	2 565.45	5.49
2015	40 974.64	2 962.18	5.95
2016	46 344.88	3 328.61	6.21
2017	52 598.28	3 756.72	6.32
2018	59 121.91	4 206.74	6.43
2019	65 841.39	4 669.34	6.67
2020	72 175.00	5 112.34	7.10
2021	76 844.99	5 439.97	6.69
2022	85 327.49	6 044.09	7.05

资料来源：国家统计局．中国统计年鉴［M］．北京：中国统计出版社，2023．

伴随着全国卫生总费用的增长，我国卫生总费用构成也发生了很大变化。表 4-9 数据显示，从 2011 年至 2022 年，全国卫生总费用中政府预算公共支出比例由 30.66% 下降至 28.17%；社会卫生支出比例由 34.57% 上涨至 44.94%；个人卫生支出比例由 34.77% 下降至 26.89%。与 1990 年全国卫生支出结构相比，政府与社会卫生支出比例呈现出先下降后上涨的趋势，而个人卫生支出比例呈现出先上升后下降的趋势。

表 4-9　　2011—2022 年全国卫生总费用构成

年份	政府预算公共支出比例（%）	社会卫生支出比例（%）	个人卫生支出比例（%）
2011	30.66	34.57	34.77
2012	29.99	35.67	34.34
2013	30.14	35.98	33.88
2014	29.96	38.05	31.99
2015	30.45	40.29	29.27
2016	30.01	41.21	28.78
2017	28.91	42.32	28.77
2018	27.74	43.66	28.61
2019	27.36	44.27	28.36
2020	30.40	41.94	27.65
2021	26.91	45.50	27.60
2022	28.17	44.94	26.89

资料来源：国家统计局. 中国统计年鉴[M]. 北京：中国统计出版社，2023.

《"健康中国 2030"规划纲要》提出，到 2030 年，个人卫生支出占卫生总费用的比重要降到 25% 左右，即 10 年间将要再下降约 3 个百分点。虽然该比重有所下降，但是个人卫生支出的绝对数仍然处于增长状态，尤其是与同期工资增长率相比，2010—2015 年平均工资增长率约为 65%，明显低于人均卫生费用支出的 72%，更低于医疗总费用支出的 103%。[1] 在经济学中，卫生支出的增加是居民健康需求增加的一种表现。因为卫生支出的目的是提供全面的医疗服务、改善健康状况和保障人民的健康权益。获取卫生服务是个体为满足健康需求的一种主要途径，即对健康的需求引致对卫生服务的需求。长远来看，我国卫生总费用占国

---

[1] 中国改革网. 个人卫生支出在卫生总费用中的占比和绝对数[EB/OL].（2017-03-01）[2023-04-11]. http://www.chinareform.net/plus/view.php?aid=18354.

内生产总值的比重将不断向发达国家看齐，从而进一步带动居民的医疗服务需求。

不断增强的健康意识以及不断增长的医疗服务需求，强化了医疗服务需求的刚性特征。正如上文所说，居民卫生费用以及医疗保健消费支出快速增长，孕育了规模巨大的医疗服务市场，带来诊疗人数与住院人数的不断增加。根据历年《卫生健康事业发展统计公报》，2022年全国医疗卫生机构总诊疗人次达到84.16亿人次，相较于2011年的62.71亿人次增加了34.21%，如图4-3所示。

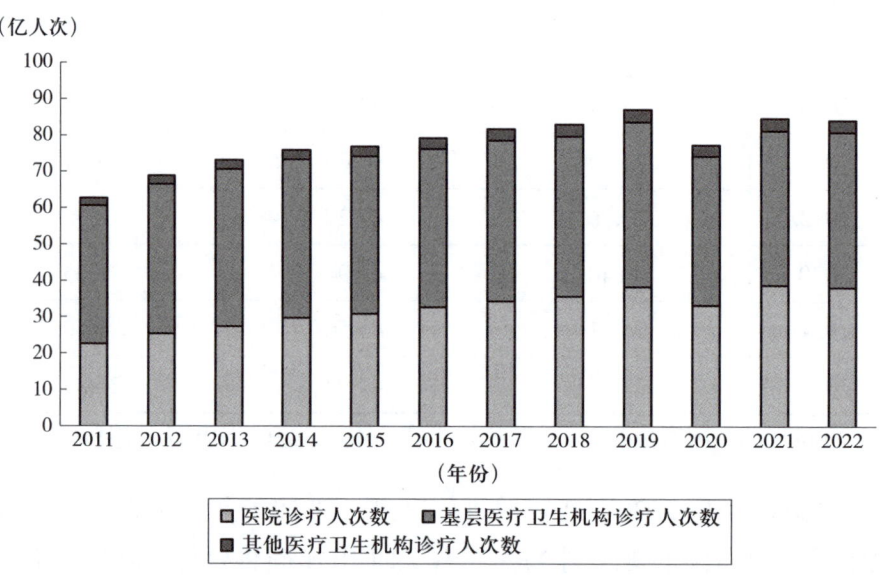

资料来源：根据历年《卫生健康事业发展统计公报》数据整理。

图4-3　2011—2022年医疗卫生机构诊疗人次数

其中，医院诊疗人次达到38.22亿人次，相较于2011年的22.59亿人次增加了69.19%；基层医疗卫生机构诊疗人次达到42.66亿人次，相较于2011年的38.06亿人次增加了12.09%；其他医疗卫生机构诊疗人次达到3.27亿人次，相较于2011年的2.06亿人次增加了58.74%。在诊疗人数持续增长的同时，我国医疗机构的住院人数也呈现出持续增加的趋势。如图4-4所示，2022年我国医疗卫生机构入院人数达到了24 686.21万人，相较于2011年的15 297.65万人提高了61.37%。具体来看，医院入院人数达到20 098.60万人，相较于2011年的10 754.74万人增加了86.88%；基层医疗卫生机构入院人数达到3 619.10万人，相较于2011年的3 774.67万人有所下降；其他医疗机构入院人数达到968.50万人，相较于2011年的768.24万人提高了26.07%。

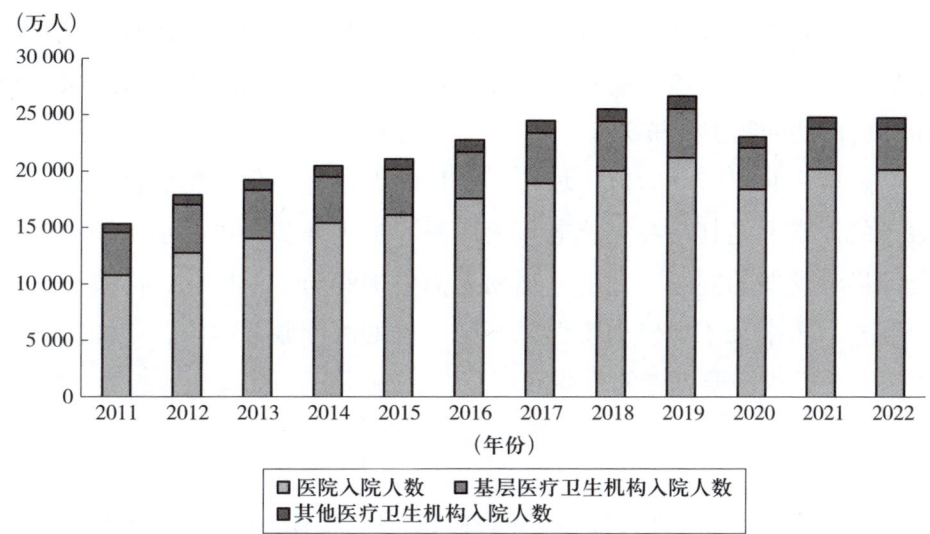

资料来源：根据历年《卫生健康事业发展统计公报》数据整理。

图4-4　2011—2022年卫生医疗机构入院人数

随着"健康中国2030"战略的深入实施，关注健康、促进健康、实现全民健康成为国家、社会、家庭及个人共同的责任与目标，优质的健康医疗服务更是成为居民持续增长的刚性需求。此外，我国城乡居民生活水平不断提高，医疗技术不断进步，新设备、新技术、新药品不断被创新发明，人们的健康保障需求也亟待升级。"健康中国行动"的核心理念是从"以治病为中心"向"以健康为中心"转变，这适应了当前健康发展趋势与人民对健康的客观需求。但是一些重点群体，如以农民工为主的流动人口群体、失能老年人比例逐年上升的老年人群体，他们的需求难以得到满足，加上后疫情时代人们普遍在健康需求方面呈现出多样化、个性化、多层次的特征，这对完善我国医疗服务体系建设提出了更高的要求。

随着我国改革开放和城镇化的快速推进，人口从经济发展水平较低的地区流向经济发展水平较高的地区的趋势更加明显。根据第七次全国人口普查结果，2020年全国流动人口规模已经达到3.76亿人，在公共服务权益享有方面，户籍人口与外来人口的二元结构矛盾越发明显。流动人口多从事劳动强度大的工作，本身就是疾病高发人群，再加上知识文化水平普遍不高、医学知识薄弱等问题，往往面临着较高的健康风险。但由于工资收入较低，且难以适应城市大医院复杂的就诊过程，其随迁家属也未能享受与城镇居民平等的医疗服务，因此流动人口医疗服务利用率偏低的问题需要被关注。

随着青壮年劳动力流入城镇，农村的人口老龄化问题加剧了对医疗服务的需求，尤其是在失能老年人康复、护理环节，更显示出当地医疗资源供给薄弱的问题。此外，当前人们更加倾向于便捷化、高效化的医疗服务，未来又该如何切实保障不同人群的医疗服务需求，是医疗服务体系改革升级需要思考的重要问题。

第二节 我国医疗服务体系发展面临的机遇

"十四五"时期是我国全面建成小康社会、实现第一个百年奋斗目标之后，乘势而上开启全面建设社会主义现代化国家新征程、向第二个百年奋斗目标进军的第一个五年。顶层设计与机构改革为医疗服务体系发展指引了新方向，政策机制为医疗服务体系现代化营造了良好的发展环境，经济社会发展为医疗服务体系建设提供了坚实的物质基础，数字化为医疗服务体系创新提供了强大的技术支撑，我国医疗服务体系发展迎来了全新机遇。

一、顶层设计与机构改革为医疗服务体系发展指引新方向

推进健康中国建设，是全面建成小康社会、基本实现社会主义现代化的重要基础，是全面提升中华民族健康素质、实现人民健康与经济社

会协调发展的国家战略，是积极参与全球健康治理、履行2030年可持续发展议程国际承诺的重大举措。为推进健康中国建设，进一步提高人民健康水平，根据党的十八届五中全会战略部署，中共中央、国务院于2016年印发《"健康中国2030"规划纲要》（以下简称《纲要》）。作为推进健康中国建设的行动纲领，《纲要》从顶层设计上对今后一段时间更好保障人民健康作出了制度安排，也在落地基层的举措中体现了很多改革的思路。

在顶层设计上，《纲要》强调了"健康优先、改革创新、科学发展、公平公正"的指导思想，将"共建共享、全民健康"作为建设健康中国的战略主题，并提出了长远的战略目标，要求主要健康指标到2020年"居于中高收入国家前列"，进而到2030年"进入高收入国家行列"，最终到2050年"建成与社会主义现代化国家相适应的健康国家"。具体来看，《纲要》在5个方面、13个指标上提出了健康中国建设的具体要求（见表4-10）。在普及健康生活领域，《纲要》提出要加强健康教育，塑造自主自律的健康行为，提高全民身体素质。到2030年，居民健康素养水平提高至30%，经常参加体育锻炼人数提高至5.3亿人。在优化健康服务与完善健康保障领域，《纲要》提出要强化覆盖全民的公共卫生服务，提供优质高效的医疗服务，充分发挥中医药独特优势，加强妇幼等重点人群健康服务，健全医疗保障体系，以及完善药品供应保障体系。到2030年，重大慢性病过早死亡率要降低到13.37%，每千常住人口执业（助理）医师数要提高到3人，个人卫生支出占卫生总费用的比重要降低到25%左右。在建设健康环境领域，《纲要》强调要深入开展爱国卫生运动，加强影响健康的环境问题治理，保障食品药品安全，以及完善公共安全体系。到2030年，地级以上城市空气质量优良天数比率以及地表水质量达到或好于Ⅲ类水体比例分别在80%和70%的基础上持续改善。在发展健康产业领域，《纲要》指出要优化多元办医格局，发展健康服务新业态，积极发展健身休闲运动产业，以及促进医药产业发展，并提出到2030年健康服务业总规模要达到16万亿元的目标。

表 4-10 《"健康中国 2030"规划纲要》主要指标

领域	指标	2015 年	2020 年	2030 年
健康水平	人均预期寿命（岁）	76.34	77.3	79.0
	婴儿死亡率（‰）	8.1	7.5	5.0
	5 岁以下儿童死亡率（‰）	10.7	9.5	6.0
	孕产妇死亡率（1/10 万）	20.1	18.0	12.0
	城乡居民达到《国民体质测定标准》合格以上的人数比例（%）	89.6[a]	90.6	92.2
健康生活	居民健康素养水平（%）	10	20	30
	经常参加体育锻炼人数（亿人）	3.6[a]	4.35	5.3
健康服务与保障	重大慢性病过早死亡率（%）	19.1[b]	17.19	13.37
	每千常住人口执业（助理）医师数（人）	2.2	2.5	3.0
	个人卫生支出占卫生总费用的比重（%）	29.3	28 左右	25 左右
健康环境	地级以上城市空气质量优良天数比率（%）	76.7	>80	继续改善
	地表水质量达到或好于Ⅲ类水体比例（%）	66	>70	持续改善
健康产业	健康服务业总规模（万亿元）	—	>8	16

注：①重大慢性病过早死亡率要求 2015 年 19.1（2013 年），2020 年比 2015 年降低 10%，2030 年比 2015 年降低 30%；

②a 实际为 2014 年数据，b 实际为 2013 年数据。

2017 年 10 月党的十九大报告和 2019 年党的十九届四中全会通过的《中共中央关于坚持和完善中国特色社会主义制度 推进国家治理体系和治理能力现代化若干重大问题的决定》也为新时代医疗服务体系发展提供了基本遵循。十三届全国人大四次会议通过的《中华人民共和国国民经济和社会发展第十四个五年规划和 2035 年远景目标纲要》，提出"坚持深化供给侧结构性改革",要求构建更加优质高效的医疗卫生服务体系,进一步提升医疗卫生服务体系治理效能。2021年9月,国务院办公厅印发《"十四五"全民医疗保障规划》(国办发〔2021〕36号),明确"到2025年,医疗保障制度更加成熟定型,基本完成待遇保障、筹资运行、医保支付、基金监管等重要机制和医药服务供给、医保管理服务等关键领域的改革任务",进一步提高医疗保障政策的规范化、管理的精细化、服务的便捷化以及改革的协同化程度。新时代以来,我们党深入贯彻以人民为中心的发展思想,在病有所医上持续用力,建成世界上规模最大的社会保障体系和医疗卫生体系。在新的征程上,党的二十大报告提到要进一步增进民生福祉,提高人民生活品质,健全社会保障体系这一人民生活的安全网和社会运行的稳定器,并将人民健康这一民族昌盛和国家强盛的重要标志时刻写进实现"健康中国"的美好蓝图中。

从实践来看,《"健康中国2030"规划纲要》《"十四五"全民医疗保障规划》(以下简称《规划》)、党的二十大报告等顶层设计的相继出台与实施,为我国"十四五"期间乃至更长时期的医疗服务体系的建设指明了方向,也在落地基层的举措中体现出了很多改革的思路。按照实施健康中国战略要求,中央和地方不断加大投入力度,着力"强基层、补短板、优布局",不断健全医疗服务体系,提升基本医疗服务的公平性和可及性,人民健康水平持续提高。在国家顶层设计的指引下,各地通过强化政策支持、资源整合、机制改革、体系布局等方面的工作,纷纷深入贯彻落实党中央、国务院决策部署,加快优质医疗资源扩容和区域均衡布局,提升区域医疗服务能力,着力解决人民群众"看病难"问题,全面提升医疗服务的供给质量与服务水平。例如,在基层落地执行时,为进一步降低群众的用药负担,《规划》提出了药品集中带量采购工作实现常态化,高值医用耗材集中带量采购改革破冰。又如,为了给群众提供更加优质便捷的医疗服务,《规划》提出了建立覆盖省、市、县、乡镇(街道)、村(社区)的医疗保障服务网络。可以预见的是,未来会有一系列围绕顶层设计的具体举措,这些举措的制定实施应当更加凸显"问题导向、民生至上、靶向施策"的改革新思维,实现"补短板、解疾苦、释红利"的目标,不断提升广大人民群众的获得感。

除了顶层设计奠定医疗服务体系发展的总基调外,机构改革也为医疗服务体系发展开启了新篇章。从20世纪80年代以来,我国医疗保障制度经历从初步探索到逐步形成,从不断完善再走向深化改革,极大程度缓解了城乡居民的医疗负担。但是多部门的分割管理导致医疗保险"政出多门",运行效率较低、资源浪费等体制性、机制性障碍始终存在,阻碍了全民医保目标的实现。[①]2018年,《深化党和国家机构改革方案》指出,将分散在多个部委的医疗保障职责进行调整,集中于新组建的国家医疗保障局(以下简称国家医保局)。组建国家医保局的重要意义在于,一方面,在把握医保客观规律与坚持基本方针的前提下,想要解决制度体系的现存弊端,就必须对症下药,成立集权管理、集中问责的机构,医保局便是打破医疗保险制度城乡分割、群体分割等体制性障碍的治本之策。另一方面,这为全体人民提供了更加可靠的安全预期。医保管理部门的统一将促进医疗保险制度走向公平,制度整合的同时伴随着统筹层次的提升,促使互助共济功能同步增强,而且可以极大地节约行政成本与制度运行成本,这将是缓解群众"看病贵"现象的治本之计。此外,根治"看病贵"必须有医疗部门和医疗机构的有效协同。国家医保局的成立助力"三保合一"的有效落实,促进"三医联动"成为可能,真正体现对医疗服务的"第三方支付管理"。从顶层走向基层,《规划》对医疗保险政策的执行层——医疗保险经办机构,也提出了一系列规范管理措施,如坚持依法依规分类参保、加强医疗保险基金管理、加强医疗保险经办机构自身管理等。

二、政策机制为医疗服务体系现代化营造良好的发展环境

从2009年医药卫生体制改革到2020年《"十四五"全民医疗保障规划》,医疗服务体系的建设作为一项重要的供给侧结构性改革内容,无

---

① 郑功成. 组建国家医保局绝对是利民之举[J]. 中国医疗保险,2018(4):5-6.

论是公立医院改革，医疗联合体、医疗共同体建设，还是国家大力推行的分级诊疗、家庭医生签约等制度，都表明我国医疗服务体系建设在不断作出有效尝试，同时迈入了崭新阶段。

（一）公立医院改革新机遇

在我国现行的医疗服务体系中，公立医院占有举足轻重的地位。图 4-5 是 1978—2022 年我国公立医院数量及增速，可以看到，公立医院数量在 2000 年之前呈现快速增长趋势，2000 年以后，尤其是近年来，随着国家政策导向鼓励公立医院改制加上民营资本的涌入，公立医院数量连续下降，其数量已被民营医院赶超。根据国家卫生健康委官网数据，截至 2022 年末，全国共有医院 36 976 家，其中公立医院 11 746 家，占医院总数的 31.77%；民营医院 25 236 家，占医院总数的 68.25%。与 2020 年末比较，公立医院减少 124 家，民营医院增加 11 706 家。[1]

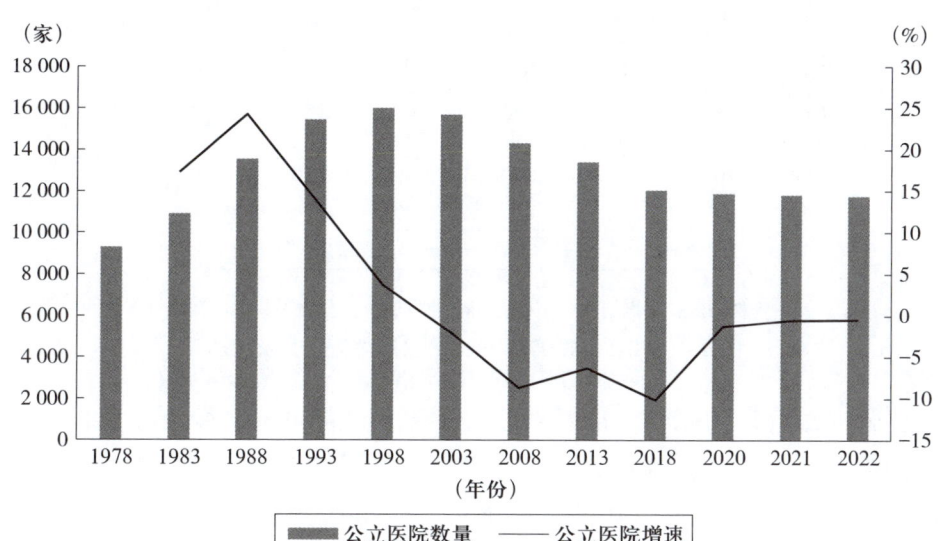

资料来源：根据历年《卫生健康事业发展统计公报》数据整理。

图 4-5　1978—2022 年我国公立医院数量及增速

[1]　国家卫生健康委. 2022 年我国卫生健康事业发展统计公报 [EB/OL]. (2023-10-12) [2023-11-17]. http://www.nhc.gov.cn/guihuaxxs/s3585u/202309/6707c48f2a2b420fbfb739c393fcca92/files/9b3fddc4703d4c9d9ad399bcca089f03.pdf.

床位是医疗服务体系的核心资源要素。尽管公立医院的数量已被民营医院赶超，但在诊疗量、床位数、床位使用率等核心指标上公立医院仍显著高于民营医院，且近年来公立医院床位数仍然在逐年增加。图4-6为2015—2022年全国公立医院床位数及增速。数据显示，2022年，全国公立医院床位数536.34万张，较上年增加15.56万张，同比增长2.99%，占医院床位总数的69.99%。

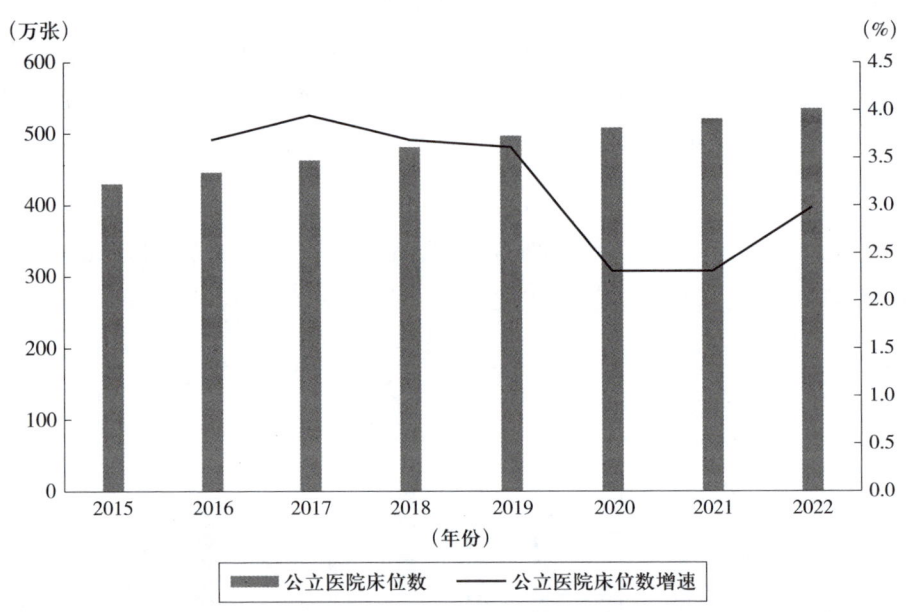

资料来源：根据历年《卫生健康事业发展统计公报》数据计算。

图4-6　2015—2022年全国公立医院床位数及增速

公立医院是国家稳定的基石，是国家的战略武器。公立医院作为社会的公共资源，其主要目的是为患者提供优质安全的医疗服务，维护人民群众身体健康，改善和提高广大人民群众的生活质量。2015年《国务院办公厅关于城市公立医院综合改革试点的指导意见》、2021年《人力资源社会保障部、财政部、国家卫生健康委、国家医保局、国家中医药局关于深化公立医院薪酬制度改革的指导意见》以及《国务院办公厅关于推动公立医院高质量发展的意见》等一系列政策文件，提出要将管理体制、运行机制、服务价格调整、医疗保险支付、人事管理、收入分配等改革作为公立医院综合改革的重点任务。

近十年来公立医院改革取得了重大阶段性成效,从增量改革为主逐步转向存量调整为主,着力点从规模扩张转向质量和效率的提升。从现在来看,良好的外部政策环境为公立医院改革提供了明确的改革路径与方向。

(二)医疗联合体、医疗共同体建设新机遇

分级诊疗制度作为我国特色基本医疗制度的重要组成部分,是解决群众看病就医问题的治本之策。医疗联合体建设则是推动分级诊疗制度建设的重要抓手,自2015年,国家提出推进分级诊疗制度建设的十六字方针,即"基层首诊、双向转诊、急慢分治、上下联动"后,也同时开始探索建立医疗联合体等多种分工协作模式。我国医疗联合体建设主要政策文件梳理见表4-11。

表4-11 医疗联合体建设主要政策文件汇总

年份	政策名称	主要内容
2010	上海市卫生局等《关于本市区域医疗联合体试点工作指导意见》	通过医疗机构管理模式、医疗保险支付模式和市民就医模式的综合改革,探索构建以区域医疗联合体为基础的新型城市医疗服务体系
2015	《国务院办公厅关于推进分级诊疗制度建设的指导意见》	提出了推进分级诊疗制度建设的十六字方针,即"基层首诊、双向转诊、急慢分治、上下联动",同时探索建立医疗联合体等多种分工协作模式
2016	《国家卫生计生委关于开展医疗联合体建设试点工作的指导意见》	到2017年,分级诊疗试点地区建立起有效运行的医疗联合体,有关制度框架基本形成,上下联动、分工协作机制进一步完善

续表

年份	政策名称	主要内容
2017	《国务院办公厅关于推进医疗联合体建设和发展的指导意见》	到2020年，在总结试点经验的基础上，全面推进医疗联合体建设，形成较为完善的医疗联合体政策体系
2018	《国家卫生健康委、国家中医药管理局关于印发医疗联合体综合绩效考核工作方案（试行）的通知》	方案从顶层设计方面，提出对医疗联合体建设统一绩效考核标准、考核流程和考核要求
2018	《国家卫生健康委、国家中医药管理局关于进一步做好分级诊疗制度建设有关重点工作的通知》	加强统筹规划，加快推进医疗联合体建设；以区域医疗中心建设为重点推进分级诊疗区域分开；以县医院能力建设为重点推进分级诊疗城乡分开等
2020	国家卫生健康委、国家中医药管理局印发《医疗联合体管理办法（试行）》	逐步实现医疗联合体网格化布局管理；充分调动社会办医参与的积极性；做到防治服务并重；明确考核评估规定等

早在2010年，上海市便踏上了我国医疗联合体、医疗共同体建设的探索之路，印发《关于本市区域医疗联合体试点工作指导意见》。直到2015年，《国务院办公厅关于推进分级诊疗制度建设的指导意见》，推动医疗联合体建设进入探索阶段。随后几年，国务院办公厅、国家卫生健康委等相继印发指导性文件，明确要求全面启动多种形式的医疗联合体建设试点，提升基层服务能力，着力推动形成"基层首诊、双向转诊、急慢分治、上下联动"的分级诊疗模式。医疗联合体从试点到全面铺开，国家的一系列方案从顶层设计层面对医疗联合体建设提出了具体的指导意见、开展细则和考核要求，已经形成了较为完善的医疗联合体政策体系。

目前来看，我国医疗联合体建设也已经取得了一定成就，截至2019

年年底，全国组建城市医疗集团1 408个，县域医疗共同体3 346个，跨区域专科联盟3 924个，面向边远贫困地区的远程医疗协作网3 542个，另有7 840家社会办医疗机构加入医疗联合体。[①]牵头医院指导基层医疗机构开展新技术、新项目共计15 656项，较2018年末增长34.5%；牵头医院向基层医疗机构派出专业技术和管理人才78万人次，较2018年末增长28.0%。[②]可以看到，我国医疗联合体建设已经进入规范化发展的新阶段。

（三）中医药发展新机遇

近年来，国务院办公厅发布一系列关于中医药发展的重磅文件，释放了重大利好消息，重点推进健全符合中医药规律特点的政策体系，努力解决实践中中医药发展所面临的突出矛盾，以促进中医药传承创新，助推更具特色、更高质量的中医药事业发展。2019年，《中共中央、国务院关于促进中医药传承创新发展的意见》对健全中医药服务体系、发挥中医药在维护和促进人民健康中的独特作用、大力推动中药质量提升和产业高质量发展以及加强中医药人才队伍建设等方面作出了具体指示。

2021年，国务院办公厅印发《关于加快中医药特色发展的若干政策措施》（国办发〔2021〕3号），共7个方面28条措施，涵盖了中医药在教育、科研、医疗、资本、政策、法规等方面的内容。在政策扶持上，实施中医药发展重大工程，其中涵盖了实施中医药特色人才培养工程、加强中医医疗服务体系建设、加强中医药科研平台建设、实施名医堂工程、实施中医药产学研医政联合攻关工程、实施道地中药材提升工程、建设国家中医药综合改革示范区以及实施中医药开放发展工程。尤其是中西医协同发展对于中医药融入以西医为主导的大型医院的建设有重要意义。此外，着力解决资金和效益问题，中医药的发展资金来源从此前

[①] 中国政府网.《医疗联合体管理办法（试行）》解读[EB/OL].(2020-07-31)[2023-03-12]. https://www.gov.cn/zhengce/2020-07/31/content_5531670.htm.

[②] 国家卫生健康委统计信息中心.全国第六次卫生服务统计调查报告[M].北京：人民卫生出版社，2021.

主要依靠国家财政支持、公立中医医院办医为主体逐渐向鼓励社会资本投资中医药产业转变。政策在医疗保险方面也有较大创新，包括扩大纳入医疗保险定点的中医医药机构范围，增加纳入医疗保险支付范围的中药品种和中医医疗服务项目，完善中医药服务价格政策，优化符合中医药特点的医疗保险支付方式等。

根据国家中医药管理局印发的《2020年中医药事业发展统计提要报告》，2020年中医药行业积极推动落实传承创新发展中医药的各项决策部署，深入实施健康中国战略，深化医药卫生体制改革。在中医医疗资源方面，中医类医疗机构数量增幅达到9.9%；在中医医疗服务方面，中医总诊疗量达到10.6亿人次[①]，并且可提供中医服务的基层医疗机构数量明显增加，中医药服务的可及性不断增强（见表4-12）。

表4-12　　2020年中医药事业发展相关指标

指标	2020年	比2019年增幅（%）
全国中医类医疗卫生机构数量（万个）	7.2	9.9
全国中医类床位数（万张）	143.3	7.8
全国医疗卫生机构中医药人员总数（万人）	83.1	8.3
基层中医类别执业（助理）医师（万人）	18.4	11.3
全国中医总诊疗量（亿人次）	10.6	−9.1
中医总诊疗量占比（%）	16.8	0.4
中医类医院次均门诊费用（元）	291.5	7.9
中医类医院人均住院费用（元）	8 631.7	4.2
可提供中医服务的社区卫生服务中心占比（%）	99.0	0.7
可提供中医服务的社区卫生服务站占比（%）	90.6	4.7
可提供中医服务的乡镇卫生院占比（%）	98.0	0.9
可提供中医服务的村卫生室占比（%）	74.5	3.2

① 受新冠肺炎疫情影响，2020年全国中医总诊疗量比上年减少1.1亿人次。

值得注意的是，长期以来，群众对中医药的认识还不够深入，但是新冠肺炎疫情暴发以来，在国务院联防联控机制的统一部署下，中西医结合、中西药并用，中医药全程深度参与疫情防控救治，创新形成中西医结合"四有"模式，筛选出"三药三方"，有效降低了发病率、转重率和病亡率，提高了治愈率。群众也逐渐看到了中医药在疫情防治中发挥的重要作用，对传统中医药的信任度增加，患病后也更加愿意选择中医药治疗。此外，这些文件的出台也释放了中医药在国内市场的活力，有效扩大中医药国内市场。可以预见，"十四五"甚至"十五五"期间，中医药将迎来前所未有的发展机遇。

（四）医疗腐败治理新机遇

党的二十大报告强调要"坚决打赢反腐败斗争攻坚战持久战""坚持不敢腐、不能腐、不想腐一体推进，同时发力、同向发力、综合发力"，表明了国家对腐败的零容忍态度。近年来，党中央及地方各级纪检监察机关积极贯彻国家方针，深入整治医疗领域的腐败和作风问题，不断压缩灰色空间，斩断医疗领域腐败的利益链，加大对典型问题处置及通报力度，为医疗腐败治理创造了新机遇。具体表现为以下三个方面。

一是积极破除医疗行业"潜规则"。为破除医疗领域腐败的利益链条，各地纪检监察机关通过开展专项整治活动、实行药品和医用耗材的集中统一管理等方式打出"组合拳"，破除医疗行业的"潜规则"，掀起打击医疗领域商业贿赂的浪潮。如 2020 年，浙江省某纪检监察机关联合卫生健康委展开了全方位的收受红包问题专项整治活动，发现某医生利用职务之便在医疗器械、高值耗材、药品采购和引进过程中收受回扣，最后该医生被判处有期徒刑 7 年。

二是实施全流程精准监督。医疗资金和医疗保险基金牵涉主体众多、利益链较长，依靠单一部门采取人工核查方式难以实现全面、精准、连续的监管。如江苏省南京市纪检监察机关督促医保局等职能部门协作建成全国首个医用耗材综合治理监管平台——南京医用耗材阳光监管平台，平台通过实时监控发现医用耗材相关异常情况，及时推送给纪检监察机关，并加强共享数据使用的全过程监管，实现了纪检监察机关的再监督功能，让违规违纪的问题无处遁形。再如山东省某纪检监察机关组织建立多部门协调联动的格局，形成由卫生健康委、财政、税务、审计、市场监管、公安等多部门联合执法的监管链条，并通过派驻纪检监察组，以"面对面"谈话的方式加强各部门联结，彼此之间互相沟通反馈线索。

三是坚持以案示警、以案促改。从各地查处的案件来看，医疗领域的腐败问题高发多发，中央纪委国家监委释放出严厉惩治医疗领域腐败问题的鲜明信号，并通报了一批典型案例，促使有医疗腐败行为的利益相关者主动投案，全面整治群众身边腐败和作风问题。此外，全国其他地区的纪检监察机关也通过印发纪检监察建议书、召开警示教育大会等方式，结合全国各地医疗腐败的典型案例，开展以案示警、以案促改活动，建立防治医疗腐败的长效机制，斩断医疗腐败的利益链条。

三、经济社会发展为医疗服务体系建设提供坚实的物质基础

"十四五"时期，在全面建设社会主义现代化国家和向第二个百年奋斗目标进军的时代大背景下，为人民群众提供全方位全周期健康服务成为发展主旋律。"一带一路"倡议、"长江经济带"、创新驱动发展战略和人才强国战略等的深入实施，对医疗机构对外交流合作和区域发展产生积极影响。西部大开发和精准扶贫等重大政策有利于促进西部地区和贫困地区医疗服务事业跨越发展。居民健康消费需求呈现出多元化发展和井喷式增长，新型健康管理、慢性病管理和养老与临终关怀等众多健康服务新业态迅速崛起。经济社会的大发展，对我国医疗服务体系产生深入、立体的影响，为医疗服务体系健康发展提供了坚实的物质基础。

经济发展是医疗卫生事业发展的基础，收入水平较低时普遍"小病拖、大病扛"，而且经济基础较弱时政府也无力提供财政支持。相应地，医疗卫生也对经济发展具有重大影响，收入水平的提高促进了人们追求健康的动力与实力，健康人力资本是经济发展的重要保障，医疗卫生发展水平也是培养人才、吸引人才、留住人才的重要条件，从而为地区经

济发展提供重要支撑。由此可见，经济发展与医疗服务体系的发展相辅相成。

现阶段，我国综合国力稳步提升，国民经济的持续高速发展为医疗服务体系的发展奠定了日益雄厚的物质基础。数据显示，2023年，我国国内生产总值超过126万亿元，相较于2010年的41万亿元增长了2.07倍，人均国内生产总值达到89 358元，相较于2010年的30 808元增长1.90倍，正在向高收入国家行列快步迈进。2023年全国一般公共预算收入216 784.37亿元，相较于2010年的83 101.51亿元增长1.61倍，一般公共预算支出274 573.81亿元，相较于2010年的89 874.16亿元增长2.06倍，意味着医疗服务系统的公共投入会持续不断地增加。[①]这一组数据凸显了国家经济总量与国家财力的增长幅度与实力。

此外，人民群众具备了越来越高的收入水平和消费能力，提高了居民医疗费用的承受能力，对释放医疗服务需求起到了一定的积极作用。2023年，全国居民人均可支配收入39 218元，人均可支配收入中位数为33 036元。按常住地分，城镇居民人均可支配收入51 821元（中位数47 122元），农村居民人均可支配收入21 691元（中位数18 748元），分别较2010年增长1.76倍、2.46倍。全年全国居民人均消费支出26 796元，相较于2010年的9 378元上涨1.86倍。其中，人均服务性消费支出12 114元，相较于2013年的5 246元上涨1.31倍，占居民人均消费支出的比重为45.21%；人均医疗保健支出2 460元，相较于2010年的625元上涨2.94倍，占居民人均消费支出的比重为9.18%。2023年全国居民恩格尔系数为29.8%，较2010年的33.4%降低了3.6个百分点，城镇居民和农村居民恩格尔系数分别为28.8%和32.4%，相较于2010年分别降低了3.1个百分点、5.5个百分点。[②]以上数据表明我国居民的收入水平相较于十多年前得到了大幅度的增长，尤其是恩格尔系数已经达到了相对富裕的发展阶段。

当前我国正处于经济体制转型时期，医药卫生体制改革正在向纵深

[①][②] 国家统计局. 中国统计年鉴［M］. 北京：中国统计出版社，2023.

发展，合理的医疗服务体系架构是各项医药卫生体制改革措施得以实施的组织基础。经济社会的发展促使人们对健康的新需求日益增长，催生了医疗服务新业态，不仅更加方便群众就医，而且对于节约医疗资源、缓解优质医疗资源稀缺、减轻广大人民群众医疗负担，以及促进我国健康服务业的发展都有着重要的意义。

我国医疗服务新业态虽然相较于发达国家起步较晚，但是总体态势良好：一是社会资本进入医疗行业，促进了社会办医格局多元化发展；二是自动化、智能化提高了基层医疗服务的技术水平和服务质量，适当的检查检验项目外包更符合社会分工的精细化、专业化；三是特殊医疗领域如慢性病管理、血透管理和临终关怀等越来越受到重视。可以预想到，伴随着国家财政支撑医疗服务体系发展的能力逐步增强，人民群众承担医疗服务消费的能力快速提升，经济社会背景催生下的医疗服务新业态也让整个医疗服务市场焕发生机，为医疗服务体系改革奠定了坚实的基础。

四、数字化为医疗服务体系创新提供强大技术支撑

我国开展医疗体制改革近30年来成就举世瞩目，但是传统的医疗服务体系仍然存在着医疗资源分布不均匀、医患关系紧张等痛点。随着信息网络技术的快速发展，"互联网+"作为一项革命性技术，席卷了传媒、零售、交通、教育等多个领域。而以互联网为载体、以信息技术为手段，与传统医疗服务深度融合而成的新型医疗健康服务业态——"互联网+"医疗，已经逐渐融入大众的日常生活和工作中，极大改变了传统的健康服务管理和消费模式，使传统的医疗服务模式逐渐转型和升级。

2015年政府工作报告中首次提出深入推进"互联网+"行动，推动大数据、云计算、物联网等新技术在信息网络、生物医药等重大项目上的广泛应用，为"互联网+"医疗服务提供了广阔的发展空间。党的十八届三中全会通过的《中共中央关于全面深化改革若干重大问题的决定》中提出，要充分利用信息化手段，促进优质医疗资源纵向流动，加

强区域公共卫生服务资源整合。《中共中央关于制定国民经济和社会发展第十四个五年规划和二〇三五年远景目标的建议》更是明确提出了要推广远程医疗，推进"互联网+"医疗新业态的发展。在国家和地方政策的引导下，互联网已经逐渐渗透医疗行业，革新传统的医疗服务模式，医疗服务领域信息化建设得到了飞速发展。

我国互联网医疗先后产生了非互动医疗健康信息服务、在线问诊、远程医疗、互联网医院等不同的模式。从 2011 年丁香团队推出的"丁香园用药助手"，到春雨医生、丁香医生建立的远程医患交流平台等在线问诊模式，再到提供远距离交互式医疗服务的远程医疗，现代化的医疗服务模式越来越具有跨地域连通性和跨时空交互性的特征。尤其是远程医疗增强了医疗资源的辐射能力、扩大医疗服务覆盖面、增强医疗服务可及性，可以有效化解我国医疗资源分布不均的情况。在"互联网+"时代中，应用互联网信息技术创新医疗服务模式的互联网医院应运而生。从 2015 年我国首次出现"互联网医院"这一概念，短短几年内，互联网医院实现了从个位数到千位数的增长。截至 2023 年 6 月，全国互联网医院数量累计超过 3 000 家，开展互联网诊疗服务超 2 590 万人次。[①]

除了互联网医疗相关政策支持帮助传统医疗服务打破了发展瓶颈外，科技的创新更是助力医疗服务迎来了高质量发展新机遇。2000 年互联网逐渐普及后，医院系统（HIS）中出现了早期在线问诊平台；随着智能手机以及 3G 的普及，移动互联网出现，如春雨医生、好大夫等网站，交互模式由 PC（个人计算机）端向移动端发展；区块链、云计算、大数据等技术在医疗领域的应用与发展，协助医生更好地开展病情诊断等医疗服务，突破了传统医疗模式的限制，助力实现高质量、高效率、个性化的医疗服务，为医疗服务领域注入了新动能。

近 20 年来，信息化医药科技创新为医疗服务体系发展提供了强大的支撑。在政策利好和市场需求的共同推动下，各种医疗平台数量迅速增

---

① 中国互联网络信息中心. 第 52 次中国互联网络发展状况统计报告［R/OL］.（2023-08-28）［2024-07-11］. https://www.cnnic.net.cn/NMediaFile/2023/0908/MAIN1694151810549M3LV0UWOAV.pdf.

加，在线医疗需求也持续增长，在线问诊、远程医疗、互联网医院，各类在线医疗打破了时间、空间和地域的限制，在持续推动我国医疗数字化发展进程的同时，还提高了医疗服务可及性、医疗服务感知度，为我国医疗服务体系的发展带来新机遇。

第53次《中国互联网络发展状况统计报告》显示，截至2023年12月，我国网民规模达10.92亿人，较2022年年末增长2480万人，互联网普及率达77.5%。新冠肺炎疫情以来，我国居民的在线医疗需求得到进一步释放。在线医疗用户规模快速增长，截至2023年12月，我国互联网医疗用户规模为4.14亿，较2022年末增长5139万，占网民整体的37.9%。① 此外，一些适老化智能设备改善了老年人的健康服务，比如智能音箱、长辈智能手机、可穿戴设备等对老年人进行了智能化的健康管理。此外，《2021年中国互联网医疗行业市场前景及投资研究报告》显示，我国互联网医疗市场由2015年的498亿元增长至2020年的1961亿元，复合年均增长率为31.79%。2021年我国在线医疗使用效率继续提高至23.6%，相较2020年提高了2个百分点。

为更好地满足居民需求，在线医疗的服务种类也呈现多样化特征，除了常见的在线问诊、健康知识科普等医疗服务外，逐渐增加了线上挂号/预约、线上体检预约、慢性病管理等服务。前瞻产业研究院数据显示，获取疾病信息是目前在线医疗用户的主要需求，适用人群达到62.20%；其次是52.30%的用户具有网络购药需求；此外，50.00%的用户具有在线问诊需求，49.40%的用户具有预约线下就诊需求，39.60%的用户具有诊疗提醒需求，23.70%的用户具有患病信息记录需求。②

新兴的互联网医疗为解决当前医疗服务存在的问题指引了探索路径，凭借其特有的跨越时空的优势，通过医生与患者之间的互动、共享，有效降低了医疗成本、改善了医疗资源分布不均，在一定程度上缓解了

---

① 中国互联网络信息中心. 第53次中国互联网络发展状况统计报告［R/OL］.（2024-03-22）［2024-07-11］. https://www.cnnic.net.cn/NMediaFile/2024/0325/MAIN1711355296414FIQ9XKZV63.pdf.

② 前瞻经济学人. 2021年中国在线医疗市场需求现状分析 用户规模逐渐扩大、获取疾病信息成主要需求［EB/OL］.（2021-09-08）［2023-06-18］. https://baijiahao.baidu.com/s?id=1710331024520007641&wfr=spider&for=pc.

"看病贵、看病难"的问题。传统医疗服务体系须借助互联网顺势变革，通过"互联网+"模式下的大数据、云平台、移动互联网、可穿戴设备等新技术，重新构建新的医疗生态链。由此可见，互联网等科技创新为新时代医疗服务体系发展提供了强大的技术支撑，"互联网+"与医疗服务的融合正在成为一种新的发展趋势，成为改善和解决医疗服务体系现有问题的一条便捷、有效的途径。

习近平总书记指出，健康是促进人的全面发展的必然要求，是经济社会发展的基础条件，是民族昌盛和国家富强的重要标志，也是广大人民群众的共同追求。新中国成立初期，我国人均预期寿命仅35岁。2023年，我国人均预期寿命提高到78.6岁，主要健康指标优于中高收入国家平均水平，医疗服务和保障能力不断提升，全民身体素质、健康素养持续增强。

从新中国成立初期到全面建成小康社会，在机构改革、政策支持、经济保障以及技术支撑所创造的良好条件下，我国医疗技术与医疗服务能力得到了持续提升："互联网+"医疗服务进一步解决"看病难"问题；医疗联合体、医疗共同体建设如火如荼，家庭医生签约制度提升健康管理水平，医疗资源配置进一步优化；中医药事业的不断壮大发展，成为中国特色医疗服务体系的组成部分……不过，在充分肯定我国医疗服务体系发展近年来取得的不凡成就的同时，也需要直面现实，客观评估并妥善应对当前所面临的人口老龄化、疾病谱转变以及国民健康诉求日益攀升等挑战，努力实现医疗服务体系创新发展。

第五章
我国医疗服务体系改革的实践探索

深化医疗服务体系改革是全球各个国家和地区医疗体制改革的难题,特别是2020年新冠肺炎疫情的全球大流行,更是对全球各个国家和地区医疗服务体系发展质量的一次"考验"。从2009年启动医药卫生体制改革以来,我国政府始终致力于解决现实当中客观存在的群众"看病难、看病贵"这一重要民生问题,强调落实医疗事业发展的社会福利性质,保障人人享有基本医疗服务这一关键目标的最终实现。在深化医药卫生体制改革整体框架的基础之上,党的十八大以来我国政府更是提出"健康中国建设"这一国家战略,致力于推动医疗服务体系从"以疾病治疗为中心"向"以人民健康为中心"转变的理念变革,构建"医防协同"的医疗服务体系,推动国民健康政策的高质量发展。

在中央政府的顶层设计和地方政府的主动变革下,全国各地广泛开展了类型不一的医疗服务体系改革试验，涌现出为数众多的典型案例。以下内容结合近年来我国新一轮医药卫生体制改革的发展方向与重要举措，总结我国部分典型地区有关医疗服务体系改革的发展历程、实践经验、具体内容与成熟做法等，以期为我国医疗服务体系未来的高质量发展提供相关的经验借鉴与参考。

第一节　福建三明：公立医院改革

一、改革背景

三明市位于福建省西北部，面积2.3万平方千米，其管辖着12个县（市、区），是一个以第一产业——农业为主导发展产业的山区市，社会经济发展相对滞后，公共财政较为困难。《2023年三明市国民经济和社会发展统计公报》数据显示，2023年全年实现地区生产总值3 007.10亿元，人均地区生产总值123 141元；户籍人口数为284.38万人，常住人口数为242.9万人，常住人口城镇化率为65.90%，人口净流出41.48万人；地方一般公共预算收入170.99亿元，一般公共预算支出361.44亿元；全市居民人均可支配收入36 851元，农村居民人均可支配收入24 822元，城镇居民人均可支配收入46 517元，城乡居民人均可支配收入差距是21 695元。

从2009年起，三明市由于职工基本医疗保险的参保人数结构出现失衡现象（在职职工人数锐减且退休人员人数陡增）、企业经营状况不佳、政府公共财政负担日益加重等多种因素的叠加影响，最终出现职工基本医疗保险基金收不抵支的不利局面。其中，2010年职工基本医疗保险基金出现了14 397万元的赤字；2011年职工基本医疗保险基金出现了20 835万元的赤字，相较于2010年增加了44.72%，增幅十分明显，同时还欠付全市22家公立医院的医药费共计1 748.64万元。在上述情况下，医疗机构的可持续发展、职工基本医疗保险基金的可持续运行等均面临着较为严峻的问题与挑战。为此从2012年开始，三明市在深入调查研究、分析原因和总结问题的基础上，积极而又稳健地推出了一系列有关公立医院改革的措施。

二、主要做法

紧紧围绕解决公立医院"以药补医"这一严重问题，三明市提出了一系列的改革举措。首先，提出公立医院改革的"三个依靠"理念：一是对于硬件投入而言，公立医院需要依靠政府部门；二是对于软件和日常管理而言，公立医院需要依靠医疗部门；三是对于医疗成本降低、运行效率提高而言，公立医院需要依靠体制机制创新。其次，坚持公立医院改革的"三个回归"原则：一是对于公立医院而言，进行公益性质的回归；二是对于医务人员而言，进行看病角色的回归；三是对于药品而言，进行治病功能的回归。最后，致力于打造医疗、医保、医药的"三医联动"局面，避免推动医疗服务体系改革可能出现的各自为政的局面，具体内容如下。

（一）建立高效有力的行政管理体制和政策推进机制，统筹管理利益相关者

三明市建立集中统一、高效有力的医药卫生体制改革领导机制，统筹协调医药卫生体制改革的利益相关主体，明确由福建省委、省政府的主要负责人分别担任医药卫生体制改革领导小组组长和第一副组长，加强对医疗、医保、医药进行统一管理（"一把手"负责制）。三明市还积极将医药卫生体制改革的实施成效直接纳入政府的目标管理绩效考核，全面推动政府管理效率的提高，带动各地区形成科学、强有力的政策推进机制。

在上述基础上，三明市进一步明确有关公立医院改革的基础设施建设及硬件投入的政府职责，由市委组织部、市卫生局制定出台关于加强对县级公立医院院长管理的政策文件，建立县级公立医院院长的双重管理制度。此外，三明市还通过强化各级行政部门的监管职能，加大对医

疗服务质量、医疗机构用药等医疗行为的监管力度，对门诊和住院的次均费用增长率、抗菌及辅助用药率等进行监控，加大对不合理用药行为的通报、处罚力度。

（二）深化医疗服务体系改革，落实公立医院的公益属性

第一，实行药品零差率销售改革，完善公立医院收入补偿机制。为破除"以药补医"的不良机制，挤压药品耗材的虚高价格，《三明市人民政府关于县级以上医院实施药品零差率销售改革的通知》要求从2013年2月1日开始，全市22家县级以上公立医院实施药品零差率销售改革，全面取消药品（包含卫生耗材、中药饮片）加成。为此导致的公立医院药品收入减少，通过以下举措进行合理补偿。

（1）医疗保险部门：通过积极调整88项医疗服务价格（包括就诊、护理、治疗、手术四大类项目）的收费标准，由基本医疗保险基金补偿87%左右。

（2）医院：通过加强内部精细化管理，降低医院日常运营成本和医疗服务成本，自行承担3%左右。

（3）政府部门：基于属地管理原则，通过政府财政投入增加补偿10%左右。

需要强调的是，对于公立医院因取消药品加成所减少的收入，政府通过增加财政投入支持公立医院运营，如基本建设、设备购置、人员支出等，落实公立医院发展的政府投入责任。三明市从2017年开始在医院新增设药事服务费，并采取动态调整的方式，由医疗保险基金给予全额支付。致力于实现在公立医院的收入结构中，医疗服务性收入占比达到50%、药品耗材收入占比达到30%、检查化验收入占比达到20%的政策目标。

第二，积极开展公立医院运营绩效评价考核，加强公立医院内部管理。一方面，三明市为科学、有效和全方位地对院长工作进行评价与考核，设计"服务评价""办医方向""平安建设""医院管理""医院发展"5大类共计34项指标进行测评。另一方面，对院长的考核结果也是

决定院长年薪、医院工资总额这两项指标的重要因素。此外，在公立医院内部也制定了针对医务人员绩效考核的评价方案，对医务人员的考核结果也是决定医务人员薪酬的重要因素。

第三，深化薪酬分配机制改革。一是深入推动公立医院管理制度改革，实行公立医院党委书记（院长）负责制。根据《三明市人民政府批转市卫生局等部门关于实行公立医院院长年薪制和试行医生（技师、临床药师）年薪制的通知》，三明市从2013年开始，对二级及以上公立综合医院（含中医医院）的院长、医生均实行年薪制。根据《关于兑现2013年度医院院长年薪和医生（技师、临床药师）年薪的通知》，院长年薪是等级年薪乘以绩效考核系数的结果，其中，等级年薪包括四个档次，具体而言，二乙医院的等级年薪是20万元、二甲医院的等级年薪是25万元、三乙医院的等级年薪是30万元、三甲医院的等级年薪是35万元；绩效考核系数位于0~1，是根据年度绩效考核结果进行测算的。从2019年开始，三明市开始同步实行公立医院党委书记目标年薪制，全面落实党委领导下的院长负责制。二是深入推动公立医院财务管理制度改革，实行总会计师目标年薪制。根据2016年5月印发的《三明市深化医药卫生体制改革领导小组关于在县级以上公立医院设立总会计师岗位的通知》，三明市从2016年开始在县级以上公立医院设立总会计师岗位。在岗位管理方面，总会计师要受到同级的医院管理委员会和所在公立医院主要负责人的双重领导；在正式任职方面，总会计师在聘任以前需要经过市医院管理委员会的审批通过。根据《关于兑现2017年度公立医院院长、总会计师和全员目标年薪的通知》，三明市对总会计师岗位实行目标年薪制，由当地财政负责拨付发放。具体的计算方法为：总会计师应得年薪＝最高标准×（院长考核得分×40%＋总会计师考核得分×60%）。总会计师岗位的最高标准为，市属的综合性三甲医院、市属其他三级医院、市属二级医院分别为25万元，20万元和15万元；县级医院为15万元。关于总会计师考核得分，2016年6月三明市深化医药卫生体制改革领导小组办公室印发的《三明市公立医院总会计师年薪考核办法（试行）》对具体的考核方案予以明确。

第四，改革医院内部收入分配办法。一是实行医生目标年薪制。根据《三明市人民政府批转市卫生局等部门关于实行公立医院院长年薪制和试行医生（技师、临床药师）年薪制的通知》，从2013年开始，在22家县级及以上公立医院，对各类医生基于级别、岗位实行不同等级的目标年薪制。二是实行"全员目标年薪制""年薪计算工分制"。根据《中共三明市委、三明市人民政府关于进一步深化医药卫生体制改革工作的意见》，从2015年开始，把公立医院"全员目标年薪制""年薪计算工分制"作为主要抓手，彻底突破了人事编制与聘用的界限，实行目标年薪的全员覆盖以及同工同酬。

第五，改革工资总量核定办法。根据《三明市人民政府批转市公务员局等部门关于核定试行年薪制公立医院工资总额有关事项的通知》，从2013年起，在三明全市所有的县级以上公立医院实行工资总额核定机制。核定工资总额＝医务收入×工资总额比率×院长年度考核系数。其中，工资总额比率由市公务员局、市财政局、市卫生局三部门负责，根据医院往年的工资总额与医务收入的比例确定。根据《关于核定三明市第一医院等市属医院2013年度试行年薪制工资总额比率的通知》，2013年三明市工资总额比率，第一医院最高达到79.47%、第二医院最高达到87.74%、中西医结合医院最高达到82.66%、第五医院最高达到113.66%。在核定工资总额的具体分配上，要求医生（含技师）的占比达到50%、护理（含药剂）的占比达到40%、行政后勤团队的占比达到10%。

从2016年开始，为能够切实体现出医务人员技术劳务的经济价值，三明市规定剔除床位费用、不计费耗材费用等收入，促使公立医院实现从"以药养医"向"以技养医"的方向转变。从2017年开始，进一步允许基本医疗保险基金可以采取"打包支付"的方式，同时规定结余基金的一定比例，可以以医务人员收入的形式计入医院的工资总额。根据2019年3月《三明市人民政府办公室关于进一步深化公立医院薪酬制度改革的实施意见》的规定，确定了公立医院的"医院工资总额"和"医院工资总量"，如图5-1所示。

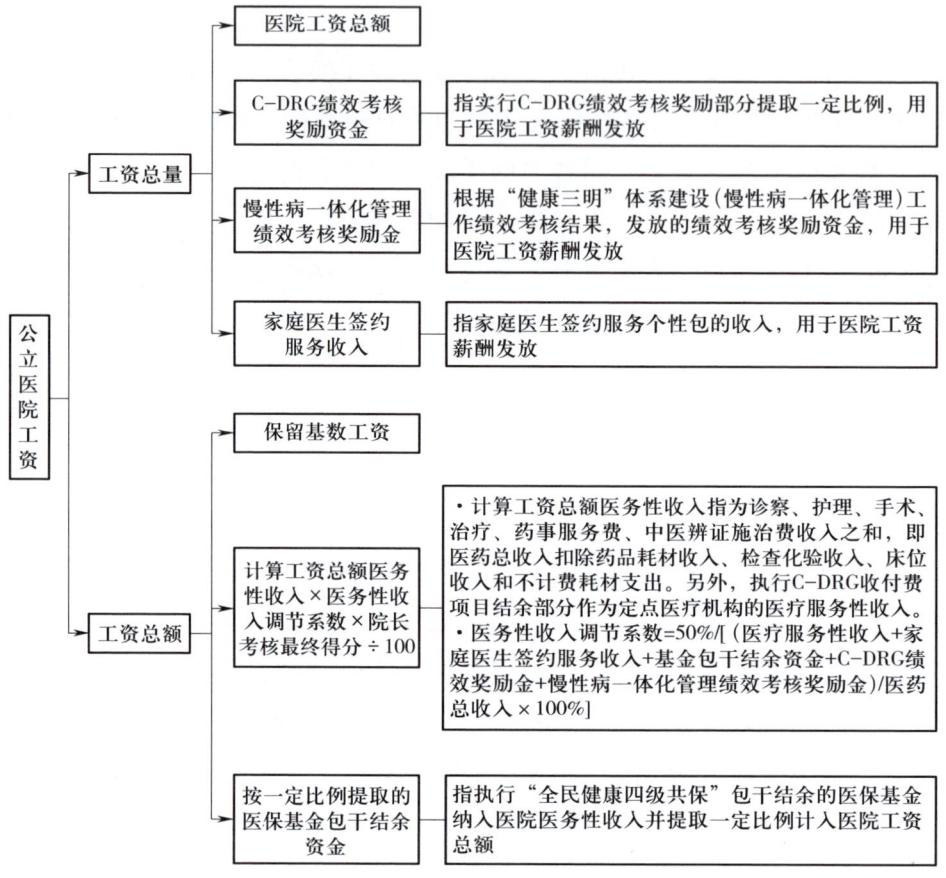

图 5-1 公立医院工资总额与工资总量的具体内容

（三）深化基本医疗保险制度改革，加强基本医疗保险对医疗费用增长的控制作用

第一，推动基本医疗保险管理体制的统一，实现"药、价、保"三者深度融合。根据《国务院机构改革和职能转变方案》（国办发〔2013〕22号）的相关部署，经《中共三明市委机构编制委员会关于三明市医疗保障基金管理机构编制和管理体制的批复》批准，决定组建三明市医疗保障基金管理中心，为市政府直属事业单位。三明市医疗保障基金管理中心负责全市的基本医疗保险政策制定、发展规划编制、筹资与支付、与"两定"机构（定点医疗机构、定点零售药店）结算等相关工作，解

决了长期以来基本医疗保险制度分设所造成的人群重复参保、政策规范不一致、基金使用效率低等问题。

第二，加快推进基本医疗保险的全市统筹。自 2013 年开始，为充分发挥社会医疗保险"大数法则"效应，增强基本医疗保险基金的抗风险能力，促进基本医疗保险权益的便携性，决定对三项社会医疗保险基金实行全市统筹。一方面，有利于促进全市统一的基本医疗保险的政策制定；另一方面，为实施统一的公立医院考核方案改革创造了条件。

第三，推动待遇保障和目录范围的统一。一方面，基本医疗保险的实际补偿水平得到提高。关于最高支付限额，分别将基本医疗保险提高到 8 万元、大病保险提高到 22 万元，再加上医疗救助，城乡居民最高可获得 33 万元的补偿。另一方面，推动居民医疗保险用药目录范围的统一，促使城乡非从业居民的待遇保障范围差距不断缩小。2012 年开始实行基本医疗保险的普通门诊统筹制度，通过门诊保障机制的不断健全，积极引导参保人员在门诊就医。

第四，待遇保障水平设计向基层倾斜。根据"小病不出乡、大病不出县、疑难杂症到三级"的总体改革思路，通过制定差异化的报销比例，引导参保群体根据疾病的严重程度合理就医。例如，就新型农村合作医疗中合规住院医疗费用的报销水平而言，一级医院达到 95%、二级医院达到 85%、三级医院达到 70%。在医院内部，就每人次门诊诊查费的收费标准而言，住院医师达到 10 元、主治医师达到 15 元、副主任医师达到 20 元、主任医师达到 25 元，基本医疗保险基金的补偿水平统一规定为 8 元，实际报销比例分别为 80%、53.33%、40% 和 32%。

第五，积极推进医疗保险支付方式改革。2013 年开始在县级以上医院试行单病种付费的支付政策。根据《关于开展住院费用全部按病种付费工作的通知》，从 2016 年 1 月开始，县级及以上公立医院开始实行疾病诊断相关分组（diagnosis-related group，DRG）的支付政策。

（四）深化药品（耗材）采购和使用管理，降低虚高价格

第一，药品耗材采购机制得到规范。针对"药品流通环节过多""回

扣""带金卖药"等诸多问题，除了实施药品"零差率"销售改革以外，三明市还进一步对药品耗材的招标采购机制进行规范。《三明市深化医药体制改革领导小组关于进一步深化公立医疗机构药品采购改革的意见》规定如下。(1) 药品采购改革实行"一品两规"，即针对同一通用名称的药品，注射剂型、口服剂型分别只可以采购一个品规。(2) 药品采购改革实行"两票制"，即第一次发票的开具应该是药品从生产企业流通至配送企业，第二次发票的开具应该是配送企业流通至医疗机构，坚持"货票同行"。(3) 药品采购改革实施"药品采购院长负责制"，即要求院长对采购药品的质量、价格进行严格把关。

第二，逐步建立健全对重点药品的监控机制。一是建立重点跟踪监控药品目录。从2012年4月开始，在省级统一采购的药品目录当中，三明市选择一些常用药品，建立市级的重点跟踪监控目录。二是实施负面清单管理，同时针对违法（规）的药品生产企业、药品经营企业等，将其及时列入不良记录企业黑名单。

第三，诊疗行为逐渐规范化。一方面，就"大处方"问题的解决办法而言，对医师的处方权限进行严格控制，科学设定次均门诊的处方限额。另一方面，就"大检查"问题的解决办法而言，对不同等级医院设置相应的医疗费用控制指标，例如，要求大型设备检查的阳性率指标，二级以上医院达到70%，三级医院达到75%；要求大型设备检查费用应占医疗总费用的比重，二级医院在3.5%以内，三级医院在5.5%以内。

三、取得成效

在探索、推动公立医院综合改革的实践过程中，三明市始终坚持"三医联动"的改革思路，采取了一系列有益的公共政策变革，取得医院、医务人员、患者、医疗保险基金等多方共赢的成效。

（一）公立医院逐渐回归公益属性，收入结构更加合理

1. 医院收入情况分析

表5-1是从2013—2023年三明市医院医疗服务费用的具体分布情

表 5–1　三明市医院医疗服务费用分布情况

单位：万元

年份	医药总收入	医疗服务性收入			药品、耗材收入	
		床位收入	手术治疗护理收入	检查化验收入	药品收入	卫生材料收入
2013	200 866.02	123 984.48				56 660.34	
2014	222 868.44	140 554.72		77 052.93	63 501.79	60 973.01	21 340.68
2015	236 164.06	152 992.46		88 475.52	64 516.94	60 791.24	22 380.38
2016	259 257.8	103 506.15	8 957.87	94 548.22	69 777.85	61 814.43	24 159.43
2017	274 349.18	111 723.93	9 116.13	102 518.4	73 046.05	64 780.56	24 798.61
2018	302 237.12	127 078.52	9 454.01	117 624.50	74 959.46	72 789.72	27 409.43
2019	327 951.96	133 119.78	9 557.17	123 562.61	84 622.04	80 594.16	29 615.98
2020	314 561.92	130 414.76	8 244.85	122 169.91	81 877.26	73 130.54	29 139.37
2021	386 440.28	185 397.35	8 049.01	131 010.46	93 744.70	76 559.30	30 738.93
2022	386 170.60	177 811.92	7 592.93	129 581.40	93 230.25	85 048.10	30 080.33
2023	397 300.21	183 052.65	9 115.22	145 379.05	95 750.28	86 305.99	32 191.30

资料来源：三明市人民政府．三明市公立医疗机构运行情况报表．http://www.sm.gov.cn/zw/ztzl/shyywstzgg/ygyxbb/．

注：① 2016—2023 年是 12 家总医院的情况；2013—2015 年是 22 家县级以上医院的情况；
② 2013—2015 年中的医疗服务性收入其实是指医务性收入，即医疗服务性收入和检查化验收入的总和；
③ 医疗服务性收入还包括结算差额。

况。从医院的总收入规模来看，从2013—2023年，三明市医院的医药总收入规模从200 866.02万元增加到397 300.21万元，年均增加19 643.42万元，年均增长率为7.06%。

从医院的收入结构来看，2013—2023年，医疗服务性收入和检查化验收入规模由123 984.48万元增加到278 802.93万元，年均增加15 481.85万元，占医药总收入的比重从61.72%提高到70.17%；2014—2023年，药品、耗材收入规模从82 313.69万元增加到118 497.29万元，年均增加4 020.40万元，占医药总收入的比重从36.93%下降到29.83%。不难发现，在药品、耗材占比出现大幅下降的同时，由于医疗服务价格调整的拉动作用，公立医院的医务性收入（医疗服务性收入和检查化验收入）占比出现大幅上升。

根据《2016年三明市卫生计生工作要点》的相关规定，在医药收入结构中，要求药品（含耗材）直接费用的比重降低到30%以下，医务性收入的比重提高到70%以上。这说明公立医院收入结构日益符合三明市政策设定的目标。

2. 基层医疗机构收入情况分析

表5-2是2013—2023年三明市基层医疗机构医疗费用的具体分布情况。从基层医疗机构的收入结构来看，2014—2023年，医疗服务性收入规模从8 203.76万元增加到14 049.38万元，年均增加649.51万元，年均增长率为6.16%，占医药总收入的比重由43.81%下降到25.99%；检查化验收入规模是从3 244.07万元增加到3 348.74万元，年均增加11.63万元，年均增长率为0.35%，占医药总收入的比重由17.32%下降到6.20%；药品、耗材收入规模是从10 522.22万元增加到36 650.68万元，年均增加2 903.16万元，年均增长率为14.87%，占医药总收入的比重由56.19%提高到67.81%。可见基层医疗机构的收入结构出现明显的变化。

综合上述分析，不难发现，基层医疗机构的收入结构变化与公立医院的收入结构变化呈现出相反的趋势，即医务性收入占比降低，而药品、耗材收入占比提高。

表 5-2　三明市基层医疗机构医疗费用分布情况　　　　　　　　　　　　　　　　万元

年份	医药总收入	医疗服务性收入	床位收入	手术治疗护理收入	检查化验收入	药品收入	卫生材料收入
2013	19 184.52					10 942.63	215.27
2014	18 725.97	8 203.76		4 959.68	3 244.07	10 288.53	233.69
2015	21 023.29	9 988.64		6 030.44	3 958.2	10 791.62	243.04
2016	25 278.98	8 624.35	829.71	7 794.63	5 470.61	10 981.48	177.99
2017	28 202.04	10 019.38	865.7	9 152.83	4 315.81	13 706.87	159.97
2018	31 579.20	10 735.98	884.72	9 831.64	3 830.34	16 853.86	159.01
2019	37 328.64	12 043.68	941.69	11 101.99	4 051.66	21 030.87	202.43
2020	40 195.68	11 538.99	714.55	10 824.43	3 494.66	24 987.26	174.78
2021	44 013.51	13 128.41	685.32	12 443.09	3 843.03	26 990.07	141.99
2022	51 968.91	13 411.92	635.48	12 775.64	3 345.81	35 083.53	128.45
2023	54 048.79	14 049.38	835.88	13 213.50	3 348.74	36 507.42	143.26

资料来源：三明市人民政府．三明市公立医疗机构运行情况报表．http://www.sm.gov.cn/zw/ztzl/shyywstzgg/ygyxbb/.

注：①2016—2023 年是 12 家总医院的情况；2013—2015 年是 22 家县级以上医院的情况；
②2013—2015 年中的医疗服务性收入其实是指医务性收入，即医疗服务性收入和检查化验收入的总和；
③医疗服务性收入还包括结算差额。

第五章　我国医疗服务体系改革的实践探索　·　153

（二）医务人员收入待遇大幅提高

通过改革，医务人员收入待遇大幅提高。2011—2022年医院工资总额由3.82亿元增加到20.44亿元，年均增加1.51亿元，年均增长率为16.47%；在岗职工平均年薪由4.22万元提高到20.11万元，年均增加1.44万元，年均增长率为15.25%。2022年医生的最高年薪达到了58.28万元。①

（三）居民医疗利用程度明显增加，就医负担下降

表5-3是三明市医疗机构医疗利用程度和医疗费用的分布情况。在医疗服务利用方面，2013—2023年，三明市公立医院的门急诊人次数由6 983 418人次增长到12 482 820人次，年均增长率为5.98%；入院人数由418 191人次减少到401 860人次，年均增长率为-0.40%。

表5-3　三明市医疗机构医疗利用和医疗费用分布情况　人次，元

年份	入院人次		门急诊人次		门诊次均费用		出院平均费用	
	医院	基层	医院	基层	医院	基层	医院	基层
2013	284 971	133 220	5 063 208	1 920 210	128.07	55.12	4 692.32	645.93
2014	303 968	116 868	5 246 511	2 103 705	139.71	53.67	4 867.63	635.30
2015	298 868	110 863	5 441 464	2 395 979	147.94	57.62	5 174.30	648.98
2016	312 957	100 116	5 831 787	3 378 034	158.54	54.14	5 287.11	698.49
2017	317 181	100 198	6 065 854	4 052 637	166.47	52.12	5 398.59	706.54
2018	311 150	97 986	6 221 613	4 271 290	184.67	56.13	5 967.40	774.82
2019	316 912	102 814	6 604 957	4 756 538	191.87	61.20	6 363.48	799.40
2020	275 022	79 019	6 168 804	5 043 136	195.70	66.86	6 936.54	819.39
2021	282 049	74 390	7 216 149	5 377 726	187.30	68.91	7 187.37	892.12

---

① 詹积富，刘春. 建设新时代全民健康保障体系的三明实践［N］. 三明日报，2024-04-13.

续表

年份	入院人次		门急诊人次		门诊次均费用		出院平均费用	
	医院	基层	医院	基层	医院	基层	医院	基层
2022	275 648	65 973	7 305 657	5 576 232	196.31	81.71	7 211.00	881.04
2023	325 325	76 535	6 639 024	5 843 796	212.44	79.97	6 860.65	913.76

资料来源：三明市人民政府. 三明市公立医疗机构运行情况报表. http://www.sm.gov.cn/zw/ztzl/shyywstzgg/ygyxbb/.

注：医院表示12家总医院或22家县级以上医院；基层表示基层医疗机构。

在医疗服务支出规模方面，从2013—2023年，从医院的医疗费用来看，患者的门诊次均费用由128.07元增长到212.44元，年均增加8.44元，年均增长率为5.19%；患者的出院平均费用由4 692.32元增长到6 860.65元，年均增加216.83元，年均增长率为3.87%。次均门诊费用及次均住院费用的增长率均低于6%，远低于全国公立医院的平均水平。

在医疗服务支出规模方面，从2013—2023年，从基层医疗机构的医疗费用来看，患者的门诊次均费用由55.12元增长到79.97元，年均增加2.49元，年均增长率为3.79%；患者的出院平均费用由645.93元增长到913.76元，年均增加26.78元，年均增长率为3.53%。次均门诊费用及人均住院费用的增长率均低于4%，远低于全国基层医疗机构的平均水平。

从不同医疗保险类型来看，对城镇职工医疗保险参保群体而言，2011—2023年住院次均费用从6 553元增加到8 560元，年均增长率为2.25%；2011—2023年个人自负住院次均费用从1 818元增加到2 047元，年均增长率为1.03%。对城乡居民医疗保险参保群体而言，2011—2023年住院次均费用从4 082元增加到6 609元，年均增长率为4.10%；2011—2023年个人自负住院次均费用从2 194元减少到2 119元，年均增长率为-0.29%。[①]

分级诊疗实施成效明显。2013—2023年（见表5-4），患者在医院

---

① 詹积富，刘春. 建设新时代全民健康保障体系的三明实践［N］. 三明日报，2024-04-13.

入院的人次占比从68.14%增加到80.95%，患者在基层医疗机构入院的人次占比从31.86%降低到19.05%，说明患者在利用住院医疗服务时更多前往医院；患者在医院门急诊的人次占比从72.50%下降到53.19%，患者在基层医疗机构门急诊的人次占比从27.50%上升到46.81%，说明患者在利用门诊医疗服务时更多前往基层医疗机构。根据《福建省卫生健康委员会关于转发三明、南平等地深化改革提升群众就医获得感有关举措的通知》，2022年三明市县域内住院量占比、基层诊疗量占比分别为66.67%、56.30%，比福建全省均值分别高出7.54和1.80个百分点，服务可及性增强。

表5-4　　　　三明市就医行为分布情况　　　　人次，%

年份	入院人次		门急诊人次		入院人次占比		门急诊人次占比	
	医院	基层	医院	基层	医院	基层	医院	基层
2013	284 971	133 220	5 063 208	1 920 210	68.14	31.86	72.50	27.50
2014	303 968	116 868	5 246 511	2 103 705	72.23	27.77	71.38	28.62
2015	298 868	110 863	5 441 464	2 395 979	72.94	27.06	69.43	30.57
2016	312 957	100 116	5 831 787	3 378 034	75.76	24.24	63.32	36.68
2017	317 181	100 198	6 065 854	4 052 637	75.99	24.01	59.95	40.05
2018	311 150	97 986	6 221 613	4 271 290	76.05	23.95	59.29	40.71
2019	316 912	102 814	6 604 957	4 756 538	75.50	24.50	58.13	41.87
2020	275 022	79 019	6 168 804	5 043 136	77.68	22.32	55.02	44.98
2021	282 049	74 390	7 216 149	5 377 726	79.13	20.87	57.30	42.70
2022	275 648	65 973	7 305 657	5 576 232	80.69	19.31	56.71	43.29
2023	325 325	76 535	6 639 024	5 843 796	80.95	19.05	53.19	46.81

资料来源：三明市人民政府. 三明市公立医疗机构运行情况报表. http://www.sm.gov.cn/zw/ztzl/shyywstzgg/ygyxbb/.

注：医院表示12家总医院或22家县级以上医院；基层表示基层医疗机构。

（四）医疗保险待遇保障水平提升，基金抗风险能力增强

在医疗保险待遇水平上，2011—2023 年，全市 22 家公立医院城镇职工医疗保险的住院报销比例由 72.26% 提高到 76.09%，个人自付住院费用 12 年仅增加 229 元；城乡居民医疗保险的住院报销比例由 46.25% 提高到 67.93%，个人自付住院费用不增反降 74.47 元。① 根据《福建省卫生健康委员会关于转发三明、南平等地深化改革提升群众就医获得感有关举措的通知》，2018—2022 年城镇职工医疗保险的报销比例从 70.3% 提高到 75.71%、城乡居民医疗保险的报销比例从 59.79% 提高到 67.79%。

三明市医疗保险统筹基金由收不抵支转变为收大于支，医疗保险基金运行的可持续性得到了明显增强。由改革前 2010 年、2011 年 1.44 亿元、2.08 亿元的城镇职工医疗保险基金赤字转变为改革后 2012 年有 2 209 万元的城镇职工医疗保险基金结余、2013 年有 7 517 万元的城镇职工医疗保险基金结余、2014 年有 8 637.48 万元的城镇职工医疗保险基金结余。2012—2020 年全市城镇职工医疗保险基金连续 9 年保持盈余，截至 2020 年年底，城镇职工医疗保险基金累计结余 21.35 亿元，城乡居民医疗保险基金累计结余 2.01 亿元。②

四、经验总结

推动公立医院改革的主要难点在于科学合理且可操作的顶层设计，以及破除现有利益格局的强烈决心。纵观三明市公立医院的改革实践，在管理体制上，实现医药、医疗、医保由一个领导分管，是公立医院改革实现集成、系统推进并取得成效的先决条件。目前三明市公立医院的改革思路、组织模式、创新做法等一些突出特征已经得到较好总结，在

---

① 连漪. 三明：11 次价格调整撬动了什么［N］. 健康报，2024-05-20.
② 环球网. 药费降了医生工资涨了 这座小城经验会全国推广吗 https://baijiahao.baidu.com/s?id=1604382505970023483&wfr=spider&for=pc；人民日报. 三明医改在前行. http://m.cnhubei.com/gundong/p/13924163.html；中国经营报. 中国医改答卷：以人民健康为中心 https://baijiahao.baidu.com/s?id=1703601128782976286&wfr=spider&for=pc.

国家政策层面成功融入全国公立医院改革的顶层设计。

（一）推动运行机制转换是公立医院改革的核心

推动公立医院的运行机制转换，一方面是要尽量使医务人员收入与药品费用脱钩，另一方面还要使医务人员收入与业务、检查等收入脱钩。如果在取消了医院的药品加成政策之后，在公立医院医务人员收入安排上仍然保留了其与检查等收入相联系的做法，或者是在公立医院收入结构上，由政府财政按照公立医院因取消药品加成政策所造成的收入损失的部分比例给予补贴的做法，都将难以有效控制医疗费用快速增长。

在公立医院内部建立新的运行机制，就是要求建立一种激励相容的公益性运行机制，使控制成本、提高质量、改善服务成为促进公立医院高质量发展的内在动力，从根本上解决医务人员的激励问题。

（二）加快药品流通领域改革，取消药品加成，真正破除"以药养医"

三明市通过全面调查、摸排药品的流通领域，发现存在以下现象。一方面，在药品价格形成机制方面，药品企业往往会通过省外企业进行转票，这样省级对药品采购的中标价格可达出厂价格的3~4倍，导致最终患者对药品的支付价格是药品出厂价格的4~5倍。另一方面，在利益分配机制方面，患者对药品的支付价格和药品的出厂价格这二者之间的巨大差额，主要是为部分群体所获得，包括医疗机构、配送企业、医药代表、医生、省外过票公司等。

为此，三明市将解决药品的虚高价格作为治理医药市场混乱局面的切入点，严格执行"一品两规"和"药品采购院长负责制"，从源头上斩断供应商与各环节的利益链条，确保在财政和医疗保险基金无须大幅增加支出的情况下，置换医疗费用增长空间。

（三）深化公立医院薪酬分配制度改革，建立医务人员激励机制

对医务人员而言，只有能够真正地消除其收入与药品费用、检查费

用之间的联系，并将医务人员的合法收入提升至社会合理水平以上，才能让医务人员有动力主动地为患者选择最佳的治疗方案并节约医疗费用。在改革前，医务人员灰色收入仅占到药品价格虚高的一小部分，因此，只要给医务人员收入损失以合理补偿，同时通过整顿、规范等方式重塑药品的流通秩序，总的医疗费用是可以控制甚至是降低的。同时为避免出现"大锅饭"，构建科学合理的收入分配机制，通过建立核定工资总额机制，严格公立医院内部的岗位绩效考核，进而根据服务数量和服务质量拉开差距。

（四）改革公立医院管理体制，落实好政府的办医责任

推动公立医院管理体制改革的关键在于政府要切实履行好"办医院""管医院"的相关职责。履行好政府"办医院"的职责，主要体现在要求政府通过财政补贴、税收优惠等积极的财政政策，对公立医院的基础设施建设、大型设备购置等进行财政补贴与投入，降低医院自我建设的经济负担，并加强对院长的管理。履行好政府"管医院"的职责，主要体现在要求政府建立一整套科学合理、激励相容的综合绩效考核制度，能够充分调动医务人员的工作积极性。

我国医疗市场发展的实践表明，虽然在公立医院实施市场化的改革，会提高医务人员的工作积极性，但是同样也会造成医疗费用的快速上涨，且公立医院运行会逐渐偏离公益性目标。而依靠国家卫生健康委、医保局等部门对公立医院运行进行监管，由于各个部门监管目标有所不同，难以全面有效地反映公立医院的运行绩效。因此只有公立医院真正建立起综合性的绩效考核体系，并且根据实践情况不断调整，才能全面有效地适应、反映自身的整体绩效情况。

（五）制度创新，健全基本医疗保障制度

以调整城镇职工基本医疗保险的统账结合为抓手，通过降低个人账户的划拨比例和增加统筹基金的划拨比例，使统筹基金与个人账户的基金比例回归正常状态；同时同步提高基本医疗保险的统筹层次，做实市

级统筹，充分发挥医疗保险的"大数法则"效应。此外，还应该加大对基本医疗保险基金的征缴力度，做到应收尽收和全民参保，从而增强基本医疗保险基金运行的可持续性。

第二节　深圳罗湖：紧密型城市医疗联合体

一、改革背景

2014 年，深圳市罗湖区一共有 6 家区属医院和 23 家区属社康中心[①]，同时辖区内还有 5 家市属医院、13 家民营医院、25 家市属和民营社康中心。总体来看，罗湖区的医疗机构建设状况存在着功能定位重复、机构之间不协调、医疗设施不配套等诸多问题，在服务内容上，各家医疗机构存在着交叉重叠、竞争激烈的现象，最终导致罗湖区的医疗资源运行效率较低，而且浪费现象比较严重。

2015 年，深圳市以罗湖区为试点，探索建立整合型医疗服务体系，同年 8 月，罗湖区通过整合所有区属医疗机构，成立深圳市罗湖医院集团，构建紧密型医疗联合体。

二、主要做法

（一）组建唯一法人的医院集团，促进医疗资源上下贯通

2015 年，深圳市罗湖区政府开始正式启动医疗服务体系的改革实践。在 2015 年 6 月 29 日《中共深圳市罗湖区委、深圳市罗湖区人民政府关于印发〈深圳市罗湖区公立医院综合改革实施方案〉的通知》正式将构建区域内医疗机构协同发展的服务体系、组建罗湖医院集团作为深圳市罗湖区公立医院综合改革的主要任务。

---

① 在本节中，社康中心指社区卫生服务中心（站）。

罗湖区率先实践紧密型医疗联合体的建设模式，以提升区域内医疗服务能力为发展导向，探索以业务、技术、管理、资产等为联系纽带，根据《深圳市罗湖区人民政府关于同意成立深圳市罗湖医院集团的批复》，通过整合所有区属的医疗机构，成立了一体化、紧密型、唯一法人代表的深圳市罗湖医院集团。罗湖医院集团实行一级法人管理，即罗湖医院集团院长作为一级法人的法定代表人，同时也是罗湖医院集团内部其他医疗机构的法定代表人，不设置二级法人。

在罗湖医院集团内部成立理事会，作为出资人的区政府可以通过委托理事会的形式，行使对重大事项的决策权和管理权。采取理事会领导下的院长负责制，充分赋予罗湖医院集团对自身运营管理的自主权。对管理层的组建一般是由罗湖医院集团的院长负责提名，再最终经过理事会进行聘任、解聘。竭力摆脱行政化的束缚，打破编制壁垒的人事限制，由罗湖医院集团负责对所属公立医疗机构的事业编制进行统一的管理与使用。

罗湖医院集团成立以后，为了进一步提高医疗资源的使用效率、降低医疗费用，结合分级诊疗制度的建设要求以及各医疗机构的功能定位，罗湖医院集团对内部资源进行深化整合。

一方面，推动运营支持体系改革。罗湖医院集团成立12个资源共享中心，根据"服务、人员、绩效考核、招标采购和固定资产一体化管理"原则运行，提高医疗资源的利用率。另一方面，推动行政后勤体系改革。罗湖医院集团成立6个资源管理中心，降低医疗服务体系的整体运营成本。图5-2是深圳市罗湖医院集团的管理共同体结构。

（二）落实政府主体责任，凸显办医公益性

落实政府领导责任、管理责任、保障责任、监督责任。《深圳市罗湖区国民经济和社会发展统计公报》数据显示，从2016—2023年，罗湖区一般公共预算支出中医疗卫生与计划生育支出分别为174 483万元、115 982万元、148 059万元、139 490万元、188 800万元、243 800万元、305 300万元、224 500万元，占当年国内生产总值的比重分别为0.90%、0.55%、0.66%、0.58%、0.79%、0.95%、1.16%和0.80%。

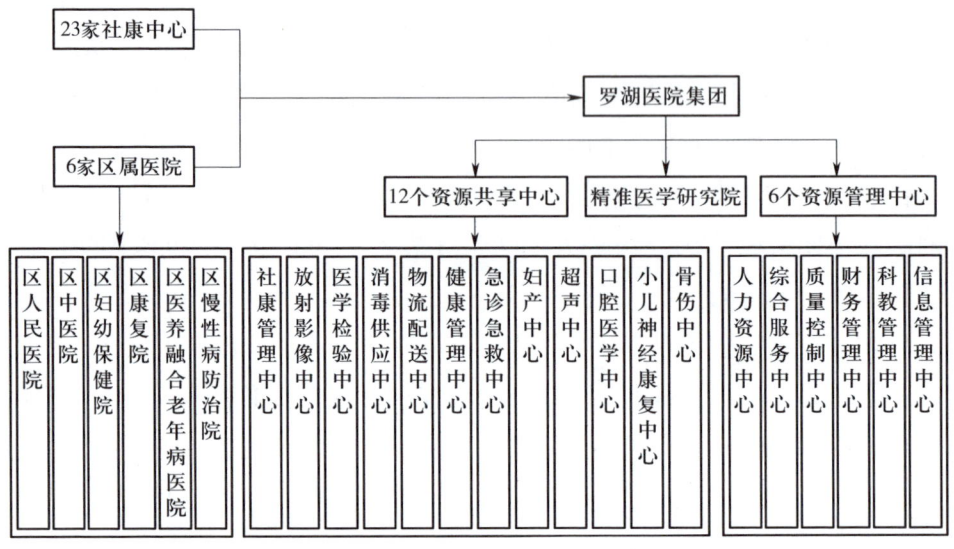

图 5-2　深圳市罗湖医院集团管理共同体结构

（三）改革医疗保险基金管理方式，促进集团主动下沉资源做强社康中心

为提升基层医疗机构的医疗能力与服务水平，罗湖区致力于促进优质医疗资源下沉到基层，实现群众小病不出社区。通过主动调整财政投入结构，从重点支持医院建设为主的财政投入结构逐渐向重点支持社康中心发展的财政投入结构转变，逐年增加财政对社康中心建设的资金投入。

罗湖城市医疗联合体建设坚持政府投入应该逐渐健全"以事定费、购买服务、专项补助"的公立医院运营保障机制，其中，采取"以事定费"的方式，对公立医院所承担的基本医疗服务进行核补，同时政府加强对基层医疗机构发展的政策性引导，逐步形成以基层医疗机构为重点的差异化补偿标准，依托基本医疗保险的经济杠杆功能，促进有序就医格局的实现，分流患者到社康中心进行诊疗；采取"购买服务"或"专项补助"的方式，对医院所承担的公共卫生服务进行核补。图 5-3 是深圳市罗湖医院集团利益共同体结构。

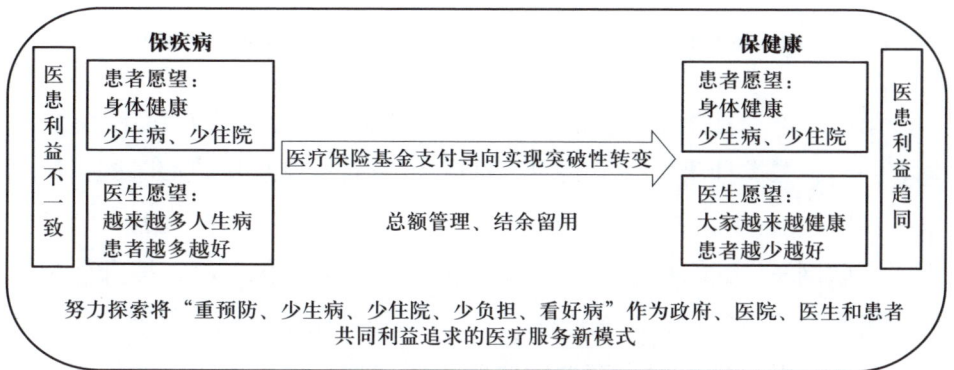

图 5-3　深圳市罗湖医院集团利益共同体结构

创新以健康为导向的医疗保险支付方式改革，构建医疗、医保联动机制。根据《关于印发深圳市试点建立与分级诊疗相结合的医疗保险总额管理制度实施方案的通知》，罗湖医院集团作为试点单位，积极采取以健康为导向的按人头付费制度，具体而言。以上年度参保人平均医疗费用为标准，根据罗湖医院集团的签约参保人数，同时结合人均医疗费用的年度增长情况，科学确定本年度的人头付费标准；实施"总额包干、结余留用、超支自负、合理分担"的管理制度，由深圳市医疗保险部门与罗湖医院集团进行结算。

此外，相关改革制度规定居民可以自由选择就医机构，居民在集团外就医的医疗费用报销由罗湖医院集团从医疗保险总额中支付，促使办医导向从"保疾病"向"保健康"转变，实现医患、医保利益的趋同。图 5-4 介绍了医疗保险基金管理方式助推分级诊疗模式。

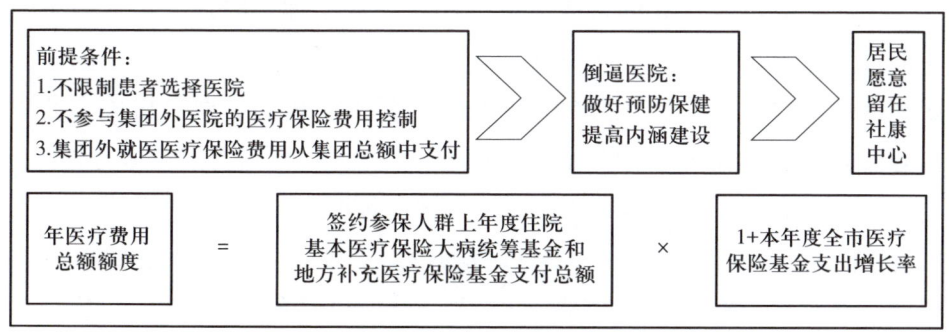

图 5-4　医疗保险基金管理方式助推分级诊疗

（四）做实做强社康中心，构建强大的基层医疗服务网络

第一，推动社康中心发展。一是以街道为单位，加强社康中心建设。建立一类、二类社康中心，致力于打造 15 分钟的基层医疗服务圈；持续改善社康中心的硬件设施环境，促进社康中心服务能力的提升。二是实现"互联网+"赋能社康中心发展。积极利用信息化手段，提升诊断能力，实现"社康检查、医院诊断"。三是增强社康中心用药保障与使用能力。在药品保供应方面，在罗湖医院集团内部，促进各家医疗机构享有一致的药品目录，对于短缺的药品，由集团负责在一天内配置到位，从而解决社康中心用药不全的问题；在患者用药方面，"网络药师"通过移动审方 App，对患者用药进行科学指导，从而解决社康中心用药水平不高的问题。四是优化患者的上转机制，确保患者在社康中心首诊。罗湖医院集团对经过社康中心上转的患者，其一是采取"一免"政策，即免除患者的挂号费；其二是实行"三优先"政策，即对患者的专家门诊进行优先预约、对患者的实验室检查进行优先安排、对患者的住院进行优先安排。

第二，全面推广家庭医生服务。通过聘请国外全科医学专家、实行专科医生轮岗培训、推动专科医生下社康中心等多种方式，将更多的医疗人才与技术引向社康中心，壮大社康中心人才队伍。通过集合罗湖医院集团内部的专科医生、公卫医生等，组建一支强大的家庭医生服务团队，为签约居民提供基本医疗、健康管理等服务。

第三，提供全社会的健康服务。在全民健康理念的指导下，以集团功能社康站的形式将罗湖医院集团的服务范围延伸到全社会。目前，集团功能社康站已经成功入驻到部分场所，例如学校、企业、机关事业单位等。同时根据服务对象的特点，家庭医生团队可以量身定制服务内容。

第四，积极打造"健康社区"。罗湖医院集团通过与街道联动，共同打造"家庭医生工作室"，通过打通家庭医生与社区居民相连接的最后"一米"，为社区居民提供个性化、有针对性的健康教育以及健康干预。

三、取得成效

（一）为深圳市整合型医疗服务体系建设提供实践基础

《中共中央、国务院关于支持深圳建设中国特色社会主义先行示范区的意见》提出，加快构建国际一流的整合型优质医疗服务体系和以促进健康为导向的创新型医保制度。与国内各地开展的医疗服务体系整合的做法相比较，罗湖医院集团这种纵向贯通的一体化整合，既包括三甲医院，也包括社康中心，有益于围绕以人民健康为中心，以基层医疗为基础，能够提供集成系统、连续服务的整合型医疗服务体系，同时罗湖医院集团创新性地探索实施以健康为导向的医疗保险支付方式，有利于为深圳市构建国际一流的医疗服务体系和以健康为导向的创新型医疗保险制度提供相关的经验借鉴。

（二）基层医疗卫生机构的服务能力得到提升，有利于双向转诊

2023年全区共有71家社康机构，初步构建起居民"15分钟步行社区健康服务圈"，社康机构业务用房平均面积增至1 101平方米，比2015年增加122%；社康机构与区属三甲医院的药品目录（1 772种）、检查检验目录（857项）一致；全区社康全科医生人数达到721名，每万人全科医师数达到6.3名，提前实现国家"十四五"规划3.9名的目标。

居民信赖社康中心，基层首诊观念逐渐形成。2014—2019年，集团诊疗量年均增长率达10.24%，其中，集团办社康中心基本诊疗量从53万人次增加至199万人次，年均增长率30.29%，占集团诊疗量的比重从21.01%上升到49.00%；集团所属医院诊疗量从252.26万人次增加到406.12万人次，年均增长率9.99%，占集团诊疗量的比重从78.99%下降到51.00%。2022年罗湖区社康机构诊疗量占区属区管医疗机构总诊疗量的62.4%，位居全市行政区第一，基本实现"小病不出社区"。[①] 同时，

---

① 21世纪经济报道. 社康承担六成诊疗量，深圳罗湖建起15分钟步行社区健康服务圈. https://www.163.com/dy/article/I9CVSM2305199NPP.html.

利用信息化的手段，促进罗湖医院集团内部医院和社康中心双方的信息系统的互联、互通，促使病历信息共享的实现，以及优先挂号、检查、治疗、住院等，有益于双向转诊。

（三）居民的健康素养和健康水平明显提高

居民健康素养水平提升。从2014—2019年，辖区15~69岁居民的健康素养水平从12.97%提高到41.59%，增加了2倍多，其中，学龄前儿童从44.8%上升到72.5%、中学生从24.8%上升到30.23%、企业人群从11%上升到26.67%、公共场所从业人员从16%上升到32.35%、住院病人从9.1%上升到36.27%。在居民健康水平方面，罗湖区传染性疾病的发病率持续降低。相较于2016年，2019年幼儿园手足口病聚集性疫情的报告数降低了86.2%；相较于2017年，2019年水痘发病例的报告数降低了32.9%。2016—2018年，每十万人口中，恶性肿瘤的发病率从289.7人降低到239.8人，下降17.2%；恶性肿瘤的死亡率从40.8人降低到16.2人，下降60.3%。

（四）罗湖医院集团收入结构明显改善

以罗湖医院集团的牵头医院——罗湖区人民医院为例，从医疗保险住院患者的自付比例来看，2017年为13.51%、2018年为13.96%、2019年为12.88%，低于2020年全国城镇职工医疗保险的平均水平15.6%和城乡居民医疗保险的平均水平30.7%。从集团医疗总收入的药品占比、耗材占比来看，2015—2019年，药品占比从33.16%下降到24.40%，下降了8.76个百分点；耗材占比从8.03%下降到7.90%，下降了0.13个百分点。

（五）罗湖医院集团医疗服务能力持续提升

自从罗湖医院集团正式组建以来，所属医疗机构的综合实力得到大幅提升。其中，区人民医院、区妇幼保健院、区中医医院三所医院已经分别成功晋级为三级甲等综合医院、三级妇幼保健院和三级中医医院。

2014—2019 年，罗湖医院集团的三四级手术例数由 2 980 例提升至 1.47 万例，年均增加 2 344 例，年均增长率为 37.60%。同时罗湖区还加大中医药进社区的服务力度，100% 社康机构开展中医药服务，2022 年罗湖区社康中医诊疗服务人次占比为 58.5%，位居全市行政区第一。[①]

四、经验总结

总结罗湖紧密型医疗联合体探索经验，主要有以下启示。

一是改革管理体制，构建高效的"管理共同体"。将区属医疗机构组建为统一法人的罗湖医院集团，同时按照"人员编制一体化、运行管理一体化、医疗服务一体化"原则，成立 12 个资源共享中心和 6 个管理中心，整体提升罗湖区医疗服务体系的管理运营效率。

二是提升基层医疗机构的服务能力，构建以健康为中心的"服务共同体"。将家庭医生签约服务较好融入紧密型医疗联合体建设，构建整合型的医疗服务体系，有效衔接院前预防、院中诊疗以及院后康复，为居民提供全生命、全周期的医疗健康服务。

三是健全基本医疗保险的激励约束机制，形成合理的"利益共同体"。通过罗湖医院集团整体打包支付的方式，创新基本医疗保险的支付方式，健全"总额管理、结余留用、合理超支分担"的激励约束机制，推动罗湖医院集团整体去主动地降低医药费用、提高医疗质量和控制医疗成本。

四是改革薪酬分配制度，建立科学的"责任共同体"。对罗湖医院集团的整体运营情况进行绩效考核，并根据考核结果确定政府的财政补助、集团领导班子的年薪等。对基层全科医生而言，其能够享受与公立医院在编人员同等待遇的保障措施，同时主动将基层工作经历作为医务人员职称评定、职务晋升等的重要内容，通过激励机制设计鼓励优质医疗资源下沉到基层。

---

① 搜狐网. 深圳最大社区医院明年投用，就在罗湖. https://www.sohu.com/a/695421634_100116740.

第三节　安徽天长：紧密型县域医疗共同体

一、改革背景

天长市地处安徽省最东部，为滁州市代管的县级市之一，面积1 770平方千米，下辖14个镇、1个街道办事处、2个省级经济开发区。2023年，全市全年生产总值7 013 917万元，人均生产总值114 513元，户籍人口62.6万人，常住人口61.3万人，常住人口城镇化率73.56%，人口净流出1.3万人；城乡居民人均可支配收入分别为46 526元和28 232元，城乡居民人均可支配收入差距为18 294元。

近年来，天长市医疗服务体系存在着诸多问题。一是医疗机构的趋利行为始终难以得到有效遏制，存在着过度医疗的不良现象。二是从地理位置上看，天长市地处江苏腹地，距离南京城区75千米，距离扬州46千米，这两地优质医疗资源比较丰富，尽管医疗费用较高，但是医疗水平与条件有保障，患者愿意为高质量的医疗服务前往市外就医，天长市的居民外转率长期居高不下，县域内就诊率一直低于80%，医疗保险基金负担较重。医疗保险基金数据显示，改革前全市医疗保险报销费用年均增长20%，而医疗保险筹资年均增长17%，2014年医疗保险基金超支1 000万元，随时面临崩盘的危险。三是医疗机构的功能定位不够清晰，县级公立医院与乡镇卫生院之间存在着相互竞争患者的现象，过度追求医疗收入。2013年，在天长县域内，70%的诊疗量由两家县级医院承担，县级医院一床难求，与此同时全县16家乡镇医疗机构中一些乡镇卫生院病人还没有医生多，医务人员对收入普遍不满意。

天长市紧紧抓住作为全国县级公立医院综合改革试点县（市）的机遇，开始打造"县域医疗共同体"。2015年，根据《安徽省医改办、安徽省卫生计生委、安徽省人力资源社会保障厅、安徽省财政厅、安徽省物价局关于开展县域医疗服务共同体试点工作的指导意见》，提出开展县域医疗服务共同体的试点工作，加快构建"基层首诊、双向转诊、急慢分治、上下联动"的分级诊疗机制，同时选取天长市等15个县作为县域医疗共同体的试点地区。10月，天长市启动县域医疗共同体的改革试点工作，通过顶层设计，以及改革医疗共同体的外部管理体制和内部综合治理机制，促使县域内医疗机构人、财、物的统一。天长市着力重构县域三级医疗服务网络，努力实现"小病不出村、大病不出县"的政策目标。

为总结天长市等地医疗共同体的建设经验，全面推进医疗共同体建设，更好地实施分级诊疗和满足群众健康需求，2017年，《安徽省人民政府办公厅关于全面推进县域医疗共同体建设的意见》从总体要求、工作目标、组织模式、主要任务和保障措施五方面进行了明确。2018年，《安徽省人民政府办公厅关于印发2018年综合医改重点工作及任务清单的通知》，明确将推广县域医疗共同体建设天长模式作为提升县域医疗共同体建设水平，构建具有安徽特色的农村分级诊疗新模式的重要内容。

2019年，安徽省进一步明确县域综合医药卫生体制改革的主攻方向，《安徽省人民政府办公厅关于推进紧密型县域医共体建设的意见》决定在全省37个县市试点打造紧密型县域医疗共同体，天长市作为开展紧密型医疗共同体建设的试点地区，着力推进县域医疗共同体建设的内涵升级，构建整合型的医疗服务体系。

二、主要做法

在天长市，县级公立医院有2家、乡镇卫生院有14家、社区卫生服务中心有2家、村卫生室有163家、民营医院有6家。天长市分别是以市人民医院、中医院、天康医院（民营医院）三家县级医院作为牵头医院，并联合乡镇卫生院和村卫生室，组建3个县域医疗服务共同体，此时不同级别的医疗机构由原先各自为政的"1∶1∶1"竞争关系，转变为县域医疗共同体内部"1+1+1"的合作关系。图5-5是天长市医疗共同体模式。

（一）健全管理体制和治理机制

第一，创新医疗事业发展的管理体制。首先，天长市组建成立了医疗共同体管理委员会（简称"市医管会"），将卫健、编办、发改、财政、人社、市场监管、宣传、公立医院等职能部门的办医权收归市医管会进行统一决策。其次，市医管会再将相关权力，如用人招人、内部机构设置、收入分配等下放给医疗机构。最后，医疗机构实行市医管会领导下的院长负责制。

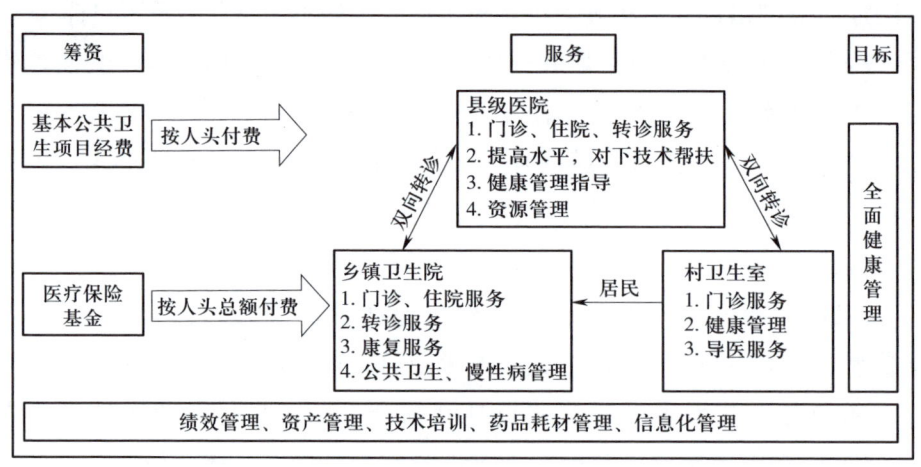

图 5-5 天长市医疗共同体模式

第二，推动县域医疗共同体的治理体系不断完善。根据医疗机构的现实需求和发展现状，在全县范围内共设计"人民医院医疗共同体""中医院医疗共同体"和"天康医院医疗共同体"三个县域医疗共同体，其中，每个医疗共同体都是由一家县级医院加上若干家乡镇卫生院和村卫生室组成，但是在医疗共同体内部，各家医疗机构仍然保留着独立的法人代表，具有相对独立的管理权。

在市医管会的领导下，由每个县域医疗共同体的牵头单位负责与其成员单位正式签订相关的合作协议，并组建集体的决策机构——医疗共同体理事会，负责决定医疗共同体的重大事项。对每个县域医疗共同体而言，主要是在医疗共同体理事会的直接领导下，采取分院院长负责制，由一名理事长和若干名理事共同组成。

其中，关于理事长的候选人确定方案，采取由医疗共同体理事会先行推荐的做法，但需要经过县级卫健部门的正式任命才能最终确定，一般是由县域医疗共同体牵头单位的院长负责担任，享有重大决策权以及基层医疗机构负责人的推荐权、分配权等；关于理事的候选人确定方案，采取由理事长先行推荐的做法，但需要经过乡镇党委的正式任命才能最终确定，一般是由县域医疗共同体成员单位的负责人担任，享有重大决策的参与权、领导层的推荐权等。图5-6是天长市县域医疗共同体的治理结构。

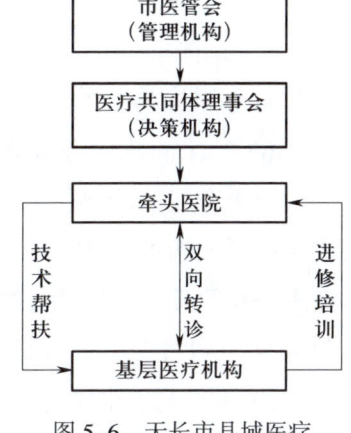

图5-6　天长市县域医疗共同体的治理结构

第三，推动县域医疗共同体内部考核机制的统一。对基层医疗机构的年度考核方案，一般由牵头医院负责统一制定。根据年度考核结果，再决定政府财政补助、基本公共卫生服务经费对基层医疗机构的资金投入。关于紧密型医疗共同体的考核细则以及公立医院院长年薪制的考核办法，一般由市医管会负责统一制定，重点考核"改革效果核心指标、管理创新、能力提升、大健康管理"四项内容。

（二）改革医疗保险支付方式

天长市医疗共同体实行按人头总额预付的医疗保险支付方式，重塑医疗共同体激励机制，促进县域内形成合理就医秩序。将参保人头费用全部纳入预算基金，其中，5%为调节基金，95%为医疗共同体预算基金。医疗共同体预算基金主要用于支付基本医疗保险补偿政策中规定的所有合规医疗费用，一般包括预留基金和预拨基金两部分。

预留基金主要由三部分组成：（1）大病保险基金，由医保中心直接拨付给商业保险公司进行使用；（2）市外就医补偿基金，由医保中心与患者直接进行结算，市外就医补偿基金的赤字要从调节奖惩基金中进行扣除，市外就医补偿基金的结余可用于对医疗共同体成员单位的奖励；（3）调节奖惩基金。

预拨基金一般包括医疗共同体预算基金扣除预留基金后的剩余部分，

由牵头医院管理，根据医保中心制定的分配计划，牵头医院按季将预拨基金分配给医疗机构，年底进行最终结算，超支部分由牵头医院自行承担。关于预拨基金的结余，一般是由牵头医院、乡镇卫生院、村卫生室按照6∶3∶1的比例进行分配。

积极开展临床路径管理与按病种付费。2017年，市人民医院开展临床路径管理的病种为271个，实行按病种付费的病种为277个；中医院开展临床路径管理的病种为172个，实行按病种付费的病种为172个。将医疗费用转变为医院成本，倒逼医疗共同体主动遏制医疗费用的不合理增长。

2019年天长市医保局组建以后，按照"三医联动"的要求，更加强调付费方主动发挥基本医疗保险基金对紧密型县域医疗共同体的正向激励作用。

第一，探索谈判机制，优化预算管理。首先，完善县域医疗共同体包干基金的总额预算方案。市医疗保险部门将上年度县域医疗共同体对基本医疗保险基金的使用情况作为基准，同时综合考虑每个县域医疗共同体服务人群数量、历史医疗支出、医疗服务质量、绩效考核结果等相关因素，与卫健、县域医疗共同体等通过开展协商谈判的方式，对本年度每个县域医疗共同体包干基金的预算总额进行确定。其次，开展二级预算。在每个县域医疗共同体内部，根据各家成员单位上年度医药费用实际获得的补偿情况，由牵头医院负责制定各家成员单位的二级预算，同时在市医保中心进行备案。牵头医院必须保证在每个季度基本医疗保险基金到账的10个工作日内，完成对各家成员单位的基金拨付。最后，实施绩效管理。根据每个县域医疗共同体的考核结果，市医疗保险部门负责与牵头医院进行年度决算。在每个县域医疗共同体内部，根据每家成员单位的考核结果，牵头医院负责与各家成员单位进行年度结算。

第二，改革基本医疗保险的支付方式。一是做好按病种付费。针对公立医院新增加的临床路径管理病种，如果是符合基本医疗保险报销政策的临床路径管理病种，则市医疗保险部门同步实施按病种付费。二是探索区域总额预算管理的DRG付费。为做好开展DRG付费的前期准备工作，一方面，市医疗保险部门通过与市卫生健康委在病案首页质量、病案首页报告制度、数据质量评估检查制度等方面进行合作，提高医疗机构的数据质量；另一方面，由全市医疗机构的病案管理部门牵头，将全市近三年病案首页的第一诊断、主要手术操作方式、住院人次与医疗费用等按年度分类汇总，同时进行初步分析。

第三，创新医疗保险经办管理，推动公共服务持续下沉与前移。首先，推动基本医疗保险公共服务网络不断完善。通过完善镇、村两级的经办服务体系，同时注重充分发挥镇、村两级主体的特殊优势，如联系广、渠道多、信息灵等，实现基本医疗保险公共服务网络对镇、村的全覆盖。其次，推进基本医疗保险业务持续下沉。按照国家、省对紧密型医疗共同体建设的整体要求，在每个县域医疗共同体的牵头医院内部成立专门的医疗保险部，负责基本医疗保险基金的预算、拨付、考核、分配等。最后，推动基本医疗保险公共服务职能前移。按照"放管服"的整体要求，市医疗保险部门将基本医疗保险的部分公共服务职能，如异地就医转诊转院备案、慢性病审核等下放至县域医疗共同体。

第四，加强基金监管，确保基金安全。在内部监管方面，为加强县域医疗共同体对基本医疗保险基金的自主管理，规定县域医疗共同体对各家成员单位的基本医疗保险基金使用情况的监管责任。在外部监管方面，市医疗保险部门通过采取多种医疗保险基金监管方式，对全市所有的定点医疗机构进行全面检查。

（三）建立"基层首诊、双向转诊"的分工协作机制

第一，推动牵头医院与三甲医院建立良好的技术合作关系。对于超出县域医疗共同体的救治服务能力的患者，可以通过邀请外院专家的方式，对牵头医院的医务人员进行专项技术指导，在提高县域患者就诊率的同时减轻患者的就医负担，同时还有利于整体医疗服务质量的提升。此外，在服务内容上，县域医疗共同体内各有侧重。市级医院重点做好治重病、治大病。市人民医院创建了卒中、胸痛、肿瘤等"六大中心"，特别是利用世界银行项目资金建成肿瘤专科和精神专科；市中医院则利用中医自身优势，组建高血压等慢性病管理、健康促进、康复和中医适宜技术等中心基地。

第二，推动牵头医院对乡镇卫生院进行全方位的帮扶。首先，建立县域医疗共同体内部的双向转诊机制。科学设计转诊范围，对收治的病种目录、上下转诊的病种清单等，在各级医疗机构中予以明确。由牵头医院负责与各家成员单位签订双向转诊协议书，开通双向转诊的绿色通道。其次，建立县域医疗共同体之间的转诊机制。允许县域医疗共同体之间根据自身服务强项互转患者，同时不得小病大治。最后，建立有效的帮扶机制。一方面，在县域医疗共同体内部，县级医院、乡镇卫生院、村卫生室形成"1+1+1"的合作关系，牵头医院选派知名专家、临床科主任和主治医师组成专家团队入驻乡镇卫生院，定期（逢赶集日）开展查房坐诊、技术指导等。另一方面，利用牵头医院的医疗技术与管理服务能力，乡镇卫生院积极提升自身的服务能力，重点加强儿科、妇产科、康复医学科等特色科室建设，实现特色专科的业务增长，提升基层的诊疗服务能力。

第三，注重积极发挥村卫生室作为健康"守门人"的作用。一方面，按时足额发放相关经费。按时将基本公共卫生经费、药品零差率补助、家庭医生签约服务补助、一般诊疗费补助等相关资金发放到村卫生室，并针对乡村医生探索制定养老、到龄退出乡村医生补助等有关政策。同时积极推动中医药服务在基层的全覆盖。另一方面，加强基层医疗机构建设。实施"三年行动计划"，建设、完善村卫生室的基础设施。

（四）从医疗共同体到健康共同体

近年来，天长市的医疗事业发展逐步实现由疾病治疗服务向健康管理服务的不断拓展，通过构建由县到村的三级健康服务网络，致力于为居民提供预防、诊疗、康复的全过程、全周期服务。从2016年起，天长市谋划将县域医疗共同体建设向疾病预防和慢性病管理方向倾斜，主要以高血压、糖尿病等慢性病为切入点，对高血压和2型糖尿病患者，由政府统一免费发放基本药物，一月一发放、一月一随访。同时发挥家庭医生签约服务团队作用，做实履约内容，将慢性病管理有效率作为医疗共同体绩效考核标准。

基于健康共同体，天长市人民医院在2020年专门针对高血压、糖尿病和慢性阻塞性肺疾病（简称慢阻肺）三种疾病制定相关科研工作方案，希望在安徽甚至全国范围内推广医疗共同体内慢阻肺诊疗指南，对收治范围、诊疗流程以及康复跟踪等制定具体的要求。比如，乡镇卫生院、村卫生室收治慢阻肺应该符合怎样的标准，遇到什么情况需要上转到牵头医院，康复期下转回去做什么等。天长市基本公共卫生经费也每年预拨到两家医疗共同体牵头医院，按照"先预拨、后结算"的原则，制定基本公共卫生服务资金包干分配和使用考核政策，实行预拨、考核、结算制，经费结算与项目任务完成情况和家庭医生签约服务工作挂钩。

（五）构建统一的信息中心

为促进医疗资源的共享、数据信息的互通、检查结果的互认，天长市针对县域医疗共同体的所有成员单位建立五大信息中心，包括检验、影像、消毒、病理和心电信息中心，一方面，乡镇卫生院、村卫生室能够及时获得来自牵头医院所提供的技术指导；另一方面，能够在县域医疗共同体内部，促进各家医疗机构的学习与交流。

（六）统一县域医疗共同体的人才管理

一是实现全市医疗人才管理机制的统一。为盘活编制资源，在全市范围内统筹已有的编制存量和闲置的编制数量，继而形成"编制周转池"，在制度上为医疗人才的县域流动提供了保障。二是实现对县域医疗共同体内部人员的统一安排、调配与管理。通过在牵头医院预留3%的人员位置、在乡镇卫生院预留5%的人员位置，用于县域医疗共同体内部的对下帮扶、向上培训。三是实现县域医疗共同体内部人员绩效考核办法的统一。根据相关的考核结果，确定对应的财政补助标准、基本公共卫生服务经费拨付。

三、取得成效

（一）基本实现居民"小病不出乡、大病不出县"的改革目标

天长市致力于通过紧密型县域医疗共同体的医疗服务体系改革，推

动县域内各级医疗机构之间形成真正有效的双向分级转诊机制。同时积极借助付费方——基本医疗保险政策改革，如待遇保障水平调整、医疗保险支付方式改革等，促使居民愿意在县域内就诊看病。在县级层面，天长市财政对两家公立医院的投入逐年增加，由改革前的每年 500 万元，增加到 2020 年的 2 898 万元（其中中央财政 300 万元、省级财政 598 万元、本级财政 2 000 万元）。2020 年，县域内的就诊率达到了 90.5%，基层诊疗量的占比达到了 65%，基层医疗机构县域内的医疗保险基金占比达到了 15.82%，初步实现了"小病不出乡、大病不出县"的公立医院考核指标。

（二）医务人员的收入水平明显提高

医务人员的收入水平明显提高。2016 年天长市医务人员薪酬已经占到医院总收入的 36%，医务人员年均收入与 2012 年相比翻了一番，两家公立医院院长的年薪也分别达到税后 35 万元和 37 万元。具体而言，2012—2016 年，市人民医院的医务人员的人均年收入由 7.1 万元增加到 12.6 万元，年均增加 1.38 万元，年均增长率为 15.42%；中医院的医务人员的人均年收入由 5.8 万元增加到 11 万元，年均增加 1.30 万元，年均增长率为 17.35%。天长市从 2015 年起实行市直两院院长年薪制，院长年薪与医疗共同体绩效考核挂钩，两院院长考核后年薪接近 50 万元，充分调动了院长工作的主动性，院长负责制得到了很好落实。2018 年两家县级医院医务人员平均工资分别达 14.4 万元和 12.8 万元，较上年均增长 1.2 万元。[①] 对于医务人员而言，这不仅能够有效调动工作积极性，还能够明显提升工作满意度。

（三）医疗保险支付方式改革带动医疗服务能力提升

通过医疗保险支付方式改革，天长市人民医院医疗共同体市外医疗保险基金支出占比从改革前的 30% 下降至 2021 年的 24.6%，实现市外基金结余 354 万元。2021 年，医院 DRG 入组覆盖率达 99.49%，高倍率

---

① 健康报网．医共体绩效考核 成员单位都好才行．https://m.thepaper.cn/baijiahao_4744923．

病例从 7.28% 下降至 2.74%，低倍率病例从 6.49% 下降至 3.58%。平均住院日同比下降 8%，次均费用同比下降 6%，四类手术占比达 17%。改革后天长市人民医院医疗共同体内患者住院实际报销比例维持在 70% 以上，其中，2021 年达到 71.25%，通过紧密型医疗共同体建设，医疗共同体医疗服务能力不断提升，医疗共同体内城乡居民住院县域内就诊率在 90% 以上。①

从医疗服务供给的角度，总结提炼天长市县域医疗共同体改革的实施成效。县域医疗共同体自下而上可以分为三个层级：村 – 乡镇 – 县；三个节点：村卫生室 – 乡镇卫生院 – 牵头医院。以"市中医院 – 新街镇卫生院 – 村卫生室"这个县域医疗共同体为例，总结其服务内容与服务效果，如图 5-7 所示。

医疗机构	服务内容	服务效果
市中医院	·享有管理权、经营权、分配权 ·统一管理基层医疗机构和所属村卫生室 ·上联三甲医院，努力把患者留在县域内 ·下联乡村，将小病转向基层：会诊指导和驻点帮扶	·加大对基层的帮扶力度，体现在培训次数、远程会诊次数、经费和设备支持上 ·2016 年上半年外转率控制在 8% 以下，为居民节省外出就医费用 200 余万元（不含交通住宿费用）
新街镇卫生院	·落实分级诊疗，实现双向转诊 ·安排病人上转、下转，接收村卫生室转诊病人 ·承担常见病诊疗与疾病康复期治疗、护理 ·协助村卫生室开展家庭医生签约服务 ·定期参加县域医疗共同体培训学习，提升技术能力	·医疗技术水平上升，很多手术可以在乡镇卫生院完成操作 ·基本实现小病不出镇，镇外住院率由 2014 年的 83.46% 下降到 2017 年的 68.55% ·强化乡村医生导诊能力，为县级医院就医提供绿色通道 ·医疗保险报销水平提高，2017 年新型农村合作医疗住院实际补偿率达 90% ·患者和医务人员满意度上升
村卫生室	·接受来自县级医院的对口帮扶 ·政府为村卫生室配置房屋、设备、人员 ·参加由牵头医院举办的培训班，每年至少参加两期 ·开展家庭医生签约服务，加强慢性病健康管理 ·免费药物发放与居民健康档案管理 ·执行双向转诊制度	·村卫生室的医疗服务能力得到提升 ·居民健康档案的建档率明显上升 ·家庭医生服务的签约率有所提高 ·对老年人、慢性病患者实行规范化管理，管理率提高

图 5-7 县域医疗共同体改革的实施成效

① 安徽省医疗保障基金管理中心.〔优秀案例〕滁州市天长市：从医保端发力，助推医共体服务管理. https://ybj.ah.gov.cn/ztzl/ahsybjjglzx/tszs/147988831.html.

四、经验总结

天长市从 2015 年启动县域医疗共同体改革，始终坚持"三医联动"的方向，致力于打造"管理""责任""利益""服务"四个共同体，推动医疗资源的统一管理，在某种程度上初步实现了以居民健康为中心和"医、保、患"三方互利共赢的农村基层医疗服务体系综合改革。

通过对天长市医疗共同体的总结和分析，可以得出如下启示。

第一，在县域医疗服务体系深入改革实践过程中，政府的顶层设计应该发挥着不容忽视的主导作用。要想重新塑造县域医疗服务体系、深入推进县域医疗共同体改革，必然是要涉及"医、保、患"等相关主体利益的重新分配，单凭某一主体的一己之力是难以实现的。针对县域内的医疗资源配置不合理、群众就医无序等问题，天长市采取"自上而下"的方式推进改革，利用集成、系统的观念去设计县域医疗共同体的整体架构，以提高医疗服务体系改革政策执行者的积极性，执行好政府的顶层设计。

第二，推动县域医疗服务体系的体制机制改革，是建设县域医疗共同体的重要基础。天长市改革管理体制，组建专门的医疗管理部门——市医管会，实现医疗管理权的统一，主要负责医疗管理与监督，同时在医疗机构实行市医管会领导下的院长负责制，促使医院也具有一定的管理自主权。同时围绕县域医疗共同体的建设，建立财政补偿、政事分开、考核管理以及医保惠民四个配套机制，促使县域医疗共同体高效运行。

第三，县域医疗服务体系改革的关键在于采用渐进式改革，同时坚决补齐医疗服务体系的短板，不能期望一蹴而就、一步到位。真正健全双向转诊机制，天长市根据县域内三级医疗服务体系的功能定位与服务能力，制定了不同级别医疗机构的收治病种目录。

第四节　云南云县：医防融合路径探索

一、改革背景

云南省临沧市云县为国家级贫困县（现已脱贫），在改革前面临着医疗卫生资源不足、医疗卫生体系服务能力差、医疗保险基金穿底的困境，加之交通不便，使得医疗卫生服务可及性较差，居民的健康需求难以满足。云县从2012年开始推动县人民医院和县中医院的资源共享、人员流动，从2014年开始进行县乡村一体化改革，逐步实现对县人民医院、中医院、各乡镇卫生院的行政、人员、绩效考核、财务、设备、药品、业务、技术培训的统一。在人力资源管理方面，实现"乡编县管、县管乡用、乡管村用"的人事管理制度，落实医疗共同体的用人自主权，建立医疗共同体内人员的柔性流动机制。在筹资机制方面，财政补助、公共卫生经费、医疗保险基金全部打包给医疗共同体统筹使用，医疗保险基金"总额打包、结余留用、超支自担"。在服务供给方面，将医疗机构、公共卫生机构都纳入医疗共同体，推动公共卫生与医疗、医保服务体系融合协同机制的建立。云县作为曾经的全国592个贫困县之一，出台了一系列医防融合的政策，促进了县域内的医防融合，提升了居民的健康水平。

二、主要做法

（一）成立一体化管理机构，对县域内医疗卫生机构进行统一管理

从纵向的机构设置来看，在政府层面设立医疗共同体管理委员会，在卫生健康局设立医疗共同体管理委员会办公室，在医疗共同体总医院设立医疗共同体管理中心。医疗共同体管理中心管理县域内公共卫生机构和医疗机构，包括云县人民医院、云县中医医院、云县疾病控制中心、云县妇幼保健计划生育服务中心、乡镇卫生院（以及乡镇卫生院下的村

卫生室）、民营医院和诊所，由医疗共同体统筹县域内公共卫生及医疗机构的发展。在行政管理、人员管理、绩效考核、财务、设备、药品、业务、技术培训等方面进行统一部署和管理，从组织层面，将县域内的医疗机构和卫生机构纳入医疗共同体中，方便资源调配、流通以及不同机构之间职能的梳理和定位。

（二）建立健康管理中心，以统筹县域内疾病预防与管理工作

云县健康管理中心下设慢病健康管理中心、基本公共卫生服务办公室和家庭医生签约服务办公室。健康管理中心统筹负责整个县域内的基本公共卫生和家庭医生签约服务，并对乡镇卫生院的公共卫生服务和家庭医生签约服务进行管理指导。同时，云县加强医疗机构医生在疾病预防方面的意识，并从医生的绩效考核机制入手，逐渐破除工作量、医院收入与医生薪酬相挂钩的医生收入机制。云县将县域内某种疾病的发病率、县域内病人外转率纳入医生绩效考核体系，建立以县医院科室为技术核心进行指导、乡镇卫生院能力逐渐提升的服务供给模式，创造性地构建医生为整个县域居民健康状况以及医疗服务水平负责的机制，改变医生之前只关注疾病诊治、轻视居民健康管理的行为模式。

（三）将财政补助、公共卫生经费、医疗保险基金统筹为医防融合资金

在筹资体系层面，将多种筹资渠道的资金整合使用，提升资金的使用效率。云县将财政补助、公共卫生经费、医疗保险基金全部打包给医疗共同体统筹使用，其中医疗保险基金"总额打包、结余留用、超支自担"，实行"按月预结、指标考核、综合决算"的结（决）算办法，公共卫生经费实行二次预算。云县人民医院、中医院和乡镇卫生院在职在编人员财政补助经费由县财政局审核后将资金统一拨付到医疗共同体指定银行账户，乡村医生财政补助经费由县卫生健康局审核后将资金统一拨付到医疗共同体指定银行账户，财政补助人员经费资金统一拨付给医疗共同体总医院，由医疗共同体总医院按资金性质和用途统筹分配使用。

(四)在人力资源配置体系层面,实行"编制打包"以提升效率

云县将各个医疗机构的编制统一打包给医疗共同体使用,将云县疾病预防控制中心、云县妇幼保健计划生育服务中心、云县爱华镇社区卫生服务中心、十二乡镇卫生院共15个医疗卫生机构528个编制打包成一个一类包,云县人民医院、云县中医院两个医疗卫生机构共351个编制打包成一个二类包,一类包和二类包统一交由县卫生健康局管理调配使用。云县医疗共同体通过多种方式提升医务人员素质及能力,如落实医疗共同体用人自主权,建立"乡编县管、县管乡用、乡管村用"的人事管理制度,建立县医院不同科室与乡镇卫生院间的轮岗制度等,促进乡镇卫生院技术水平和能力的提升,为乡镇卫生院提供公共卫生及医疗服务打下坚实基础。

(五)在信息系统层面,研发"医疗共同体融合平台"实现信息互通

在信息系统层面,构建集合县域内居民健康信息的信息系统,并促进医疗卫生机构间的信息互通与共享。研发"医疗共同体融合平台",实现县域内基本医疗信息、健康档案、家庭医生签约服务以及医疗卫生服务供需双方基本信息、服务供给情况、费用情况等信息互通互认。该系统将不同层级医疗机构的信息进行整合,有利于医疗共同体统筹掌握县域居民的健康情况以及居民对医疗服务的利用情况,为县域进一步确定医疗卫生事业发展重点、制定医疗卫生政策提供支持。

三、取得成效

(一)在医防融合服务供给方面优化了居民医疗服务利用行为

云县通过建立服务项目清单、加强对乡镇卫生院医疗服务和诊疗行为监督的措施和手段,规范乡镇卫生院的诊疗行为,减少过度医疗,保

障了居民的健康水平。由图 5-8 与图 5-9 可以发现，在 2018 年实行了相关措施后，乡镇卫生院（各分院）门诊量和住院量开始降低。

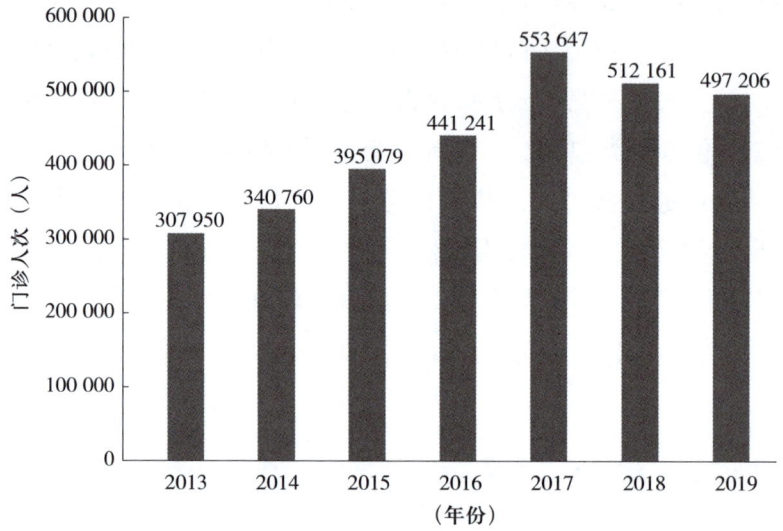

图 5-8　2013—2019 年云县乡镇卫生院年度门诊量

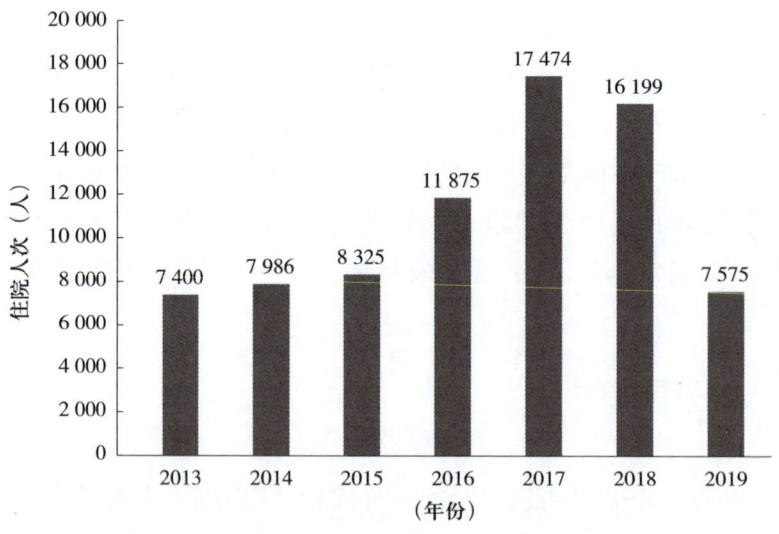

图 5-9　2013—2019 年云县乡镇卫生院年度住院量

（二）通过医防融合资金的打包措施，提升了公共卫生资金使用效率

通过医疗保险基金、公共卫生经费和财政拨款打包，破除了财政与编制嵌套的桎梏，缩小了编制内外人员差异，推动了县域内编制制度的改革和预防工作的进展。云县将财政拨款打包作为编制改革的过渡方式，通过将财政拨款直接拨付给医疗共同体作为工资总额的一部分，而非拨付给在编职工，在医疗共同体内逐渐淡化了编制概念，推动了编制改革。同时，将基本公共卫生经费打包并按照县域内不同区域提供基本公共卫生服务的成本差异和实际开展情况进行二次预算，在一定程度上弥补了国家按照人头拨付基本公卫经费时未考虑地区、交通等因素的局限性，提升了基本公共卫生资金的使用效率。

（三）通过人力资源的整合提升了医防融合服务供给能力

通过整合县域内存量人力资源，破除了基层医疗机构人才短缺、能力不足的发展困境，提升了县域提供优质公共卫生服务和医疗卫生服务的能力，有利于促进医防融合。明确岗位职责和能力要求，实行竞聘上岗，有利于形成竞争，提升医务人员的岗位胜任力，同时保证医疗共同体内所有人员可以在医疗共同体内流动，优化人力资源在县域内的配置，提升人力资源的利用效率。

四、经验总结

云南省临沧市云县的医防融合模式通过在组织管理、服务供给体系、筹资体系、人力资源配置体系与信息系统等方面的路径探索，对于地区医疗卫生资源配置、居民医疗服务利用行为与健康结果等方面都产生了较好的效果。

通过对云县医防融合的总结和分析，可以得出如下启示。

第一，从组织管理与服务供给层面来看，医疗服务机构和公共卫生机构属于两个系统，在筹资、职能定位等方面都存在差异，因此需要建

立统一的组织，从横纵两个维度推动城乡医疗卫生机构之间的协同融合。同时，需要通过建立统一的组织和机构，从顶层高位推动卫生健康、医疗保险、人力资源社会保障等不同部门之间的协同。在组织管理层面融合的基础上，明确医疗机构在提供公共卫生服务中的职责，加强医疗保险对两类机构融合协同的支持。同时，将居民健康状况以及健康提升程度纳入对于医生和科室的考核，促进医生服务供给行为的转变。

第二，在医防融合筹资机制改革方面，积极推进医疗保险参与公共卫生与医疗服务的融合协同，建立清晰高效的医疗卫生服务筹资与支付机制，明确多层次筹资与支付原则、标准与方式，提高公共卫生与医疗服务的筹资效率与运行效果，激发医疗卫生服务需求。改变医疗保险基金单纯为医疗机构筹资的局面，发挥其在促进整个区域居民健康水平方面的作用，提升其在预防方面的效益。一方面，要将医疗保险基金拨付给整个县域医疗共同体，在"总额拨付，结余留用，超支不补"的政策下，改变医院以及医生过度诊疗的行为，减少医疗保险基金的消耗；另一方面，要划拨部分医疗保险基金作为"医防融合工作经费"给医疗机构，由医疗机构向疾控机构购买公共卫生服务，在加强医疗机构提供公共卫生服务职能的基础上，解决疾控机构在筹资方面的问题。

第三，在人力资源方面，促进两个体系人力资源整合与协作，均衡公共卫生机构与医疗机构、基层医疗卫生机构与医院的人力资源分配，建立公共卫生与医疗服务间的人才流动与交流机制，改革薪酬制度，充分激发医疗卫生供给侧的主动性与创造性。相关的模式主要有两种：一是在县域医疗共同体建设的背景下，通过编制打包、财政经费打包等方式，突出县域医疗卫生机构人员"医共体职工"的身份，弱化编制差异、机构差异，促进不同机构之间的人员流动与协作；二是通过开展医防融合项目，明确医疗服务与公共卫生机构的职责，促进两个体系之间人员的协作。

第四，在信息系统互联互通方面，公共卫生机构、基层医疗卫生机构以及医疗机构之间应当建立管理协作的信息互联互通机制。各层级的医疗卫生机构的合作以及信息共享应当贯穿健康管理始终，其中包括疾病的检测与管理、引发公众及媒体的意识、进行健康教育等，明确提供信息的方式、信息交换渠道以及信息共享种类。在信息共享方面进行合作，建立不同层级、不同类型医疗机构常态化的协同机制，借助现在已经广泛进行的医疗联合体、医疗共同体建设等工作，加强医疗卫生体系间的融合协同。

2014 年习近平总书记在江苏镇江调研期间，在了解农村医疗卫生事业发展和村民看病就医情况时强调"没有全民健康，就没有全面小康"。从 2009 年我国启动医药卫生体制改革以来，"公立医院改革""城市医疗联合体""县域医疗共同体""医防融合"是政府推动医疗服务体系改革的重要内容，各地也涌现出一大批医疗服务体系改革的典型案例。在中央政府有关医疗服务体系的改革方向确立之后，三明市公立医院改革、罗湖区医疗联合体建设、天长市医疗共同体建设和云县医防融合探索，是地方政府结合自身实际情况所进行的创新性探索。

总结四地经验，可以发现，推动医疗管理体制统一、坚持"三医联动"、构建"医防协同"的整合型医疗服务体系、实现以人民健康为中心，是深化医疗服务体系改革的关键内容，提高医疗质量、降低医疗成本和提升健康水平是我国医疗服务体系改革的最终目标。

第六章
医疗服务体系改革的国际经验

一套完善的医疗服务体系需要经历几十年甚至几个世纪才能形成，而且医疗服务体系不是一成不变的，需要随着经济社会的持续发展以及医疗服务技术的更新换代，不断地变革与优化。世界上不存在一套最优的医疗服务体系，只存在适合于本国基本国情、发展基础条件和民生保障需要的医疗服务体系。各个国家的经济社会发展状况、文化政治背景等多层次因素均会显著影响其医疗服务体系的形成与发展。欧美及东南亚的一些国家经过长时间的探索和改革，现今已经建立了相对科学的医疗服务体系。通过借鉴这些国家的经验，有助于我国医疗服务体系的变革与优化。

本章选取了国际上最典型的四类医疗服务体系——以美国为代表的市场主导型医疗服务体系、以英国为代表的政府主导型医疗服务体系、以德国为代表的社会主导型医疗服务体系、以新加坡为代表的双轨并行型医疗服务体系，通过梳理与分析这四类医疗服务体系的历史沿革，以及在筹资、供给、支付和监管等方面的特征，期望为我国的医疗服务体系改革提供国际经验。

第一节 以美国为代表的市场主导型医疗服务体系

美国是一个位于北美洲中部的多民族、多人种、多宗教、多文化的联邦制宪政共和国，共有50个州和1个特区，国土面积为937万平方千米，2024年人口约为3.36亿人。两次世界大战的爆发确立了美国作为世界超级大国的地位，至今，美国一直保持着世界强国的地位。2023年，美国的国内生产总值（GDP）总量达到了27.36万亿美元，约占全球GDP总量的25%，排名蝉联全球第一。美国的经济体系较为独特且复杂，其中医疗产业在经济和就业方面都发挥着重要的作用，每年的医疗总费用占GDP的比例近20%，而且这个比例还在不断增长。尽管美国有巨额的医疗支出，但它却是唯一一个没有实现全民医疗保险覆盖的发达国家。美国主要依赖私人部门筹集医疗卫生经费、购买和提供医疗卫生服务。

美国的医疗服务体系是全球最具有市场导向性的医疗服务体系，它是自由主义经济学的一个典型代表。美国政府在医疗服务和药品供给与支付方面仅承担有限的责任，主要负责制定法律法规、提供医疗基本保障及监督管理。与此同时，商业机构通过市场机制调整医疗服务价格和医疗服务供需关系。

一、历史沿革

美国的第一家医院于1713年在费城建立，当时建立该医院的初衷是帮助平民缓解其住宿困难。而美国第一家真正意义上致力于治疗疾病的医院则要追溯到1751年建立的宾夕法尼亚医院。最初，这些医院均是由私人建立的非营利性机构，主要是为了向那些身患疾病需要医疗救助的患者提供帮助。到了1789年美国联邦政府正式成立以后，美国国会决定强制扣除一部分海军工资用来建立专门海军医院，政府开始逐渐介入医疗领域。19世纪初，美国各州政府开始关注医疗保健机构的建设，其中包括成立精神卫生机构和为因工致病的员工提供医疗服务的诊所。到了19世纪末，随着美国经济的飞跃式发展、工业化和城市化的不断推进，人们开始更加注重健康与医疗问题。1912年，一位美国总统候选人首次提出建立全民医疗保险体系的构想，并强调社会保险制度的重要性，其中包括医疗保险。他认为，国家的强大与人民的健康息息相关。然而，由于该总统候选人未能当选，全民医疗保险计划就此搁浅。

到了20世纪20年代末，德州开始实施蓝十字计划，规定达拉斯市内学校的老师平均每个月只需向贝勒大学医院支付50美分，当他们患病需要住院时就能够享受21天的免费医疗服务。蓝十字计划的实施也催生了主要提供医师门诊治疗的保险服务——蓝盾计划。然而，当时美国内忧外患，不仅国内经济处于大萧条阶段，第二次世界大战的爆发也使得美国自顾不暇，因此全民医疗保险计划被搁置。

第二次世界大战结束以后，随着医疗技术的不断进步和社会经济的快速发展，人们对健康问题的关注日益增加，促使商业保险在美国蓬勃发展，并成为主流的保险形式，到1955年，参加商业保险的人数就达到了1亿多人（市场份额超过55%）。但是，为了降低风险，私人商业保险"歧视性"地选择那些年富力强的公民作为其保险对象，却选择性地规避了残疾人、老年人和穷人。直到1965年，美国国会宣布通过医疗保险计划（Medicare）与医疗补助计划（Medicaid）两项公共医疗计划，大范围地提高了医疗保险的覆盖率。在美国，医疗保险计划是为残疾人和老年人提供的公共医疗计划，而医疗补助计划则是针对贫困人群的公共医疗计划。此后，多位美国总统，如尼克松和克林顿等，都曾提出推行全民医疗保险计划的改革，但都以失败告终。直到2010年，时任总统奥巴马签署了《患者保护与平价医疗法案》，标志着继医疗保险计划和医疗补助计划之后，美国又一项重要的医疗立法项目正式通过。这项医疗法案的主要任务是通过全方位的医疗改革来提高医疗服务的可及性，改善医疗服务的质量，同时控制医疗服务的总费用。该医疗法案于2014年1月正式生效并全面实施，其核心内容之一是禁止医疗保险公司因个人有既往病史而拒保或提高保险费用。此外，法案还规定26岁以下且无业的年轻人在找到能够为他们投保的雇主之前，可以继续将自己的医疗保险寄存在以父母的医疗保险为基础的"家庭计划"中。这项法案的实施大大提高了美国的医疗保险覆盖范围，改善了医疗服务质量，确保更多美国人能够获得经济可负担的医疗保险，并提高了医疗服务的普及性和质量水平。但是，与此同时，政府的医疗支出和患者的自付比例都提高了。因此，最终在2017年，特朗普总统宣布废除了这项法案，全民医疗保险计划也以失败告终。

二、筹资

美国医疗资金的筹资模式是一种以自由市场为主导的多元筹资模式。美国是世界上医疗支出占比最高的国家，每年的医疗总支出占GDP的比值为17%～18%。2022年，美国的医疗总支出增长4.1%，达到4.5万亿美元，占美国GDP的17.3%，如此庞大的医疗资金其来源包括政府、医疗保险公司、雇主和个人等。

各级政府的财政支出是美国医疗资金的主要来源之一。美国政府虽然是层级制，但各个层级之间相对独立，上一级政府无权任免下一级政府，下一级政府也不直接向上一级政府述职，各级政府自主治理，只需要对本辖区内的居民负责，无须受到上一级政府的管控。此外，各级政府还独立负责自己的财政和预算，互不干涉。2022年，美国联邦政府的医疗财政支出达到18 494亿美元，占医疗总支出的41%；州和地方政府的医疗财政支出达到3 955亿美元，占医疗总支出的9%。政府的医疗财政支出主要用于医疗保险计划和医疗补助计划。其中，医疗保险计划主要面向65岁及以上的老年人以及满足特定条件的65岁以下的残疾人和晚期肾病患者，主要包括医疗保险、住院保险、差额保险和处方药物保险四部分，是美国最重要、惠及面最广的公共医疗保险，由联邦政府的财政出资，提供免费的门诊医疗、住院医疗以及药品等服务。医疗补助计划主要面向低收入的个人或家庭，由联邦政府以及州和地方政府一起出资，直接帮助受助者向医疗服务提供者支付医疗费用，而受助者只需为一些特殊的医疗服务支付一小部分的费用。此外，作为医疗补助计划的一部分，儿童健康保险计划（CHIP）依靠联邦政府财政拨款，为低收入家庭的儿童提供医疗保险。2022年，医疗补助计划总支出达到8 292亿美元，其中，联邦政府的财政补助为5 875亿美元，而州和地方政府的补助是2 418亿美元，如图6-1所示。

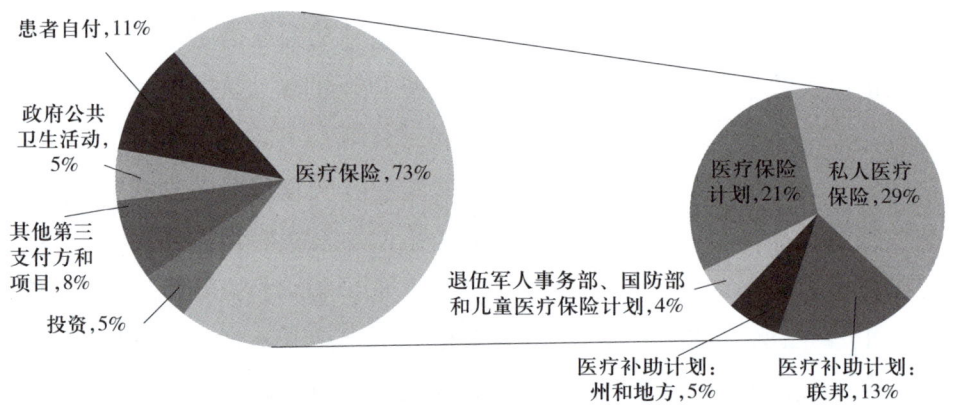

注：①受四舍五入的影响，百分比相加可能出现超过100%的情况；
②右图为左图"医疗保险"的构成，百分比代表相应费用总额占美国医疗支出的比例。
图6-1 美国2022年医疗开支资金来源

医疗保险公司是美国医疗资金的另一个重要来源。2022年，美国的私人医疗保险费用总额达到了12 898亿美元，占美国医疗总支出的29%。私人医疗保险可以分为营利性保险计划和非营利性保险计划两大类别，其中非营利性保险计划的典型代表有蓝十字计划和蓝盾计划。绝大多数65岁以下的职工通常由所在企业统一为他们购买私人医疗保险，一般情况下，企业需要承担大约3/4的保险费用，而职工个人则要承担剩余1/4的保险费用。这些由企业承担的费用可以在企业纳税时作为福利成本进行抵扣。大型企业通常自主承担职工的医疗保险，他们往往通过与医疗保险公司签署合同，委托其运营并管理本企业的职工医疗保险。小型企业主和自由职业者通常通过当地的行业协会一起向保险公司购买保险，他们需要全额支付保险费用。此外，没有雇主补贴的居民个人或单个家庭也可以根据实际需求和经济状况在市场上选择合适的保险计划，自行从私营保险公司购买个人或家庭保险。但保险公司会根据投保人的年龄、性别、家族史、疾病史和健康状况进行分析，以此决定是否要承保以及所需的保险费用。相比企业或行业协会联合购买，个人或单个家庭购买医疗保险的费用会相对高出许多。当购买了医疗保险的个人或群体接受医疗服务并产生医疗费用时，大部分的医疗费用通常由医疗保险公司负责支付。

患者个人在接受医疗服务的过程中需要承担医疗保险合同中规定的自付部分。2022年，患者个人的自付费用总额为4 714亿美元，占医疗总支出的11%。除了医疗保险公司的支付和患者的自付费用外，美国的医疗资金还有其他来源，占总医疗支出资金来源的18%，包括其他第三支付方和项目、政府公共卫生活动、投资等。

三、供给

美国的医疗服务供给来源多元化，是以市场为主、政府为辅的模式。美国医疗服务供给的主流力量是市场，各种类型的医疗机构在医疗服务市场中是相互竞争的关系。医疗服务提供者包括医生、医疗机构、长期保健机构及药房等。美国的医疗服务体系主要可以分为两个层级：第一级由家庭医生组成，承担患者的初级治疗；第二级由各种类型的医疗机构组成，承担患者的基本治疗和高级治疗。医生和医疗机构是美国医疗服务体系的两个相对独立的供给主体，他们在市场作用下向患者提供所需的医疗服务，而患者主要通过医疗保险来支付他们的医疗费用。政府的职责在于维护医疗服务市场的竞争机制有效运行。

美国的医生大多是开业医生，他们既可以选择开设自己的诊所独立行医，也可以与一家或多家医疗机构签订合作协议，在医疗机构内行医。根据职能的不同，美国的医生可以分成家庭医生和专科医生两类。在所有的医生中，独立行医的家庭医生数量最多，约占总数的24%。家庭医生具备全面的医疗技术和专业的诊疗技能，在医疗资源丰富的地区，他们以向患者提供日常防疫、保健医疗、常见疾病的基础诊疗和复杂疾病的转诊服务为主要职能；在医疗资源不足的地区，一般还要在他们的诊疗范围内提供急性疾病的诊疗、手术、助产及心理卫生等基础医疗服务。专科医生可以细分为内科医生、妇产科医生、肿瘤科医生、心脏科医生和牙科医生等，其中，内科医生的占比最高，约占总数的13.2%。相较于家庭医生，专科医生在某一特定的医学领域具备更为专业的医学知识和医疗技术，致力于向患者提供面向某一特定领域的专业性的医疗服务。因为专科医生提供医疗服务时通常需要专门的医疗设备和资源，并且需要其他医务人员的支持，所以他们一般会在一家或多家医疗机构中任职，或与其他医生合作创办私立医疗机构。就患者的就诊过程而言，家庭医生承担着"守门人"的重要角色，患者生病时首先需要联系自己的家庭医生，由家庭医生予以诊疗，如果家庭医生认为病情需要专业的医生诊疗，就会帮助患者联系所需领域的专科医生进行会诊，根据会诊情况再决定是否需要转诊。

美国的医疗机构主要由各类医院组成，多数存在于社区中自主运营，其主要职责是为社区居民提供医疗服务，且内部个体间存在着不同程度的合作关系。此外，一些医疗机构还承担着医学教学任务，全美约有20%的医院是经过美国医学教育评审委员会认证的教学医院。教学医院不仅提供高质量的医疗服务，还具备培养医学生、住院医生和护士的能力和资质，为医学生和医疗专业人员提供实践和培训的机会。通过与教授、导师和其他医疗专业人员的合作，医学生和住院医生可以在实际工作中学习和培养各种医疗技能和专业知识。这种教学模式既有助于提高医学教育的质量，也有利于培养未来的医疗人才。除了教学医院，还有一些医疗机构是非教学性质的，主要专注于提供医疗服务。无论是哪种类型的医疗机构，它们都在不同程度上为居民提供了重要的医疗保健服务。

根据性质的不同，美国的医疗机构可以分为私立医疗机构和公立医疗机构两大类。私立医疗机构是居民医疗服务的主要提供者，可以细分为非营利性医疗机构和营利性医疗机构两类。私立医疗机构之间拥有共同的利益，经常会结成联盟或组成各种协会，以相互监督并共同争取权益。非营利性医疗机构主要是指非纳税性医院，它们的主要职责是为居民提供公益性的医疗服务。非营利性医疗机构虽然没有政府财政的直接支持，但是却能享受政府的免税政策，并享有机构的所有盈利。营利性医疗机构主要由私立医院和医生的私人诊所组成，它们的数量占到了全美医疗机构的70%以上，可以向居民提供高质量的医疗服务，但同时也会收取高额的医药费用，机构的所有盈利归投资人所有。其中，一些大规模的私立医院配备先进且齐全的仪器和设备，能够承担综合性诊疗、临床医学研究及教育等任务。美国还有许多由医生自主投资开办的私人诊所，这些诊所在提供基本医疗服务的同时，也会接纳需要康复治疗的患者。美国的公立医疗机构是指公立医院，其主要职责是向一些特殊的群体（如低收入者、老年人及军人等）提供一些免费的医疗服务。由于公立医疗机构的资金主要来源于政府的财政投入，而政府的财政资金有限，导致它们的数量及医疗服务的质量都比不上私立医疗机构。所以，在美国的医疗服务体系中，公共医疗服务的占比较低。

四、支付

经过几十年的改革，美国的医疗保险支付方式从按数量付费的单一模式逐步转变为包括按质量和价值付费在内的多种模式。最初，美国实行的是以实际医疗服务项目为基础的后付制支付方式。医疗机构先为患者提供医疗服务，然后再到保险公司进行报销。因为后付制可能会诱导医疗机构通过增加患者的医疗服务项目来提高服务成本，所以这种制度容易导致过度医疗。有资料显示，后付制下的美国医疗支出急剧增加，1967年美国的医疗支出约为30亿美元，而到了1983年则翻了十几倍，达到370亿美元。所以，美国政府于1983年10月推出了预付制支付方式（prospective payment system，PPS）。PPS实行医疗服务费用预估机制，按照事先设定的支付标准提前支付患者需要的医疗服务费用，包括按单病种付费、按人头付费、按疾病诊断相关分组（diagnosis related groups，DRGs）付费等，并在实际操作过程中监测费用。PPS 和 DRGs 的出现与推广有效控制了美国的医疗支出。数据显示，医疗保险计划的医疗费用增长速度趋缓，由 1983 年的 18.5% 大幅度地降低到了 1990 年的 5.7%。美国设立以 DRGs 为主的复合医疗费用支付体系，标志着从按数量付费模式向按质量付费模式的转变。随后在 20 世纪 90 年代初，美国开始推行以资源为基础的相对价值支付体系（resource-based relative value scale，RBRVS），基于"相对价值费用率"来制订医疗服务项目的价目表，然后采取预付制的支付方式向医疗工作者预付相关费用，以此规范它们的服务收费。

近些年，美国不断推进医疗支付方式的全新改革，陆续推出了以患者为中心的医疗之家（patient-centered medical home，PCMH）模式、捆绑式支付（bundled payment，BP）模式、责任制医疗组织（accountable care organizations，ACO）模式以及按绩效付费（pay for performance，P4P）模式等按价值付费的支付模式。

PCMH 模式是以患者为中心的模式，医生为患者提供诸如预防、诊疗、慢性病管理等综合性的基本医疗保健服务，让患者在就诊过程中体会到人文关怀，患者的就诊体验和医生的绩效奖励直接相关。PCMH 模式根据医疗服务提供者提供的医疗服务产生的最终价值进行支付，而不是根据医疗数量支付，该支付方式有效打破了原有医疗服务模式下的后付制。在 PCMH 模式下，医疗机构和医生之间可以共享患者的就诊信息和检验报告等数据，这有助于避免重复检查等医疗浪费。因此，PCMH 模式被称为一种"最经济、最适宜"的医疗服务模式。

BP 模式是针对特定疾病的全部医疗服务或特定病程的部分医疗服务所需的费用，根据具体情况补偿支付给医疗服务提供者的模式。在 BP 模式下，医疗服务提供者要自行承担医疗服务的成本风险，如果医疗服务成本低于补偿支付标准，它们可以获得盈利；但如果医疗服务成本高于补偿支付标准，它们就需要分担一部分的医疗成本。

ACO 模式是由医院、家庭医生、专科医生、康复医师和其他医疗服务提供者自愿组成的网络化合作组织。ACO 模式为按项目付费的患者提供预防性护理、医疗咨询和诊疗等服务，同时对医疗服务的质量和成本负责。ACO 的各个成员共同承担风险并分享回报，在达到既定的质量标准的前提下，如果医疗支出低于财政预算，部分结余将会作为奖金分配给各成员。

P4P 模式作为以绩效为基础的医生薪酬激励制度是美国医疗按质量支付模式的一个重要组成部分，该模式设有严格的考核评分系统并设置了奖惩机制，根据评分结果对医生的薪酬进行调整。2019 年，医疗保险计划开始使用医生质量报告系统，综合使用医疗成本与资源利用率、医疗质量、健康信息交互性以及促进健康活动等指标对医生进行考核，将医生的薪酬与医疗质量挂钩。

如图 6-2 所示，2022 年美国的医疗资金的主要去向是医院护理（30%）、医生和临床服务（20%）、处方药（9%），其余还包括政府管理和医疗保险的净成本、投资、牙科服务等项目。

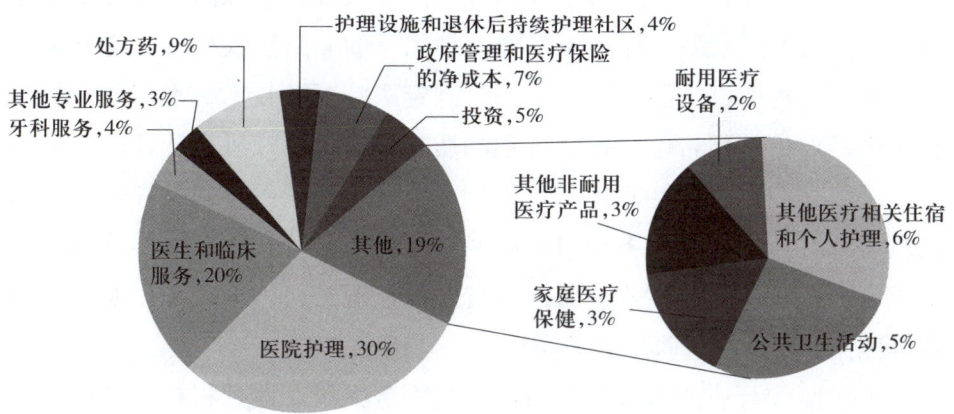

注：①受四舍五入的影响，百分比相加可能出现超过 100% 的情况；
②右图为左图"其他"的构成，百分比代表相应费用占总的医疗资金去向的比例。

图 6-2　美国 2022 年医疗资金去向

五、监管

美国的医疗监管体制比较复杂，是一种以行业监管为主导、权力分散为特征的监管模式。美国的医疗监管体制采取的是多部门协作监管制度,不同部门之间自成体系,在各自的专业范围内开展监管工作。美国的医疗监管部门从层级上可以分为联邦、州和地方,联邦的权力相对较弱,各州和地方的权力相对较大。医疗监管部门从属性上可以分为国家监管机构(政府监管)、半政府性质机构和其他机构(非政府监管)。

国家监管机构主要包括三类。(1)医疗保险和医疗补助服务中心,主要承担监管医疗保险计划、医疗补助计划和CHIP等计划的职责。(2)州卫生部,主要职责是为医疗机构制定相关标准、规范和准则,审核医院、私人诊所、疗养院及医务人员执业许可证和医师执照,监管医院和医疗保险公司提供医疗服务等。(3)州医疗委员会,负责管理本州辖区内医务人员的执业许可,监管医务人员,并在必要时对医务人员进行纪律处分,包括警告、惩处、吊销执业资格证等。

半政府性质机构和其他机构主要包括四类。(1)质量改进小组,是由医疗保险和医疗补助服务中心签约的独立私人机构,主要负责对医疗补助和医疗保险提供者进行审查以及对医疗服务过程和医疗服务结果进行监管。(2)国家质量保证委员会,是独立的非营利性机构,主要负责认证医疗机构的医疗服务水平,同时制定医疗服务技术标准,并根据该技术标准评估并报告医疗保险计划的质量。(3)医疗机构认证联合委员会,是独立的非营利性机构,主要负责认证美国的医疗服务提供机构和来自全球各地的医疗服务项目,同时随机检查医疗机构。(4)评审认证委员会,是非营利性机构,通过执行对医疗服务机构的认证以及提供教育等工作,帮助改进医疗服务质量。

美国医疗行业的监管对象可以分为医务人员、医疗机构、药品及医疗器械三大类。在美国,医务人员在正式上岗之前必须经过严格的培训和考核。只有通过全美医学院入学统一考试的本科毕业生才能成为医学生,医学生必须接受为期2年的理论知识教育和2年的实践教学,并且通过美国政府规定的医师执照考试才能够获得医学博士学位。医学生在正式成为医生前,还需接受3年以上的住院医生培训。而成为专科医生的要求更为严格,需要再额外接受3年的专科培训。医生正式上岗之前还需要取得医师执照,并且需要每年或每2年更新执照。在美国,各州都设有医务委员会，负责根据各州法规签发和管理医师执照以及其他医务人员的从业许可证，同时还负责审查对当地医务人员的监督、奖罚与继续教育工作。近年来，联邦和各州政府陆续颁布医疗相关法律，细化对医生执业行为的规定，例如，加利福尼亚州的法律规定，"医生给患者使用麻醉药后，必须每隔 5 分钟记录一次患者的生命指标，否则就被视为重大医疗过失"。在医疗机构监管方面，州政府发挥宏观调控作用，负责签发和管理当地医疗机构的执业许可证，依法审核并监督医疗机构的财务状况，以确保医疗机构能够正常提供医疗服务。美国的医疗机构的设施设备需要达到联邦及各州政府设定的"医疗标准"，对于达不到规定标准的医疗机构，政府有权对其进行处罚。而医疗机构的医疗服务质量和水平由美国医疗机构认证联合委员会按照美国医师协会、美国医学协会、美国医院协会及美国外科学院联合制定的医疗机构服务标准进行监管和认证。在药品监管方面，美国食品药品管理局（food and drug administration，FDA）负责制定配套的法律法规，并严格遵守标准化监管程序，执行药品监管。而医疗器械的监管则由 FDA、商务部及医疗卫生工业制造商协会共同负责。美国不仅严格监管上市前的医疗器械产品，还规定已经有医疗器械产品上市销售的企业需要在 FDA 定期进行注册和年检，并将上市的医疗器械产品列表上报 FDA。

第二节　以英国为代表的政府主导型医疗服务体系

英国是位于欧洲西部的一个岛国，国土面积为 24.41 万平方千米，2021 年的人口约 6 702.6 万人。英国是最早开始工业革命的国家，随着工业化的推进，其经济快速发展，2022 年，英国的 GDP 达到 2.49 万亿英镑。英国拥有多个历史悠久且享誉全球的顶级学府，如牛津大学医学院一直名列世界医学院榜首，医学实力强劲，是全球医学生向往的医学圣地；又如剑桥大学在医学领域同样实力雄厚。医学人才的培育及英国经济的发展为英国医疗服务体系的建设与完善奠定了坚实基础。历经长期探索，英国在1948年建立了国家医疗服务体系（national health services，NHS）。

英国是世界上最早实行国家医疗服务制度的国家，该制度属于典型的政府主导型医疗服务制度，是福利经济学的一个主要代表。英国的医疗服务体系主要负责全国的医疗卫生事务，由政府直接管理并经营医疗服务项目、药品及医疗器械的提供方和支付方。英国NHS模式是一种全民享有免费医疗卫生服务的模式，主要特点是高公平性、高福利性，以确保医疗资源的合理公正配置，被看作是20世纪英国最了不起的成就。但该体系实施以来，也面临着医疗效率较低、政府财政负担较重等问题。所以，英国从未停止过医疗服务体系改革。

一、历史沿革

英国医疗的历史源远流长，最早可以追溯到古罗马时期，原住民建立了第一家医院，这被视为是英国医疗的起点。此后在长达几个世纪的时间里，医院的发展一直与教会紧密相关。这些早期医院的功能主要是为穷人提供救助与庇护，或者仅作为年老的神职人员的养老场所，而不是明确具备救治疾病功能的医院。直到18世纪，随着英国经济的快速发展和人口的急剧膨胀，人们的医疗需求迅速增加，英国兴起了由中上层新兴资产阶级捐赠而设立的志愿医院，其创办的初衷是向穷人提供慈善医疗服务。志愿医院的创立既推动了英国医疗的发展，还为后来英国建立全民免费的国家医疗服务体系奠定了基础。

1944年，英国政府将"国家医疗服务"列为重要议程，并于1946年颁布《国民保健法》，标志着英国医疗服务体系开始形成。到了1948年，随着《国家卫生服务法》的颁布，世界上第一个以政府税收筹资为基础的NHS诞生了。NHS通过将医疗机构国有化、将基层医疗支出纳入国家财政预算，为居民提供免费的医疗服务。后期由于面临财政短缺问题，英国政府将部分NHS服务项目改为低收费项目。NHS建立初始就设立了三级的医疗服务网络体系，主要由全科医生向公民提供医疗服务，并保证专科医疗的可及性。

　　1979 年以来，面对着 NHS 内部存在的效率低下、体制僵硬，以医疗供给方为主导等一系列问题，英国陆续实行了旨在推进医疗系统内部市场化的一系列医疗改革措施。在撒切尔政府的引领下，全方位的新医疗改革拉开序幕，改革的重点放在全科医生、医疗机构和卫生部门上，实现了将医疗服务项目的供应与购买分开，管理者通过与医疗服务提供者签订合约来购买医疗服务；引入了按人头付费的模式，对全科医生进行了改革，开发"全科医生基金持有者"制度，规定拥有超过一万名患者的全科医生可以申请成为基金持有者，管理患者的医疗预算。通过这一制度，增强了全科医生的责任感和经济激励，提高了医疗服务的质量和效率。到了 1997 年，布莱尔政府建立了拥有经营管理自主权的初级医疗保健基金，并将全科医生作为独立签约人纳入初级医疗保健基金，收回其管理资金的资格，使全科医生能够专职提供医疗服务，其付费方式也转变为按疾病诊断相关组进行付费，同时采取竞争和激励机制以提高服务质量和服务效率，注重对医疗服务与医疗质量的监管。2010 年，卡梅伦政府颁布新的医疗服务体系白皮书《公平与卓越：解放 NHS》，实行管办分离，逐渐减少政府在医疗体制中的作用，建立以患者为核心的医疗服务体系，根据患者医疗需求提供医疗服务。此次医疗服务体系改革被认为是 NHS 建立以来最大的一次医疗革命。改革的主要内容包括以下三方面。（1）建立"全科医生联盟"，由全科医生负责代表患者向医疗机构购买医疗服务，实行按人头付费的模式。通过这种模式，将由政府承担的医疗费用风险转移到全科医生身上，从而激励他们提供更好的医疗服务。（2）改革公立医院和社区医疗机构，在保持公有制性质不变的前提下，鼓励它们自主经营。（3）建立国家理事会取代卫生部对国家医疗服务体系的直接管理，承担"全科医生联盟"的监管责任。理事会还承担促进医疗机构之间的市场竞争、制定医疗服务的价格等任务，以确保医疗体系的公平和效率。

　　半个世纪以来，尽管经过数次政党更替，但是英国的历任领导都对 NHS 进行了不同程度的改革，通过改革支付方式、引入市场竞争机制以及建立监督组织等方式，改善医疗服务质量，提高医疗服务效率，控制医疗费用增长。

二、筹资

英国实行全民免费的 NHS，其医疗资金主要源于政府财政拨款，以国家税收作为主要的资金来源。一直以来，政府在医疗服务上的财政支出占医疗总支出的比例相对稳定（80%左右），它往往决定整体医疗支出的方向。2019年，英国医疗总支出为 2 252 亿英镑（相当于每人 3 371 英镑），占英国 GDP 的 10.2%，其中，政府财政支出达到 1 768 亿英镑（相当于每人 2 647 英镑），占医疗总支出的 78.5%，是 2009 年以来政府医疗支出实际增长最快的一年。这些政府财政支出的提供者包括 NHS、地方当局和其他公共机构。政府相关部门负责每 3 年制定一次有上限的 NHS 支出预算，并将预算直接分配给基本医疗信托机构。

除政府财政支出外，其余的医疗支出主要来源于四条非政府筹资途径。（1）患者自付费用，涵盖家庭在医疗服务和保健产品上的所有支出。患者自付费用包括患者对地方当局和国家卫生服务机构提供的服务和处方药费用的缴纳，但不包括保险报销费用。2019年，英国的医疗总支出中，患者自付比例为 15.9%，达到 357 亿英镑，是最大的非政府筹资途径。（2）自愿医疗保险费用，包括医疗保险、健康现金计划、雇主自我保险计划、牙科按人头付费计划以及与医疗保险相关的保险项目。2019 年，自愿医疗保险支出达到 63 亿英镑，约占医疗总支出的 2.8%。（3）慈善融资，指非营利性家庭服务机构（non-profit institutions serving households，NPISH）融资，包括通过自愿捐款、赠款和投资收入提供资金的慈善筹资支出，但不包括通过客户捐赠（归类为自付支出）以及公共机构和国家医疗服务机构购买医疗服务的慈善费用（归类为政府支出）。2019 年慈善筹资支出达到 54 亿英镑，占医疗总费用的 2.4%。（4）企业融资，涵盖由保险计划之外的企业融资的医疗活动，如职业健康保健等。2019 年，企业融资的医疗费用约为 12 亿英镑，占医疗总费用的比例不到 1%。

三、供给

英国的 NHS 实行包含初级医疗保健服务、二级医疗服务与三级医疗服务的三级医疗服务体制。初级医疗保健服务是指"人们在采取行动改善健康状况时接触的第一线医疗服务",是患者接受医疗服务的第一站,基本在全科医生诊所和一些社区医院,由全科医生提供,全科医生能够解决 90% 的医疗保健问题。二级医疗服务和三级医疗服务则主要是由医院提供的专科服务和急诊服务,主要负责全科医生无法治疗的疑难杂症患者、紧急入院的患者和需要特殊医疗服务的患者。初级医疗保健服务中全科医生的服务费用以及牙科治疗、专业护理和重病护理等特殊医疗服务费用由 NHS 直接支付,而在二级医院、三级医院、心理健康诊所以及社区医院中的全科医生和护士的医疗服务费用则由临床委托小组(clinical commissioning groups,CCGs)负责支付。

全科医生是英国 NHS 体系的主体,起到守门人的作用。全科医生约占全部医生的 40%。大部分全科医生选择自由执业的方式,个人开办诊所或与其他医生联合开办诊所。政府通过与这些全科医生诊所签订合同的方式为居民购买医疗服务,并监督全科医生诊所的医疗服务内容、范围和质量。NHS 明确规定只有与全科医生签约的居民才能享受免费的初级医疗保健服务,所以居民需要到全科医生的诊所进行注册,并选择一位全科医生成为自己的家庭医生。家庭医生将为与自己签约的居民建立健康档案,并提供 24 小时的医疗和保健服务。居民生病需要就诊时,首先必须联系自己的家庭医生(即全科医生)预约就诊或寻求咨询,如果家庭医生认为有转诊的需要,就会将居民转诊到二级医院甚至三级医院就诊。

二级医院和三级医院主要是公立医院,在英国医疗体系中扮演着重要角色。这些公立医院往往提供更专业和更高级的医疗服务。二级医院是地域性医院,主要为患者提供专科医疗服务和综合性医疗服务。这些医院通常位于城市或地方中心,能够处理比较复杂和需要进一步诊断和治疗的疾病。例如,二级医院能提供心脏病、肾脏疾病、神经系统疾病等专科的门诊和住院服务。三级医院是更高级的区域医院或跨区域医院，大多数是教学医院，建立在人口密集度比较高的区域。这些医院是临床和科研的领军机构，专门提供疑难疾病和复杂疾病的诊断和治疗。它们还为其他医疗机构提供专业知识和技术支持，如器官移植、癌症治疗等高难度疾病的治疗。二级医院和三级医院通常不提供基础门诊服务，而是专注于专科门诊、急诊和住院服务。患者通常需要通过全科医生的转诊来获得相应的医疗服务。在英国的NHS体系中，每个患者都有一个唯一的编码，他们的医疗信息通常以电子形式存储，并在各级医疗机构之间流通。这种信息共享帮助医生更好地了解患者的医疗历史和状况，从而提供更好的医疗服务。

四、支付

英国实行管办分离的制度，政府将医疗支付的权力下置于专业医疗机构——英格兰NHS委托服务理事会（NHS Commissioning Board）和独立的监管机构——监管局（Monitor）。这两个机构协同合作，共同承担医疗服务项目的定价与支付职责。其中，NHS委托服务理事会负责制定国家层面的NHS总体标准和方案、医疗支付的覆盖范围。监管局作为NHS的独立监管机构，主要负责监管资金和财务，制定医疗市场规则，具体制定和调节医疗服务的价格、支付流程和支付方式，促进医疗机构之间的公平竞争。NHS委托服务理事会通过将权力下放到由当地全科医生联盟主管的地方CCGs完成全国大部分医疗服务的购买。CCGs负责各地区具体的医疗服务委托和医疗支付工作，有一定的调整当地医疗支付价格和医疗项目的自主权。NHS基于人口需求向全国各地的CCGs分配医疗支付预算计划，进而由CCGs为居民购买当地的医疗服务。CCGs针对不同种类的医疗服务采用了不同的支付方式，还针对每一种支付方式设定了具体的绩效考核办法以确保服务质量。英国现行的医疗服务支付方式包括总额预付、定额付费、按人头支付、按绩效付费和按服务项目付费等方式。2019年，政府财政支出中，医院部分占48%，其次是流动医疗服务提供者，包括全科医生、牙医和家庭护理提供者，占24%。

各地的 CCGs 采取签订合同的方式直接从全科医生诊所为居民购买医疗服务。CCGs 的付费方式以按人头付费为主，辅以绩效激励。全科医生与辖区内的居民签约后，CCGs 根据全科医生的新签约人数、解约人数、所签约居民的患病率和患者的死亡率等多因素综合考虑，确定医疗服务的平均费用，进而根据签约的具体人数来支付医疗服务费用。此外，自 2004 年 4 月起，CCGs 基于质量与结果付费机制（quality and outcomes framework，QOF），采用一套指标体系综合评价全科医生和全科医生诊所的服务质量，根据评分高低给予得分高者一定的奖励。在全科医生诊所的收入中，按人头支付的费用约占全部收入的 75%、绩效收入约占 20%，其他特殊服务收入约占 5%。对专科医生的医疗服务采用薪酬制的支付方式，CCGs 根据定点医院的专科医生和其他医务人员提供的医疗服务类别和内容发放相应的薪酬。

英国的社区医疗服务覆盖范围广泛，服务内容涵盖慢性疾病预防、康复服务、长期护理、疾病非急性期的社区住院和临终关怀服务等，服务对象主要是来自医院和全科医生的转诊患者，旨在在患者进入医院之前或出院后提供综合医疗和护理支持，以提高患者的健康状况和生活质量。为了确保服务的可及性和可持续性，英国 NHS 采取打包预付的支付方式。简单来说，NHS 在一定时间段内对医疗服务提供者提供的一系列医疗服务的费用总额进行预先支付，并对费用进行封顶，以保证患者在一定范围内可以获得所需的医疗服务，而不会承担过高的费用负担。在总额预付的基础上，社区医疗服务也被纳入质量和创新服务委托计划中。该计划旨在通过推动创新的整合型服务方式来提高医疗服务的效率和质量。由于社区医疗服务的范围广泛且各地的服务方式存在差异，实施全国统一的标准化医疗服务比较困难，此外，各地社区医疗服务的成本、质量和结果数据也比较难以获得，所以很难实现对社区医疗服务的全国统一定价和支付。

NHS 医院服务是英国 NHS 体系的核心组成部分，它提供全面的医疗服务，包括紧急救治和各种专科治疗服务。通过全科医生的转诊，患者可以获得更高级别的医疗服务，如二级医院或三级医院的治疗。在过去，医院的支付方式主要是按合同形式打包购买一系列服务，但这种方式有可能忽略了医疗服务的质量和效率。为此，NHS 在 2004 年对医院的支付方式进行了改革，对部分医院的可选择性服务引入按结果支付的方式。按结果支付是一种激励机制，根据患者的治疗结果对医院进行支付。这种方式鼓励医院提供高质量的医疗服务，以确保患者获得更好的治疗效果。目前，这种支付方式已经覆盖了大部分医院服务。针对二级医院和三级医院的支付方式主要包括按医疗服务资源组（healthcare resource groups，HRG）支付模式和按项目支付模式，同时辅以绩效支付。HRG 支付模式是根据患者的疾病类别和接受的医疗服务类型进行编码和分组，然后根据分组进行支付。这种方式可以确保相似的医疗服务费用得到合理的分组和支付。按项目支付模式是根据患者接受的具体医疗服务项目和数量进行支付。公立医院通常采用 HRG 支付模式，而私立医院一般采用按项目支付的模式。除了这两种支付模式，NHS 还引入了绩效支付来进一步激励医院提供高质量的医疗服务。绩效支付是在医院达到一定的质量和效率指标后，根据绩效进行额外的奖励支付。这种方式鼓励医院不仅提供高质量的医疗服务，还要在效率上不断提升。总的来说，NHS 医院服务的支付方式经过改革，通过引入按结果支付、HRG 支付和按项目支付，结合绩效支付，鼓励医院提供高质量、高效率的医疗服务，以满足患者的需求。

五、监管

英国医疗服务体系的监管模式是以政府监管为主、权力分散为特点的监管模式。英国医疗服务的监管主要分为对医疗机构的监管、对从业人员的监管，以及对药品和医疗器械的监管。医疗服务监管机构主要分为政府性质的监管机构和非政府性质的监管机构两大类。英国政府并不直接对医疗机构进行监管，而是成立了专业的非政府性质的监管机构，包括监管局和医疗质量委员会（Care Quality Commission，CQC）。两个机构的监管方向不同，监管局主要对医疗机构进行经济监管，而 CQC 重点是对医疗机构的服务质量和安全进行监管。此外，英国还有一家与医疗质量密切相关的非政府性质的公共监管机构——英国国家卫生与临床优化研究所（National Institute for Health and Care Excellence，NICE），NICE的专业任务是承担对国际上医疗服务规范和质量标准指南的制定、对医疗服务技术的专业评估。

监管局创建于2004年，是一个主管非营利性医疗机构的经济监管机构，其职能包括：（1）确保非营利性医疗机构管理良好，可持续运营；（2）在某个医疗机构运营出现困难时，确保基本医疗服务的连续性；（3）确保NHS价格体系能提高医疗服务的质量和效率；（4）确保采购、选择和交易可以为患者带来切实的利益。监管局通过颁发营业执照的方式对非营利性医疗机构进行经营和经济活动的监管，以确保在医疗市场化背景下，非营利性医疗机构能够正常运营并为居民提供医疗服务。监管局开发了一套监管框架，对医疗机构进行监管，并对不合规或存在问题的机构进行整改、处以罚款甚至更换管理层或吊销营业执照。

CQC成立于2008年，是一个非政府性质的公共机构，负责监测和监管英国所有的医疗与社会照顾服务提供者。该机构的目标是确保这些机构提供的服务项目符合安全和质量标准，并向公众披露相关信息，引导公众选择。CQC的主要监管手段包括注册、实地检查、智能监测、对医疗机构进行评级以及强制执行。在向居民提供医疗服务之前，所有全科医生、医疗机构和社会照顾服务机构都必须在CQC进行注册。CQC拥有对不合规的机构进行强制执行罚款、撤换管理层乃至吊销执照等一系列行动的权力。此外，CQC重视居民的参与度，采用多种渠道来收集居民的意见。

NICE创建于1999年，是一个非政府性公共机构，主要负责为医疗、公共卫生、健康服务和社区护理等领域提供服务并为医学研究提供指导（如医学科研指导、技术评价、技术与治疗指导等）和指南（如临床指南、技术和诊断指南等），为提供方和委托方制定医疗服务质量规范和标准以及绩效指标，提供一系列信息服务、医疗技术的评估。英国目前用来评价医生和全科医生诊所服务质量结果的框架正是由NICE根据它的服务指南建立的。尽管 NICE 并不是直接的监管机构，但它对全国医疗机构的服务质量监管仍发挥着重要的作用。

第三节 以德国为代表的社会主导型医疗服务体系

德国是位于欧洲中部的一个联邦议会共和制国家，分为联邦、州、市镇三级，共有 16 个州、10 786 个市镇，国土面积为 35.8 万平方千米。德国是欧洲联盟中人口最多的国家，截至 2024 年 7 月总人口约为 8 470 万人。德国是世界上最早推行社会医疗保障制度的国家，是社会导向型医疗体制的典型代表。政府与社会各界共同承担医疗服务体系的组织和管理职责，政府提供的是间接的管理与控制，其主要作用是规范而不是经营。德国的医疗服务体系以强制性的社会法定医疗保险为主、自愿性的私人医疗保险为辅。法定医疗保险对一定收入以下的人有强制性规定，由雇主与雇员各自承担 50% 的保险费用，保险偿付与个人缴费额度无关，由全社会成员共同承担疾病风险。德国的医疗机构提供的医疗服务范围十分广泛，其公立医院的比例小于英国但高于美国。德国的医疗服务体系注重高福利性和强制性，强调医疗资源的公平分配和广泛覆盖，鼓励自治管理，支持多元竞争。

一、历史沿革

从 20 世纪八九十年代开始，德国进行了一系列医疗体制改革，主要集中于医疗费用控制、医疗质量提高、患者满意度提升和医疗技术评估等方面。第一阶段的医疗体制改革工作的重点是引进了针对住院医师的总额预算制和药品参考定价体制。第二阶段的医疗体制改革工作从 1993 年开始，工作重点是对医院、医师和处方药实行总额预算制，冻结药品价格，用"按病例偿付"制度替代"实报实销偿付"制度。改革后，被保险人可以自由选择医疗保险基金制度。第三阶段的医疗体制改革工作从 1997 年开始，工作重点包括控制签约医生人数，提高患者的自付比例以及缩减医疗保险的范围。经过长时间的发展，德国的医疗体制改革通过对决策权的合理分配，在联邦、州和基层政府之间建立了一套有效的协商体制，基本上达到德国全体公民享有基本医疗保障的目标，并且保持了较高的医疗水准和患者的自由选择权。

德国的医疗服务体系是高度发达的，这主要得益于德国强大的经济实力。德国通过一个包括联邦政府和大量公有或私有机构的复杂网络来统筹管理医疗保障服务。德国的医疗服务体系采取的是以法定医疗保险为主、私人医疗保险为辅的多元化医疗保险所有制结构形态。因此，德国的医疗保险覆盖面广，2018 年，有 87% 左右的居民参加了法定医疗保险，11% 的居民参加了私人医疗保险，剩余 2% 的居民（主要是警察和军人）参加了特殊的医疗保险项目，享受免费的医疗服务。德国是世界上最早开始建立社会医疗保障制度的国家。1883 年，德国颁布了世界上第一部《疾病保险法》，建立起法定医疗保险制度，这标志着德国社会医疗保障制度的建立。该制度旨在帮助工人应对生活变化，减少社会主义思潮对他们的影响，同时确定了德国医疗体制的主导性原则。德国的法定医疗保险制度是一种非政府机构筹资、私立医疗机构和医生提供医疗服务、市场和计划相结合的制度。法定医疗保险制度属于强制性的社会医疗保险，由强制性的全民医疗保险、工伤保险以及长期护理保险构成，是德国医疗服务体系最重要的组成部分。法定医疗保险的资金主要源于雇主和雇员，且法定医疗保险的保费与收入直接挂钩。法定医疗保险的载体是疾病基金会，2018 年德国有 105 个自我管理、自我约束、自我发展的疾病基金会，这些基金会均接受州政府和联邦社会保障办公室的共同监管。在德国，医疗服务被看作是一种公共产品，无论收入、年龄、社会背景和支付能力，每个人都拥有获得医疗服务的权利。基于这个理论，德国形成了"团结互助、社会共济和高度自治"的法定医疗保险原则，并将"社会公平"作为法定医疗保险政策制定的指导思想。联邦政府还为法定医疗保险制度配套了大量政策条例，特别是关于义务会员制、福利与资历认定、患病期间的收入维持和保障机制、雇主和雇员的医疗保险费用分配办法等方面的政策。这些政策使得法定医疗保险制度的运行在很大程度上避免了政府行政因素的干扰。一个世纪以来，德国的法定医疗保险制度始终在稳步发展。

二、筹资

德国的医疗保障体制筹资主要分为公共卫生服务筹资和医疗服务筹资。公共卫生服务的资金筹集体制相对简单，以政府为主导，由各级政府的卫生行政部门直接承担筹资工作，即政府的财政预算是公共卫生服务资金的唯一来源。

德国的医疗服务采取了多元化的资金筹集体制，资金由政府、雇主、个人共同承担。作为全球首个通过立法形式强制实施社会保障制度的国家，德国一直将社会福利作为国家制度的一项基本原则。德国的医疗服务体系建立在医疗保险基础上，医疗资金的筹集与医疗保险制度紧密结合。医疗资金来源主要包括政府的财政投入、医疗保险的保费（包括法定医疗保险和私人医疗保险的保费）和社会救济（包括慈善机构和教会的捐款）等。为了加强对各种资金的管控，德国在2009年的医疗体制改革中创立了医疗基金制度，用于有效管理个人和雇主缴纳的医疗保险保费以及政府对医疗机构的财政补贴。德国的医疗服务体系主要由法定医疗保险、私人医疗保险和免费的医疗服务构成。

法定医疗保险是德国医疗服务体系最主要的组成部分，覆盖了87%左右的德国居民，其在筹资上具有强制性特征，是医疗资金最主要的来源。疾病基金会是法定医疗保险的载体，由疾病基金会负责收集医疗保险基金，并将其转移到健康基金中央再分配池，通过该分配池根据风险调整机制汇集并重新分配医疗保险基金。所有收入在固定标准上限以下的德国居民均是法定医疗保险的义务成员。法定医疗保险的保费取决于被保险人的收入，通过被保险人的工资、养老金和失业补贴等来计算保费的基数，法定医疗保险的缴费比例不受个人健康风险的影响，一般为总收入的14.6%，此外，疾病基金会可以收取平均为1%的补充缴费。这两项费用由雇主和雇员平均分担，无收入的配偶和子女免费投保。另外，还设定了缴费基数的封顶线和保底线，超过封顶线部分的收入可以不再征缴保费，而工资收入在保底线之下的可以免除缴费。每年按照实际状况调整封顶线和保底线的标准，形成一个相对合理的社会财富再分配机制，收入高者缴费多，收入低者缴费少，没有收入者则不需要缴费。疾病基金会根据行业与地域特征划分，覆盖人群各有侧重，且覆盖人数也各不相同。总体而言，针对社区居民、一般企业白领和技术人员、大型企业职员的三大基金会管理的参保人占总人数的85%。政府在医疗保障体系中起到宏观调控和监督的作用，确保不同收入群体享受相同水平的医疗保险。

私人医疗保险是德国医疗服务体系的重要补充部分，覆盖了11%左右的德国居民，是医疗资金另一来源。收入超过固定标准或某一专业群体的人（如自雇人士或公务员）可以选择参加私人医疗保险，以获得全额保险。与法定医疗保险相反，私人医疗保险的保费不取决于收入，而是取决于年龄和健康风险。德国的医疗机构采用多重筹资体制。医疗机构的基础建设资金主要来源于开业医生的自主筹集和政府的财政预算支出。开业医生的各类私人诊所，如全科诊所、牙科诊所和其他专科诊所等，均由开业医生自己筹资进行基础建设，包括房产和相关设施设备等。政府投资的医疗机构主要由州政府预算基金投资进行基础建设，如医院、护理机构和康复机构等的基础设施和设备的建设。此外，医疗保险基金和患者自付等资金用于医疗机构的运营。这种多元化的筹资体制保证了医疗服务体系的稳定运作和可持续发展。根据世界卫生组织的统计，2018年，在德国医疗筹资总额中，法定医疗保险占筹资总额的70.9%，私人医疗保险占8.7%，政府预算支出占2.6%，个人现金支出占13.6%，剩余4.3%来自其他。

三、供给

德国的医疗服务供给体系分为公共卫生服务供给体系和医疗服务供给体系。政府和非营利性医疗机构在提供医疗服务方面起到主导作用。开业医生是整个医疗服务供给体系的基础层级。公立医院、非营利性医院、护理机构和康复机构等非营利性医疗机构则在更高层级上发挥作用，共同为全体居民提供医疗服务。德国医疗服务供给体系的一个显著特点是将门诊服务与住院服务严格分离。开业医生的私人门诊通常负责提供门诊服务，而医院一般负责提供急诊服务和住院服务，以规范居民就诊分流，实现双向转诊。此外，联邦、州和市镇三级政府的卫生主管部门通过多方联动和协同合作，发挥"掌舵者"的作用，以确保医疗服务供给的有效组织和管理。

公共卫生服务体系是指德国传染病监测与控制、卫生报告、特定人群体检及健康教育和健康促进体系，由联邦、州以及市镇三级政府的卫生行政主管部门直接负责管理。在联邦政府一级，由科赫研究所主要负责开展信息处理、相关研究和协调职责等工作。科赫研究所的资金来源于联邦政府，是一个负责承担政府相关职能的公立机构。此外，联邦政府在若干地区设置了专门的治疗机构和处理体系，有些是设置在医院内的机构，有些则是独立运行的机构。所有医疗机构需要按照相关规定，在发现传染病确诊病例或疑似病例时，向所在地卫生行政主管部门上报，然后再由主管部门逐级上报，最终由联邦政府的管理机构予以解决。

德国实行严格的分级诊疗制度。医疗服务供给体系从下至上可以分为开业医生、医院、康复机构和护理机构四级。

开业医生大部分是全科医生，还有一些是主攻某一科（如妇科、骨科、口腔科、儿科、眼科等）的专科医生。开业医生属于私人开业者，在社区内开办诊所，主要为居民提供门诊检查、医疗咨询等初级医疗保健服务。开业医生是德国医疗服务体系的基石。通常情况下，开业医生的诊所是由开业医生自主投资并且创办的私人医疗机构。根据各地区的人口、地理等因素的差异，国家确定了不同地区开业诊所的数量和资格标准。只有符合标准的医生才能够申请独立开业。患者通常先到全科医生处进行首诊，他们有权自由选择任一家开业医生的诊所就诊。如果开业医生认为患者需要住院治疗，他们会为患者开具转诊证明，并推荐患者到上级医院就诊。急诊患者可以直接前往医院就诊。

医院主要提供疾病治疗和住院治疗服务，但不提供门诊服务。待患者病情好转后，医院就会将患者转诊到开业医生的诊所接受后续治疗，或者转诊到护理机构或康复机构进行后续护理。根据所有制结构，医院可以分为公立医院、私立营利性医院和私立非营利性医院。公立医院由政府直接投资建设，其管理方式分为由政府直接管理和由某一所大学代为管理两种。公立医院的大部分医务人员是公务员，剩余的医务人员是签约的国家雇员。私立营利性医院也是由政府投资建设，是德国医院的重要组成部分。政府负责确定私立营利性医院的选址，并直接投资医院的基础设施和设备，然后将医院的经营和管理委托给私人机构。私立非营利性医院主要由教会、慈善机构和各种基金会捐助建立并承担运营管理的职责，它与公立医院在运营方式上大致相似。在传统的德国医疗服务体系中，公立医院占主导地位，其次是私立非营利性医院，最后是私立营利性医院。但是，从20世纪90年代开始，德国政府开始鼓励私立医院的发展，通过吸引社会资本，减轻政府负担。所以，德国公立医院的比重在逐步缩小，而私立非营利性医院和私立营利性医院的比重则逐步加大。私立医院增加的床位大部分来自对公立医院床位的接管。当医院被纳入政府的医院发展规划，就有资格获得政府的财政补助。医院需要通过与疾病基金会进行协商，然后根据医院提供的服务数量确定其预算。

康复机构主要负责为经过医院治疗后需要康复服务的患者提供专业护理，而护理机构则为残疾人和老年人提供护理服务，这两类机构主要以公立医院和私立非营利性医院为主，其运营机制与德国的医院相似。

此外，德国还有社会辅助性医疗服务体系，类似于红十字会等完全依赖社会捐款来维持运营的机构。这些机构主要提供补充急诊、转院接送、老年护理、心理服务等法定医疗保险未充分覆盖的服务。此外，德国还实行着严格的医药分开制度，药品由药店专门提供。

四、支付

德国的大部分居民参加了强制性法定医疗保险，而未参加法定医疗保险的居民大都购买了私人医疗保险。所以，德国医疗保障体系的最基本特征之一就是第三方付费。患者并不直接向医疗服务提供者支付医疗费用，而是由疾病基金会向医疗服务提供者间接支付医疗费用。医疗保险的参保者有就诊需要时，可以到开业医生的诊所、医院或康复机构等就诊，所发生的医药费用则由其所投保的法定医疗保险机构或私人医疗保险机构支付。医疗保险机构对开业医生、医院、康复机构和护理机构实行不同的支付方式。

医疗保险机构对开业医生采取总额预付的支付方式。保险机构通常会通过综合考查某一区域内所有开业医生服务的参保人数总量、参考价格等相关因素，确定一个费用总额。不同医生的不同业务内容被计为不同的点数，到了年度结算时，将费用总额除以这个地区的所有医生的点数之和就可以得到每个点数对应的货币价值，然后，再按照他们各自所持有的点数来确定每位医生的收入。这种结算方式确保了开业医生能够获得合理的报酬，同时也能控制医疗费用的支出。保险机构会根据实际的医疗服务情况进行核算，以实现费用与实际消费的匹配，确保医疗资源的合理利用。这一制度旨在平衡医患双方的利益，保障参保人能够获得质量合格的医疗服务。

医疗保险机构对医院的支付方式采取的是按疾病诊断相关组（DRGs）预付制。德国是较早推行 DRGs 支付模式的国家。该模式是指通过综合考量病例的特点，包括主要诊断、次要诊断、主要手术等，根据疾病的严重程度和医疗服务的强度等分别为每个 DRGs 确定具体的价格。然后，德国疾病基金会向医院一次性支付核算好的费用。DRGs 模式具备服务质量好、住院时间短、医疗费用较平衡等优点，但同时也存在医疗费用超额、相关标准不健全等弊端。另外，保险机构不是直接向医生支付费用，而是先通过全部支付给医生所属的医师协会，然后由医师协会按照统一的价值标准结合额外规则，将金额分配给医生。德国定义了 900 余种病例，把每个病例归入对应的疾病诊断组，并为每个疾病诊断组制定明确的支付标准。保险机构支付给医院的费用通常是基于疾病诊断相关组的病例计算出来的。

医疗保险机构对康复机构与护理机构的费用支付是按患者的住院天

数以及所确定的日服务价格计算的。为了避免过度医疗需求问题，德国采用了医生控制患者需求的制度和患者个人少量付费机制。医生通过评估和诊断来合理安排康复和护理服务，同时患者需要承担一部分服务费用。这样的结合措施旨在确保医疗资源和医疗服务的有效利用。无论是开业医生，还是医院或者康复机构、护理机构，他们的收入都只来自诊疗服务，与药品无关。所有药品费用都由保险机构与药店直接结算。德国主要通过管理药品目录、限制医生处方的价值量等方式控制药品费用。

五、监管

德国的医疗服务体系的监管模式是以社会主导的自主治理模式。德国是最早进行医疗保险立法的国家，其主要特色就是通过立法推动医疗监管体系的建设。德国的医疗服务监管体系以行业组织管理为主导，依托医疗机构和医务人员的自我管理。这种模式激励医务人员更好地履行职责，为患者提供卓越的医疗服务。同时，行业组织的参与也促进了不同医疗机构之间的合作与交流，进一步提升了整个医疗体系的效率和效果。在德国的医疗服务监管中，联邦政府在宏观层面发挥着重要作用，承担诸如制定宏观政策、协调各方利益等职责，通过建立健全的政策框架，联邦政府为医疗服务的发展和提升提供了指导和支持。德国卫生行政部门主要负责制定医疗卫生法律法规，监管医院、医务人员以及行业组织的运营，还负责制定卫生事业发展战略，确保医疗服务的质量和安全。德国的联邦联合委员会是卫生部下属的独立机构，成立于2004年，是德国医疗服务体系的最高决策机构，它由联邦医师协会、联邦牙医协会、联邦基金协会和联邦医院协会组成。作为独立的立法机构，该委员会不仅监管法定医疗保险系统的所有部门，还在医疗政策的制定和决策中发挥重要作用，它的主要职能包括制定医疗保险监管制度和措施、发布约束性的指令、规定技术方法的使用或者为不同类型的医疗服务设定质量标准，它有权对不符合质量报告要求的医院进行财务处罚，以确保医疗服务体系的公平性和可持续性。

此外，德国还设立了多个行业组织和第三方机构，如国家医师协会、健康保险基金医疗审查委员会、医疗服务质量和效率研究所、医疗服务质量研究所等。其中，国家医师协会在医疗服务管理中扮演着重要的角色，它代表德国法定医疗保险认可的医生和心理治疗师的利益，主要任务是与法定医疗保险基金谈判、参与医疗服务相关福利方案的起草与确定。健康保险基金医疗审查委员会是由德国各州的法定医疗保险和长期护理保险基金共同建立的机构，其主要职责是审查和监督医疗服务的质量和标准，确保患者得到有效和高效的治疗和护理。医疗服务质量和效率研究所是支持联邦联合委员会的独立基金会，其主要任务是响应联邦联合委员会或者卫生部的要求，评估药物、诊断和治疗干预措施的利弊。尽管它发布的相关意见不具备法律约束力，但是联邦联合委员会在决策过程中必须考虑它的意见。医疗服务质量研究所是独立研究机构，支持联邦联合委员会开展跨部门的质量监管。这些机构通过监管和研究工作，为医疗服务的提升和创新提供支持。

第四节　以新加坡为代表的双轨并行型医疗服务体系

新加坡是位于东南亚的一个岛国，国土面积为735.2平方千米，由新加坡岛及其附近大小共63个岛组成。2023年，总人口约为592万人，主要民族为华族、马来族、印度族等，是一个典型的移民国家。新加坡公民享有良好的基本医疗服务。截至2021年年底，新加坡共有19家综合医院、9家社区医院、1家精神病院、1 107家牙科诊所和259家药房，有3.1万张床位和8.7万名医务人员。根据世界银行的统计数据，2023年新加坡的国家经常性医疗支出占GDP的比重为4.46%，按购买力平价计算，人均经常性医疗开支为2 823.64新元。新加坡以较少的医疗卫生投入，获得了较为可观的健康绩效，主要归功于其医疗服务体系的独特优势。新加坡是采用强制储蓄基金的医疗服务体系的典型国家，建立了"S+3Ms"的计划制度，其中，保健储蓄计划（Medisave）、健保双全计划

（MediShield）、保健基金（MediFund）合称"3M"，再加上政府一直执行的政府补贴（Subsidy），构成了独特的"S+3Ms"医疗保障制度。

一、历史沿革

新加坡标志性的医疗服务体系可以追溯到20世纪中叶。1951年，新加坡政府推出了一项强制性的退休储蓄计划，规定公积金由雇员和雇主共同承担，一部分由雇员将一部分工资收入存入公积金账户中，支付比例约为工资的5%，另一部分由雇主支付规定数额的比例。这一政策的初衷旨在缓解雇员退休后的养老金问题。随后新加坡政府在这一政策的基础上，将保障范围逐步扩大到失业和医疗保障领域。

到了20世纪80年代，新加坡面临医疗费用的激增，医疗费用在十年之内几乎增长了3倍多，从70年代初的0.6亿新元涨至2.6亿新元，这促使新加坡政府意识到必须对过去冗杂的医疗服务体系进行大刀阔斧的改革。在1983年，新加坡颁布名为《国家健康计划蓝皮书》的指导方针，其中提出了两项重要举措。其一是在原先的退休储蓄计划的基础上建立保健储蓄计划。这一举措标志着政府不再大包大揽居民的医疗卫生费用，而是以雇员和雇主储蓄为主，政府承担一部分费用为辅。其二是推进公立医院改革，将其企业化。这一制度以储蓄为基础，极大地减轻了医疗服务滥用的风险，显著控制了医疗成本，减轻了政府的负担，其筹资方式也体现了一定的公平性。

随后，新加坡颁布了一系列政策，进一步完善储蓄基金型的医疗服务体系。1990年，新加坡政府推行了健保双全计划。不同于主要针对小额医疗理赔与保障的保健储蓄计划。健保双全计划旨在应对重大疾病产生的高额医疗费用支出，这使得该政策具有一定的社会医疗保障性质。1993年，新加坡政府设立保健基金，对低收入群体、残障人士等弱势群体进行医疗救助，在一定程度上满足了其医疗需求。至此，加上新加坡政府一直推行的医疗补贴政策，所谓的"S+3Ms"的医疗服务体系格局正式形成。

21世纪以来，新加坡致力于其医疗服务体系的改进和创新。在政府补贴政策方面,主要的改革思路是公平,因此政策通过调整不同人群的补贴比例,逐渐向低收入人群倾斜。同理,在保健储蓄计划方面,新加坡也致力于根据社会发展状况和经济形势,结合人群因素,动态调整不同群体的缴费比例。在健保双全计划方面,新加坡逐步将原有的健保双全计划终身制,使居民终身参保,终身受保,极大地减轻了大病带来的个人医疗负担和社会风险。在保健基金方面,新加坡针对不同的弱势群体采用不同的制度设计,分为针对65岁及以上老年人的乐龄保健基金和针对未成年人群体的少儿保健基金。这些制度的变革充分体现了公平性,改善了医疗服务的可及性,降低了医疗成本。

二、筹资

新加坡医疗资金的筹资模式是一种以储蓄基金为主、政府拨款为辅的混合筹资模式。与英国免费医疗截然不同,新加坡强调公民而非政府需要对自身的健康负责。经过多代人的努力与改革,新加坡政府设计了独特的"S+3Ms"的多层次医疗筹资体系,将政府资助与个人自付有机结合。

(一)政府补贴

新加坡医疗的政府补贴是差异化的,不同等级的病房、不同人群和不同种类的药物均享受不同的补贴比例。例如,公立医院实施等级差异化的病房制度,依据条件将病房分为四类,分别为A、B1、B2、C。条件越好的病房所享受的补贴越低,A类病房的政府补贴为0,而C类病房政府补贴住院费的65%~80%。同时,就诊的患者依据年龄的不同也享受不同的补贴比例,65岁及以上的老年人及18岁以下的青年人享受最多75%的补贴,其他年龄层次的公民则享受较低的补贴。在药物方面,政府设立了多个药物补贴清单,患者根据自身经济情况加入不同的药物基金计划以获得不同的补贴。

(二)保健储蓄计划

保健储蓄计划是一种由政府强制力保证的社会契约储蓄制度,通过将职工收入的一部分存入特定的账户以满足其终身的医疗需求，旨在分摊年龄周期的疾病风险，减少代际支付的现象。保健储蓄账户中的公积金由雇员和雇主共同支付，雇员每月将工资的 8%~10.5% 存入个人保健储蓄账户，同时为了避免医疗资源的过度浪费，政府设置了缴费上限，超过该上限的无须缴费。这一限制既能保证公民对于医疗资源的有效利用，又在一定程度上避免了保健储蓄计划滚存的金额过多。另外，为了避免过度使用账户资金，政府设置了各种情况下的支付限额，超出限额的部分由患者自行承担。例如，政府规定每日每人最高可用住院费用为 450 新元。在门诊就诊方面，每年每人最多可以使用 500 新元用于慢性病管理计划规定下的疾病的治疗费用。对于自付部分的差额，公民可以使用现金或者直系亲属或配偶的保健储蓄账户进行支付。

（三）健保双全计划

健保双全计划旨在解决重大疾病的大额医疗费用问题，是一种强制性、全民性、终身性的医疗保障计划，无论哪个年龄段的公民都能享受其保障。2015 年，新加坡政府将现存的健保双全计划逐渐过渡到终身健保双金计划（MediShield Life），适用于支付公立医院的 B2 类和 C 类病房的住院费用，也可以用于支付部分门诊的治疗费用，如放射治疗和化疗等。终身健保双全计划的保费从个人及其直系亲属的保健储蓄账户中扣除。为了缓解参保时的经济负担，政府使用过渡津贴、保费津贴等手段对公民进行经济援助。此外，新加坡还提供了综合健保计划，即增值健保（MediShield plus），以满足部分高收入群体的高端医疗需求。参加该计划的患者可以选择更高规格的病房，如 A 类和 B1 类病房，并获得一定数额的赔付。在满足额度限制的条件下，综合健保计划可以使用保健储蓄账户来进行支付，目前综合健保计划主要由商业保险公司运营。政府设定了综合健保计划的免赔额和自付额，这是为了避免医疗资源的滥用。但为了减轻公民的医疗负担，政府允许商业保险公司开发基于综合健保计划的附加险，以覆盖免赔额部分的医疗支出，该附加险必须以现金的方式购买，而不能使用个人的保健储蓄账户中的资金。

（四）保健基金

为了更好地照顾低收入群体以及残障人士等弱势群体的医疗需求，新加坡政府开发了保健基金。新加坡公民在获得保健储蓄计划、健保双全计划以及政府直接补贴以外，仍无力支付相关的自付部分时，可以申请保健基金的支持。政府的保健基金委员会将结合申请者自身经济条件及其直系亲属的经济状况发放援助基金。实际获得的援助基金的数量一般取决于申请人及其亲友的经济、健康状况以及其实际产生的医疗费用等因素。一般来说，只有选择较低规格病房（B2 类或 C 类）的患者才能申请保健基金。除了通用的全年龄段的保健基金外，新加坡还推出了乐龄保健基金以缓解老年人的医疗经济压力，类似地，还有针对未成年人的少儿保健基金。

三、供给

新加坡的医疗供给体系以其独特的双轨并行模式著称，该体系巧妙融合了政府主导的非营利性医疗服务与私人医院提供的营利性医疗服务。政府通过设立并管理一系列公立医院、社区医院以及专科医疗机构，确保了基本医疗服务的广泛覆盖与高质量供给，这些服务以非营利为原则，旨在保障国民健康福祉，减轻民众医疗负担。同时，新加坡也鼓励并规范私人医疗市场的发展，允许私人医院、诊所及牙科、药房等医疗服务机构在满足市场需求的同时，追求合理的经济回报。这种公私并存、互补共生的医疗供给模式，不仅提升了新加坡整体医疗服务的效率与灵活性，还促进了医疗资源的优化配置与医疗技术的持续创新，为国民提供了多元化、高层次的医疗服务选择。下面将对新加坡的医疗服务体系中的独特做法进行介绍。

（一）区域医疗集团

新加坡依据地理位置和经济社会发展状况将各地的综合医院、专科医院及综合诊所联合起来，成立了三大医疗集团，分别为西部区域的国立大学医学组织（NUHS）、中部区域的国立健保集团（NHG）和东部区域的新加坡医疗保健集团（SingHealth）。各个医疗集团都包含一定数量的医疗机构，每个医疗机构都有其特点和专长，在集团内发挥着不同的功能，既有提供高水平医疗服务的综合医院，也有负责基层医疗服务的社区医疗中心。新加坡形成区域医疗集团机制的主要原因之一是医疗机构数量庞大，竞争激烈。为了避免资源浪费和重复投资，各个医疗机构通过整合优势，发挥各自的特长。这种合作机制不仅能够实现资源的最优配置，还能够提高医疗服务的水平和效率。同时，区域化的医疗集团也能够提高医疗卫生响应速度，并提升区域内整体的医疗可及性。当发生重大突发事件或暴发疫情时，区域医疗集团能够快速协调资源，迅速响应并提供紧急医疗救援，从而更好地保障人民的生命安全和健康。总的来说，新加坡的区域医疗集团机制通过整合医疗资源、协同发展和提高医疗服务水平，实现了区域内医疗资源的合理配置，并提供全面、高质量的医疗服务。这种合作机制不仅有利于各利益主体之间的利益共享和共赢，也能更好地满足患者的需求，提高医疗保健水平。

（二）公私竞争机制

公立医院长期以来一直面临着缺乏激励和灵活性的问题。新加坡的公立医院正在积极改善其管理和服务质量。尽管这些医院的所有权仍然由政府掌控，但它们已经获得了更多的自主权，并逐渐实行了公司化管理。在新加坡公立医院改革初期，政府重视吸纳民营部门的管理人员和顾问，引入市场化的思维方式和激励机制。这些来自民营部门的专业人士给公立医院带来了新的管理理念和运营策略。对于公立医院来说，吸引更多患者并提高整体服务质量是至关重要的目标。为了实现这一目标，公立医院管理者注重改善医院的整体氛围和就诊体验。他们投入更多的资源和努力提高患者的满意度，提供更优质的医疗服务。同时，公立医院还采取了一系列措施来增加服务供给，如提高出院率、优化床位利用率等。这些努力旨在满足不断增长的就诊需求，在竞争中脱颖而出。公立医院之间也展开了激烈的竞争。为了获取更多的收益，公立医院不断努力提高服务质量，不断改进医疗技术和治疗手段。它们积极争取国家或国际的质量认证，甚至超越了私立医院的标准。这种竞争推动了公立医院不断提升自身实力和服务水平，从而吸引更多自费的外国患者。在财务方面，公立医院能够收回大部分的成本，特别是高级病房的收入。这一收入归医院所有，为医院提供了重要的财务支持。对于政府补贴的病房，政府会根据病房等级和补贴政策，为公立医院提供一定比例的资金支持，以覆盖部分或大部分的医疗费用。这种补贴机制减轻了患者的经济负担，同时也为公立医院提供了稳定的收入来源，使其能够更灵活地运营并投入资源。

为了实现医疗服务的公平和透明，新加坡卫生部在2017年宣布制定私立医院普通外科手术费用的收费参考，这一举措有助于确保价格的透明性，并对所有利益相关者产生积极影响。这不仅引导私立医院提高效益、降低成本，还促使公立医院努力降低费用支出。公立医院和私立医院之间的竞争关系使得新加坡的医疗服务体系形成了相互制衡的局面。公立医院继续提供多层级的医疗服务，而私立医院则主要依赖于服务高收入群体和外国患者。这种多样性为患者提供了更广泛的医疗服务选择，也成为新加坡医疗服务体系的一个特点。在初级医疗服务领域，对于私立全科医生对医疗保险病人的支付标准，政府进行了限制。此外，新加坡成立了医疗收费委员会，由政府、民营部门从业者、雇主和工会代表组成，旨在监督私立医疗卫生服务部门的收费行为。通过这些措施，政府努力确保民众能够获得负担得起的医疗服务。总结来说，新加坡通过制定参考费用、监督和调节私立医院收费行为等措施，促使公立医院和私立医院相互制衡，确保医疗服务的公平性和质量。

（三）多层次医疗服务

新加坡的医疗系统以其独特的分级诊疗架构著称，该体系以多层次的服务与灵活的选择为特色。通过分级分层，新加坡实现了医疗服务与患者需求的精准对接，显著优化了医疗资源。新加坡的分级诊疗制度分为三个层次：初级医疗服务（primary）、急症医院服务（hospital）和中长期护理服务（ILTC）。

第一个层级为初级医疗服务。其主要提供常见病的日常门诊治疗、出院后的复查、健康筛查、疫苗接种及药品配给等，患者可以根据自己的需求选择私立全科医生诊所或公立综合诊所。私立全科医生诊所提供了便捷和即时的医疗服务，非常适合那些追求方便、距离近、等待时间短以及灵活营业时间的患者。而公立综合诊所可能距离较远且等待时间较长，但提供了医疗补贴，能有效减轻患者的费用负担。这种选择机制使得患者在医疗服务方面拥有更多的自主权，能够根据自己的具体情况和需求作出合理的选择。

第二个层级为急症医院服务。在新加坡，急症医院体系由综合医院与专科医院共同构成，它们装备了先进的医疗设备并汇聚了各领域的专科医生，全面承担住院治疗、专科门诊诊疗及全天候紧急救援服务。在新加坡的18家急症医院中，共有10家公立医院，为民众提供坚实的公共医疗保障，另外有8家私立医院，以其独特的医疗资源和个性化服务满足患者的多元化需求；此外，还设有1家非营利性医院，致力于在医疗公益领域发挥积极作用。这一多元并存的急症医院布局，共同构建了新加坡高效、全面的急重症医疗服务体系。

第三个层级为中长期护理服务。新加坡的中长期护理服务体系细分为社区护理与医院护理两大板块，旨在为康复期患者、虚弱长者及残障群体提供全方位的照护支持。社区护理进一步细化为居家护理与社区中心护理两种模式，前者直接将关怀延伸至患者家中，后者则依托社区康复中心，为老年慢性病患者提供温馨且专业的服务。医院护理领域则更为广泛，涵盖了社区医院、疗养院、住院临终关怀服务，以及专为精神康复者设立的康复之家或庇护所。其中，疗养院服务由公立、私立及非营利机构共同提供，编织成一张庞大的支持网络。在社区医院与临终关怀领域，公立与非营利机构更是发挥了中流砥柱的作用。社区医院病床中，公立机构占比55%，非营利机构紧随其后，占45%。而在临终关怀服务方面，非营利机构的贡献尤为突出，占据了80%的中心床位，公立机构则占据了剩余的20%，共同为患者及其家属提供温馨、尊严的照护体验。

四、支付

新加坡采用储蓄保险偿付与个人自付相结合的医疗保障支付制度。新加坡由于其医疗服务体系的特殊性，即在新加坡几乎所有的公民都被强制要求加入医疗储蓄保险。因此，新加坡医疗服务体系的支付与其筹资是密不可分的，其医疗服务体制最基本的特征之一就是医疗保险账户付费，患者通常不需要自费或者只需承担一小部分费用。关于各个储蓄基金计划已在本节第二部分进行过详细介绍，相似内容不再赘述，在此对未提及的内容进行一定的补充说明。

保健储蓄计划是新加坡医疗保健支付体系中的一个重要组成部分，它的主要目的是为个人及其家属支付住院费用和部分昂贵的门诊检查费用。值得一提的是，新加坡强调家庭观念，因此保健储蓄计划的设计也紧密结合了家庭的需求。在新加坡的医疗保健体系中，大病保护是其中的核心原则之一。这意味着保健储蓄计划主要用于应对重大疾病和意外情况，以减轻患者和家庭的负担。通过集中资源用于重大疾病保护，新加坡不仅降低了医疗保险的监管成本，还提高了对高风险疾病的保障程度。对于个人而言，保健储蓄计划账户是一个非常重要的储蓄工具。这个账户不仅提供了支付医疗费用的便利，而且还获得了相对较高的利息收入。根据政府设定的利率，保健储蓄计划账户资金可获得4%的利率，这高于无风险利率水平。这一安排既保护了账户的价值，又避免了资金积累难以保值的问题。这样的储蓄机制鼓励人们合理规划个人医疗支出，并为未来的医疗需求做好准备。此外，政府对保健储蓄计划和健保双全计划的使用都进行了一定程度的限制和控制。通过设置公共支付比例，旨在防止医疗资源过度使用。这样的措施有助于确保医疗资源的合理分配，并提高资源的利用效率。

另外，新加坡政府也实施了其他的医疗费用补贴计划，以确保低收入群体能够获得负担得起的医疗服务。例如，公立医疗机构提供的医疗补助计划，通过为符合条件的患者提供部分医疗费用减免来帮助他们支付医疗费用。低收入老年人也可以通过公共医疗补助计划获得额外的医疗费用补助。该计划为无法负担医疗费用的低收入老年人提供全面的医疗保障。

总体而言，新加坡政府通过医疗储蓄保险和补贴计划，努力确保所有居民都能够获得基本的医疗卫生服务，并能负担得起医疗费用。虽然市场化运作和私立医院的发展对低收入群体不利，但政府的补贴计划和政策努力确保低收入人口能够获得适当的医疗保障。

五、监督

新加坡政府深谙纯粹依靠市场力量无法将医疗成本降至最低的现实，因为医疗供给的无节制增加往往会刺激需求，导致医疗支出的不断上升，这无疑需要政府的积极干预。在这一过程中，政府及区域医疗集团崭露头角，扮演着协调者的重要角色，为整个医疗服务体系注入了新的活力。政府的干预可以通过政策制定、监督管理等方式来促进医疗服务的合理发展。政府可以设定医疗费用的上限，提供医疗补贴或者激励措施，以确保医疗成本的可承受性和可及性。此外，政府还通过制定医疗质量标准和评估体系，促进医院和医生的质量竞争，提高整体医疗服务水平。区域医疗集团也发挥着重要的协调作用。它们能够整合各个医疗机构和服务提供者，实现资源的合理配置和协同发展。通过优化医疗资源的分布和利用，区域医疗集团可以提供更高效、更一致的医疗服务，以满足人们日益增长的医疗需求。

（一）从业人员的控制与教育

新加坡政府在医疗行业拥有对从业者的绝对管理权力，并对医学生的招生和培养进行全面调控。这种管理方式赋予了政府极大的决策权，以确保医疗行业向符合国家需求的方向发展。为此，新加坡成立了卫生部下属的委员会，即新加坡医学委员会，专门负责管理医疗卫生行业的在职人员，推动继续教育，并规范从业人员的行为。培养一名合格的医学生成为专科医生所需的时间较长，大约需要 10~12 年的艰苦努力。这个过程涵盖了 5 年的医学院教育、2~3 年的医学硕士教育以及 2~3 年的专科培训。然而，这种长期的培养也是必要的，因为医学生需要掌握广泛而深入的医学知识和技能，以应对日益复杂的医疗需求。进入 21 世纪后，新加坡政府对医学生的培养方向作出了重要改变。过去，专科医生的培养备受关注，但现在政府逐渐将视线转移到初级医疗卫生服务上。医学生的教学计划强调了初级卫生服务的重要性，鼓励他们在这个领域努力提升专业知识和技能。政府认为，医疗服务体系中 60% 的医生应该是家庭医生。这些家庭医生不仅需要具备广泛的医学知识，还需要掌握常见疾病的临床诊断和治疗技术。在这方面，并不需要高精尖的技术能力，而更需要关注患者的整体健康和提供综合的医疗服务。通过对医学生政策性方向的引导，新加坡政府为私立全科医生诊所的发展奠定了基础。这为医学生提供了更多的就业选择，同时也为医疗行业注入了更多的活力和多样性。政府还通过控制海外医学学位的认可来间接控制引进本国的外籍从业人员的数量。这种方式确保了医疗人才的数量和质量能够满足国家的需求。通过综合调控医学生的招生和培养，政府的目标是建立一个符合国家医疗需求的健康体系，培养出合格的医学专业人才来提供全面和高质量的医疗服务。

（二）价格制度与病房管控

新加坡政府在宏观调控医疗服务体系发展和管理方面起着至关重要的作用。通过强有力的管理姿态与政策引导，政府在提供高质量医疗服务、控制医疗费用、增加透明度方面取得了显著成效。首先，政府着重管理公立医院，确保其良好运营与有效服务。公立医院是新加坡医疗服务体系的核心组成部分，政府通过制定严格的管理准则、加强监管制度以及提供财政支持等手段，确保公立医院能够提供高质量的医疗服务，并不断改进医疗技术和设施，以满足患者的需求。其次，政府要求公立医院公开费用账单和服务质量情况，这为患者提供了更多的信息和选择的自由。公示医疗费用账单能让患者更清晰地了解医疗费用构成，并可以质疑不合理的收费。同时，公布医院的服务质量情况，包括不同项目的成功率、满意度调查结果等，让患者可以更加理性地作出选择，提高医疗服务的透明度与公正性。最后，政府通过控制医院的收费和床位数量，规范了医疗服务的费用。政府设定了医疗服务价格限额，并根据一定的指标进行调整，防止过度收费现象，确保医疗费用的合理性与可承担性。同时，政府限制床位数量，根据需求进行调控，避免床位过度供应，提高床位利用率，避免医疗资源的浪费。这些措施不仅提高了医疗服务的质量和可及性，而且激发了医院间的竞争力。公立医院在政府的引导下，积极改进服务质量、降低成本，以提供更好的医疗服务。私立医院也受到一定限制，因为它们需要满足患者对更多费用信息公开的需求，并参与医疗费用公示，确保公立医院与私立医院之间的公平竞争。

（三）公私合作与集中采购

新加坡的医疗体系以其独特的公私合作模式闻名，这种合作模式贯穿于其医疗体系的三个主要层级之中。在初级医疗服务层级，私立全科医生诊所与公立综合诊所并存，为患者提供多样化的就医选择。私立全科医生诊所凭借其灵活性和个性化服务吸引了大量患者，而公立综合诊所则通过政府补贴，为低收入群体提供了可负担的医疗服务，确保了医疗服务的普及性。在第二层级即急症医院服务，公私合作同样发挥着重要作用。急症医院包括综合医院和专科医院，这些医院中既有公立医院也有私立医院，它们通过共享医疗资源、开展联合研究和培训项目等方式加强合作。例如，公立医院与私立医院在紧急救援、复杂手术及高难度病例治疗方面建立了紧密的转诊与合作机制，确保了患者能够迅速获得最适合其病情的治疗方案。在第三层级即中长期护理服务层级，公私合作同样不可或缺。新加坡的社区护理和医院护理服务由公立、私立及非营利机构共同提供。通过公私合作，这些机构能够共享护理资源、交流护理经验，并共同为康复期患者、虚弱长者及残障群体提供高质量的护理服务。例如，一些公立医院与私立疗养院合作，为患者提供从医院到疗养院的无缝对接服务，确保了患者在康复过程中的连续性和一致性。

新加坡医疗体系中的集中采购模式是其高效运作的重要保障之一。为了降低医疗成本，提高采购效率，新加坡的多个医疗集团和机构均采取了集团化集中采购的方式。其中，新加坡国立健保集团、新加坡医疗保健集团以及国立大学医学组织作为主要的公立医疗机构控股公司或组织，均负责下属医院药品、耗材等医疗物品的集中采购。这种采购模式通过规模效应，有效降低了采购成本，同时确保了采购物品的质量和供应的稳定性。三大医疗集团或组织通常设有专门的采购部门或机构，负责与供应商进行谈判、签订合同以及监督合同履行等采购活动。在采购过程中，它们会综合考虑价格、质量、供应稳定性等多个因素，以确保采购决策的科学性和合理性。此外，新加坡政府还建立了严格的采购监管机制，确保采购过程的透明度和公正性。这种集中采购与严格监管相结合的模式，不仅有助于降低医疗成本，提高采购效率，还有助于防止腐败和浪费现象的发生，为新加坡医疗体系的高效运转提供了有力支持。值得注意的是，虽然新加坡三大医疗集团在集中采购方面发挥着重要作用，但它们之间也保持着一定的竞争与合作关系。这种竞争与合作的并存，有助于促进医疗市场的健康发展，推动医疗技术的创新和进步。

第五节　经验与启示

通过分析美国、英国、德国和新加坡四个典型国家的医疗服务体系，我们可以发现，不同国家由于社会、经济、文化和历史等因素的差异，形成了独具风格的医疗服务体系。尽管这些国家的医疗服务体系也面临一些问题，诸如效率低下、医疗费用上涨过快和政府投入不足，但是总体上各国的医疗服务体系基本上维系了社会公益性。通过综合各国的医疗服务体系的经验，我们可以得到一些启示，为我国医疗服务体系改革提供参考。

一、医疗机构分级，调控不同层级机构数量

经过对四个国家的医疗服务体系的细致分析，可以发现医疗服务被明确地划分为初级、二级和三级三个层次，每个层次都承担着独特的职

责,并对患者的就诊流程进行了准确而严格的规定,形成了一种像金字塔一样的医疗服务结构。在这个结构中,初级医疗服务主要致力于为非急性疾病的患者提供一般门诊服务,二级医疗服务则专门服务于那些需要急诊、专科治疗或住院治疗的患者,而三级医疗服务的重点在于治疗那些罕见疾病或者有特殊诊疗需求的患者。虽然疑难重症患者的数量较少,但治疗这类疾病却需要高端的医疗器械和经验丰富的医生,而这些资源往往非常稀缺且昂贵。将这些资源集中配置在低层次的医疗机构将导致资源的浪费,也不利于对病例的深入研究。常见病、多发病的诊疗对医疗技术的要求较低,其重点是得到快速、方便的诊治,因此可以由大量的基层医疗机构承担。

通过对医疗机构进行分级并控制数量,可以实现对医疗资源的合理规划和分配,进而分流引导和满足医疗需求,提高医疗资源的有效利用率,促进医疗资源的合理配置。鉴于大型综合性医院的建设、运营和维护成本都远高于基层医疗机构,针对我国庞大的人口基数,综合性医院的医疗服务能力是有限的。因此,对医疗机构进行分级是有必要的,同时也应调控不同层级医疗机构的数量。

二、严格的首诊和双向转诊制度

分级医疗服务体系需要有相应的制度设计配套。在医疗服务传递体系方面,大多数国家都依赖于社区网络,实行社区首诊制度。全科医生在社区首诊制度中扮演关键角色,他们通常对本社区的患者非常熟悉,了解患者的病史和生活习惯,能够制定有针对性的治疗方案,并且能够方便地随访患者,了解患者的康复情况,以提高治疗效果。在强调社区首诊的同时,也应该在不同级别的医疗机构之间建立完善的双向转诊制度。对于社区无法解决的患者,应该将其转诊到上一级的医疗机构接受专业治疗;对于病情得到控制的患者,应该将其转诊到低层级的医疗机构进行后续治疗。

通过这种方式,作为初级医疗服务提供者的全科医生可以帮助患者完成初级疾病的治疗和分诊,用专业的分析代替非专业的选择。一方面,这减少了患者因为"小病挂专家号、小病候诊大半天"而损失的金钱和时间；另一方面，也减轻了二级、三级医疗机构的负担，避免了高层级医疗机构的专科医生治疗小病的尴尬境地，确保那些确实需要高层级医疗机构诊治的疑难病症得到妥善处理。同时，这使得高层级医疗机构的医生可以把更多的精力分配到科研或教学上来，提高资源利用的经济性。以美国为例，尽管它们没有建立严格的首诊制度，但是通过家庭医生制度，在社区首诊方面实现了类似的效果。

三、强调政府提供基本医疗服务的责任

全球医学模式的转变提高了对基本医疗服务的重视。既往研究表明，只有大约10%的疾病需要到高层级的医疗机构进行治疗。及时性的保健服务对个人健康的重要性不亚于医院，甚至在某些情况下更为关键，而这些服务可以从社区基本医疗服务中获得。基本医疗服务是一个国家医疗服务体系的基石，相比专科治疗，它可以为患者提供"地理上的接近、使用上的方便、关系上的亲切、结果上的有效和价格上的合理"的体验。一旦基本医疗服务能够创造价值，就可以降低居民患重大疾病的风险，大大降低国家的医疗费用支出。因此，对基本医疗服务的投入往往有较高的回报率。

目前，各国日益重视以社区为基础的基本医疗服务，并强调对基本医疗服务供给的支持。例如，作为社区医疗服务起源地的英国，尽管其基本医疗服务费用占据了政府财政预算的绝大部分，但其仍以最少的医疗支出取得了与其他国家相当的医疗成果。此外，在美国，为个人、单位或社区提供医疗服务的主要是家庭医生和社区医院（以及其他初级医疗服务机构），政府在基本医疗服务的投入能够最大限度地确保公平。

四、注重政府与市场相结合

政府与市场都是配置资源的渠道。通过对四个国家的分析发现，英国政府在医疗服务体系中占据主导地位。政府强有力的组织和领导能够有效保障医疗服务体系的可持续发展，提高医疗资源配置的可及性和公

平性。而且政府强有力的监管是稳固医疗服务秩序和提高医疗服务质量的保障。但是，完全的政府主导也给英国政府造成了巨大的财政压力，有限的财政补助限制了医疗事业的发展，导致整个医疗服务体系效率不高。相对地，美国的医疗服务体系是由市场主导，使得各个医疗机构提供服务时具有竞争性，从而提高医疗服务质量和医疗技术水平，但是过度市场化的医疗服务供给模式也会导致无法有效控制医疗支出。可见，医疗服务体系的可持续发展不能仅依赖政府或者市场，而是应该权衡两者的定位。

目前，世界各国正致力于将政府的宏观调控与市场机制相结合，以促进医疗服务模式的完善，进一步降低医疗费用。初级医疗服务机构数量多、分布广，若全部由政府投资建设，则可能出现低效率的问题。因此，应该充分发挥市场作用，鼓励医生积极开办初级医疗机构，然后由政府以购买服务的方式向患者提供初级医疗服务。针对高层级的医疗机构，可以鼓励社会资本投资，以确保社会具备充足的医疗服务能力，来满足居民需求，并减轻政府负担，在提高效率的同时保障公平。同时，国家也应设立一些公立医院来填补市场投资存在的不足。

五、强调医疗机构之间的合作

在医疗服务领域，强调团队合作已经成为各国普遍推崇的发展趋势。为了降低经营成本、提高经营效率，许多国家的医疗机构采取了集团化和社会化的经营方式。一些医疗机构通过联合形成规模庞大的医疗机构组织，依靠组织成员在行业内的服务规模、市场份额、公众信誉和服务质量来引导、整合和推动众多中小型医疗机构的发展。这样的组织充当规模发展和市场协调者的角色，为中小型医疗机构提供发展机会。类似的改革已经在英国、美国等国家取得了成功，它们实施了医疗机构集团化的举措，这种改革的成功证明了集团化的优势，并为其他国家提供了改进医疗行业的借鉴。这些医疗机构集团实行双向转诊，通过各级医疗机构之间的协同合作，充分发挥社区医院的作用，既改善了就医质量，也减少了医疗开支。

目前我国医疗机构集团化经营仍处于初级阶段，这种局面确实存在改进的空间，需要政府在其中发挥引领全局的作用。在完善医疗服务体系时，政府应该加强监管，并在此基础上不断依靠市场机制来强化医疗机构的优势互补，实现医疗机构的强强联合。唯有通过市场机制的有效运转，医疗机构才能够切实利用集团化的优势，提高医疗服务供给的效率和质量。政府也应该加大对医疗机构集团化的引导与支持力度，推动医疗机构的市场化运作，并确保合理的竞争环境和监管制度的建立，以确保集团化经营能够真正实现其预期目标。

六、全科医生的培养

全科医生通常在基层医疗机构担任重要角色，负责进行疾病筛查、提升居民健康水平、实施计划免疫和疾病管理等工作，他们在医疗服务体系中发挥着极其关键的作用。美国、英国等发达国家都非常重视全科医生的培养，从医学生的选拔、教育到临床实践技能的培训等各个方面都有明确的规定，因此，培养了一大批高质量的全科医生。1970年，英国皇家全科医师协会成立，为全科医生的培训提供支持，也负责监管全科医生质量。可见，高质量全科医生的培养是离不开政府的大力支持的，不仅需要有明确的规范，还需要有推动实际行动落实的政策。

我国医疗服务体系面临的问题就是缺乏全科医生且现有医生质量不高、相关培训机制缺乏。尽管近年来政府已经开展了部分政策试点，高校的全科医生教育也受到了重视，但是由于基层医疗机构的待遇、发展前景的限制，高质量人才仍集中在大医院，基层医疗机构的高质量全科医生数量偏低，需要政府进一步完善相关政策。

七、实行家庭医生制度，限制患者就医选择

家庭医生是基层医疗服务的重要组成部分，是分级诊疗制度的基石，不仅能为患者提供经济实惠的医疗服务，而且对缓解专科医院的压力、控制医疗总支出有着重要作用。美国、英国等国家均实行了家庭医生制度，英国更是规定加入医疗保险时必须签约家庭医生。各国对于患者的

就医选择有严格的规定。在美国,医疗服务过程中有三种转诊模式,英国也对转诊有明确的限制。相对来说,患者更愿意接受以经济限制来进行转诊限制的方式,因为他们可以通过支付更高的费用获得医疗服务。

我国正在推行家庭医生签约制度,主要针对婴幼儿、孕妇、慢性病等重点人群进行签约,但是家庭医生签约率不高,因此需要政府进一步努力推进家庭医生制度,限制患者就医选择。

第七章
医疗服务体系的发展战略与未来展望

党的十八大以来，中共中央将提供方便、快捷、安全、有效的基本医疗与公共卫生服务作为基本职责，2016年出台《"健康中国2030"规划纲要》，明确了建设健康中国的大政方针和行动纲领，人民健康状况和基本医疗卫生服务的公平性与可及性持续改善。党的二十大报告就全面建设社会主义现代化强国作出总体战略安排，明确了到2035年建成"健康中国"，强调"把保障人民健康放在优先发展的战略位置，完善人民健康促进政策"。

医药卫生体制是健康中国建设的重要支撑，我国医药卫生体制改革进程中一项重要战略目标就是建立人人享有的基本医疗卫生服务。在改革过程中逐步形成了中国特色的健康保障体系、人民健康的健康服务体系、全民参与的健康支撑体系。

第一节 发展战略

一、战略设想

医疗服务体系改革属于国家卫生政策的调整。医疗服务供给主体涉及各级医疗机构、设备生产企业、零售企业与医药企业；作为需求方的全体社会成员，不论男女老少、健康状况，均会在全生命周期中（出生到死亡）需要医疗服务；从部门来看，涉及国家医保局、国家卫生健康委与国家药监局等；费用来源涉及政府公共财政、基本医疗保险、社会成员个人缴费、企事业单位缴费等。从全球范围来看，对于决策者而言这是一项世界性的改革难题。整体来看，医疗服务体系改革的战略设想可以从全面推动公立医院综合改革、不断健全医疗卫生服务体系、完善多层次医疗保障体系、大力发展中医药事业、全面倡导健康中国行动几个方面展开。

一是要推动公立医院综合改革。当前我国医药卫生体制改革已经进入深水区，未来重点在于推动公立医院综合改革与高质量发展，具体包括探索公立医院高质量发展模式与路径、发挥高水平公立医院高质量发展示范引领作用、推进建立健全现代医院管理制度试点等。加强公立医院投入保障，落实政府对符合区域卫生规划的公立医院投入政策，按照示范项目方案设计和实施进度，严格落实各级配套资金，提高财政资金使用效益。

二是健全医疗卫生服务体系。《"十四五"优质高效医疗卫生服务体系建设实施方案》中提出，我国未来要基本建成体系完整、布局合理、分工明确、功能互补、密切协作、运行高效、富有韧性的优质高效整合型医疗卫生服务体系的目标任务，使人民群众获得更高质量的医疗卫生与健康服务。通过远程医疗服务体系建设，推动优质医疗资源下沉，有效提升基层医疗机构的诊断能力和医疗服务水平，使公众在基层医疗机构就能享受到高水平的诊疗服务。

三是完善多层次医疗保障体系。不断完善医疗保险异地就医费用直接结算制度，解决异地就医问题；推进基本医疗保险省级统筹，提升医疗保险基金共济能力；进一步减轻患者医疗负担，防止因病致贫，筑牢民生保障底线；通过取消公立医院药品加成、药品集中采购、药品价格谈判等政策手段，引导形成合理的药品价格机制；未来要建立起公平、法治、安全、智慧、协同的中国特色医疗保障制度，为维护人民健康提供更加坚强有力的保障。

四是大力发展中医药事业。未来要遵循中医药发展规律，传承精华，守正创新，加快推进中医药现代化、产业化，坚持中西医并重，推动中医药和西医药相互补充、协调发展，推动中医药事业和产业高质量发展，推动中医药走向世界，充分发挥中医药防病治病的独特优势和作用，为建设健康中国贡献力量。中医药临床评价方法的创新是发掘疗效优势的重要手段，要发挥中医药在辨证论治上的独特优势，选取合适的指标、确定其权重，建立起医学界普遍认可的中医药临床疗效多指标评价体系。

五是全面倡导健康中国行动。通过普及知识、提升素养、自主自律、健康生活，以早期干预、完善服务、全民参与、共建共享为基本原则，旨在落实预防为主的卫生与健康工作方针，确保健康中国战略贯彻到社会最基层，营造起人人参与、守护健康的浓厚氛围。健康中国行动是实施健康中国战略的重要抓手，未来要进一步围绕居民参与、居民健康、居民感受开展工作，这也是健康中国建设的目标所在。

从医疗服务体系发展的具体战略来看，主要可以从加强政策引导优化医疗服务供给、重塑医疗服务体系定位、创新医疗服务模式、增强医疗服务体系中的社会参与、推动基本医疗保险全国统筹、创新医疗机构监管机制六个方面展开。

二、战略实施

（一）加强政策引导优化医疗服务供给

中央政府具有强大的宏观调控能力，能够统筹各地方政府改革目标，协调整体利益与地方利益，有效避免地区差异导致的医疗资源分配不公平问题；各省市的政策要避免"短板效应"带来的改革滞后或负面影响。这需要中央政府从整体角度来把控。要进一步明确政府主导的内容：政府需要承担基本医疗服务的供给职能，医疗保险部门和医疗联合体需要联系相关医药企业，在药品、设备采购等方面遵循市场规律，并在市场作用环节中通过政府监管避免寻租风险、地方政府与利益集团"合谋"风险等。应在顶层设计中坚持政府主导作用以解决供给失灵问题与政府缺位导致的过度市场化问题，要把人民的利益作为出发点，跳出政府各自为政的局限，最终实现改革目标，即人人享有基本医疗服务。

1. 构建三级医疗服务体系

各级医疗服务机构需要明确功能定位，在此基础上实施分级诊疗制度，从而构建三级医疗服务体系。从世界各国大致情况来看，基层医疗机构提供门诊服务，医院提供专科门诊、急诊与住院服务，同时不同等级的医疗机构也具有不同的功能定位，二级医院提供一般疾病的住院治疗服务，三级医院主要提供高精尖的医疗服务。

2. 规范医疗服务供给行为

我国目前的医疗相关法律法规尚未完全涵盖医疗领域各式各样的腐败行为，出现了较多的医疗服务供给不规范问题。因此，需要进一步完善医疗领域的相关政策与法律法规，具体可以从以下两个方面展开。

一是在立法上进一步增加针对医疗腐败治理的法律条文，且条文中对医疗腐败各种行为的界定要尽可能贴近现实，堵住那些难以界定的医疗腐败灰色交易漏洞。通过行政处罚、民事处罚及刑事处罚的方式规范医药市场，从法律层面预防和惩治医疗腐败。

二是尽可能地完善医院内部的规章制度，使各部门权责清晰，规定医疗器械、耗材的相关招标、采购标准与监督制度，防止医疗器械与耗材买卖环节中的医疗腐败行为，并附上相应的处罚措施，以强化制度对医务工作者廉洁从业的约束。

3. 强化基层医疗服务建设

目前仍然需要提高基层医疗机构医务人员的诊疗水平。建立分级诊疗制度，实现基层首诊的关键在患者，而基层医疗机构的诊治能力直接决定了患者对于基层医疗机构的态度，因此要提高基层医疗机构服务能力与技术水平。

一是完善医生激励制度。由于基层医疗机构医务人员学历相对较低，研究生以上学历医学生往往被大型医院吸引，导致基层医疗机构人才匮乏。同时由于基层医疗机构待遇较差，对人才吸引力不足。因此应该提升基层医疗机构的待遇与保障水平。

二是完善全科医生的培养机制。美国等国家拥有相对完善的全科医生培养模式，我国可以采取定向培养的形式，补贴全科医生的学费、住宿费，且在他们毕业后经过培训可以定向安排至相应的岗位工作。通过规范化的培养制度，可以提升全科医生的理论和操作能力，培养出更适合基层医疗机构的全科医生。

（二）重塑医疗服务体系定位

1. 推动公立医院与民营医院的错位发展

近年来政府大力支持鼓励社会办医，如大力支持由社会力量或社会资本参与、举办、运营的全科医疗机构，进一步吸引社会力量参与到医疗细分领域中。对社会办医的鼓励与支持是重要的医疗政策，有利于促进我国的医疗事业发展。从改革进程来看，需要从以下两个方面进一步明确社会办医的规范性。

一是明确社会办医定位。社会办医力量可以理解为是公立医院的补充，社会办医的目的在于满足公众在医疗服务方面的多样化需求，与此同时社会办医需要成为我国医疗服务体系的一部分，通过和公立医院公平竞争以提升公立医疗机构的服务质量。但从目前来看，社会办医在政策层面界定较为模糊，民营医院大都通过提供基本医疗服务获利，存在骗取医疗保险资金、违法违规提供服务、降低服务质量等追逐最大化利益的行为，这与要提供公平正义的医疗服务相悖。由于民营医院构成中又包含了营利性民营医院与非营利性民营医院，政府应当从政策层面对营利性民营医院作进一步规范，要求其只能提供"非基本医疗服务"，以此区别于公立医院，同时可以与公立医院构成错位发展的格局。

二是鼓励非营利性社会办医。从政策层面鼓励社会力量举办非营利性医疗机构，并将其纳入基本医疗保险定点机构。进一步完善对于非营利性民营医疗机构的监管制度，重点监督其资金结余使用、财务运营与产权归属，以此确保它们非营利的性质。从当前来看，政府部门对非营利性医疗机构的具体细则不够明确。另外，社会办医中非营利性医疗机构可能出现违规定价、选择性提供服务与违反公益性、诱导医疗需求等问题，同时在分配过程中可能存在违规利用奖金或其他福利进行分红或存在其他违背非营利性的行为，需对其进一步强化监督处罚机制。

2. 中西医并重发展

2020年年初，新冠肺炎疫情暴发，并被世界卫生组织界定为国际关注的重大突发公共卫生事件，而中医药在新冠肺炎的防控与治疗过程中发挥了重要的作用。中医药属于中华民族的瑰宝，长期以来西医药与中医药取长补短、相互补充，共同保障人民的健康，这也是我国医疗服务供给体系的特色之处。而针对中医药的具体发展战略可以从以下两个方面展开。

第一，要加强中医药人才队伍的培养，高质量的人才能够有效助力中医药发展，需要在名老中医工作室建设、中医药教育等方面进一步加强，做好名老中医经验传承工作。从政策层面鼓励中医药发展，在医疗费用支付方面扩大中医药报销比例与范围。从新冠肺炎疫情的防控经验来看，要将中医药纳入突发公共卫生事件防控体系，将中医药的预防作用与突发公共卫生事件应急管理中应急响应环节相结合，完善中医药应急机制并进一步提升中医药的疾病应急能力。

第二，坚持中医与西医相结合，秉持中西医并重方针，以科学、合理、积极、高效的原则优化中医医疗资源配置。从机构建设角度出发，完善中医医疗机构并进一步构建中医医疗服务体系，加强各级医院如综合医院、专科医院内中医临床科室和中药房设置，增强中医科室医疗服务能力。在临床治疗环节，要加强中医与西医的协作，促进优质资源整合，实现中西医优势互补，提高重大疑难病应对能力。从资源投入的角度来看，要统筹中西医资源，提升中医药在基层医疗机构中应对疾病方面的综合能力。

（三）创新医疗服务模式

从我国目前情况来看，医疗服务体系发展与医疗服务模式创新可以从构建紧密型医疗联合体、推进分级诊疗制度、实施"互联网+"医疗模式、优化医防融合服务供给四个方面具体展开。

1. 构建紧密型医疗联合体

松散型医疗联合体通常采用核心医疗机构为基层医疗机构提供人员与技术支持的帮扶模式，在医疗联合体内可以实现分级诊疗与信息数据的互联互通，但人力资源的分配与实际利益的划分仍然未能实现统筹规划。为进一步优化医疗联合体结构，需要进一步构建协商平台，通过契约的形式化解利益冲突，以此扭转紧密型医疗联合体建设面临的困境。

第一，搭建多方平台以促进沟通交流，其核心理念是医疗联合体内部机构在平等的基础上协商。紧密型医疗联合体构建之后，可以通过多平台协商沟通机制解决分级诊疗、体制机制改革、各机构利益诉求与分配方面的问题。同时，紧密型医疗联合体属于对以往医疗服务体系结构的重大调整，因此原医疗服务体系中与当前紧密型医疗联合体不相匹配的机制需要进一步改革优化，最终实现共同发展、利益共享的目标。

一是明确紧密型医疗联合体内具体人、财、物如何打通使用，在人力资源、财政投入等方面实现统一调配。在整合前期应该将主管部门设定为紧密型医疗联合体内的核心医疗机构，并构建一个由医疗联合体内部行政部门及各医疗机构组成的资源整合磋商机构，如在紧密型医疗联合体内部创建资源整合推进工作小组。为快速有效地应对医疗联合体资源整合过程中出现的各项难题，可在行政管理层面建立磋商机制。

二是可以在构建紧密型医疗联合体的进程中设立一个过渡期，建立一个包含多个医疗机构的综合协调机构，如用于协商解决医疗联合体资源整合过渡期问题的医疗联合体理事会。要充分尊重、考虑紧密型医疗联合体内部各主体间的选择权与利益诉求，在多主体共同磋商后进一步决策，尽力避免在协商沟通过程中的行政命令式不平等问题。

第二，需要合理的绩效分配与考核机制，进一步强化协作与分工。紧密型医疗联合体的理念是合作共赢，因此紧密型医疗联合体内部机构间应该保持主体地位的平等，共赢可以理解为各主体间对于紧密型医疗联合体改革成果的共享。而保障紧密型医疗联合体内部机构合作共赢的前提是建立高效的利益分配与绩效考核机制，具体来看主要包括对紧密型医疗联合体成本收益与分工进行考核。

一是要明确收益的来源。在分工协作的背景下，紧密型医疗联合体具体的收益来源主要包括核心医疗机构医疗服务量和各基层医疗机构的医疗服务量两个方面。

二是要建立完善的考核分配机制。在紧密型医疗联合体利益分配过程中，要以成本收益核算为基础，一方面要对紧密型医疗联合体内部的整体收益进行分配，内部所有成员要构成利益共同体；另一方面要对紧密型医疗联合体内部医务人员的收入情况进行综合考量，通过合理有效的激励机制提升医务人员的积极性，避免由于收入差距过大而产生负面影响。由于基层医疗机构面临着"信任危机—没有患者—缺乏动力—服务低效—信任危机"的恶性循环，紧密型医疗联合体在整合后要适当向基层医疗机构进行倾斜，改变当前基层医疗机构在分级诊疗中面临的"边缘化"局面与动力不足问题。

第三，建立多维度激励机制。在建设紧密型医疗联合体过程中，发展模式的转型、政策方面的调整、体制机制方面的改革，都有可能成为矛盾和冲突的集中地。因此需要建立多维激励机制。

一是制度激励。制度激励可理解为专门为紧密型医疗联合体设计的内生式运营模式，该模式能够发挥重要作用，可以从多角度为医疗联合体运营提供制度和规则框架，能够在医疗联合体内部各层级医疗机构间发挥引领作用，引导各医疗机构在框架内部发挥功能。另外相关政策的配套和完善，在医疗联合体建设过程中也具有不可替代的作用，如需要从人力资源管理、医疗保险支付、分级诊疗等方面出发为基层医疗机构提供政策上的支持。

二是组织激励。组织激励可以理解为对紧密型医疗联合体内各医疗机构的激励。医疗联合体内部各层级医疗机构间均需要组织激励发挥作用,如各医疗机构在采取运营策略时是消极等待还是积极推进,是行政驱动还是自愿联合,是为本机构谋利还是以分级诊疗为目标等。而组织激励真正发挥作用还是要取决于各机构对紧密型医疗联合体的认知判断,因此可以采用政策式的宣传与引导、对医务人员加强培训、对领导干部加强监管等激励措施,从各医疗机构领导层入手,发挥组织激励的真正作用。

三是行为激励。要重塑分级诊疗格局,需要从行为激励的角度进行探索,其中的关键是发挥紧密型医疗联合体内部医务人员的积极性,因为制度与组织方面的激励措施最终需要在医疗联合体内部医务人员的具体行为方面得到落实。从当前来看,在医患关系较为紧张的现实背景下,医务人员的合理诉求往往容易被忽略。从长期来看,对于合理利益避而不谈而只注重高唱医务人员奉献仁爱的现象仍然存在。这样一来,医疗服务中各利益主体间的关系并没有得到实质性改善。事实上,医药卫生体制改革的本质可以理解为利益分配格局的重新构建,因此紧密型医疗联合体建设若忽略医务人员的利益需求,可能难以取得理想的效果。

2. 推进分级诊疗制度

当前医疗服务体系属于正金字塔形结构,即由一家或几家医疗水平较高的医疗机构作为医疗服务体系的金字塔顶端,它们在纵向上连接其他医疗机构,形成医疗服务供给的整体结构,医疗机构的级别越高其医疗资源就越丰富、影响力也就越大。同时这样会导致处于金字塔尖的医疗机构对患者的吸引力过强,即三级医院的"虹吸效应"在短时间内难以消除。三级医院"一家独大"的局面,使得基层医疗机构吸引力大大降低,因此基层医疗机构难以有效发挥健康"守门人"的作用。此外,基层医疗机构本身存在能力有限、资源配置不足、人才短缺等问题,共同导致了基层医疗机构对患者的吸引力降低。

第一,强基层需要将政策要求落到实处,必须使三级医院与基层医疗机构成为"一家人"。当前医疗服务体系结构需要进行调整，如将医疗联合体内的不同层级医疗机构相互关系与角色进行重新定义，使整个医疗服务体系达到"统一服务、统一系统、统一发展、统一人员、统一资源"，并在此基础上逐步强调内部关系，构建彼此联动的激励机制，由三级医院带动基层医疗机构，才能够从根本上扭转三级医院由利益驱动导致的无序扩张局面，改变三级医院"一家独大"的格局，并使三级医院自觉自愿对基层医疗机构进行帮扶，从而使其成为利益共同体。这样一来基层医疗机构才能在质量与服务能力方面大幅提升，真正改变三级医院与基层医疗机构的服务格局，最终形成以人为本的分级诊疗服务体系。

第二，在约束患者就医行为方面，发挥医保政策的杠杆作用。通过医疗保险支付政策可以有效促进分级诊疗，高效的分级诊疗体系可以使患者真正做到"大病上医院、小病在社区、康复回社区"。在医疗保险支付方式上，可通过将三级、二级、基层医疗机构报销比例差距进一步扩大，从而改变就医秩序，使目前无序就医问题得到有效改善。

一是通过家庭医生签约制度完善医疗服务网络。由区域内医疗联合体来主导建设本区域家庭医生团队，所属区域内每个家庭都要签约，强制性签约可以保证居民参与率。从目前来看，家庭医生签约制度存在执行不理想的情况，这可以从源头家庭医生的角度进行分析，其主要原因是缺乏高质量、均质化的全科医生。家庭医生的水平往往由所在机构决定，不同级别的医院决定了其不同的服务质量与技术水平。在家庭医生签约服务中，医疗联合体享有的主导权可以让来自核心医院的高水平医生作为核心成员参与家庭医生团队，以此缩小家庭医生间的差距，减少患者的担忧，从而构建高效的医疗服务网络。

二是完善"基层首诊、双向转诊"的流程。在推进分级诊疗过程中要以主要居住地划分区域内社会成员，并以此来选择社区卫生服务中心（乡镇卫生院）为其提供医疗服务。可以设定两级就医程序：一级是家庭医生团队，另一级是核心医疗机构或基层医疗机构。在转诊需求的确定方面主要由家庭医生团队或基层医疗机构负责判断，并以此来决定是否转诊至核心医疗机构。收治在核心医疗机构的患者也可以根据实际需求进行转诊，如对于核心医疗机构诊治的患者可以在基层医疗机构完成其后期的康复、复诊。

3. 实施"互联网+"医疗模式

身处信息化时代背景下，互联网和大数据的作用往往不容忽视，其带给人们越来越多出乎意料的影响，同时在医疗服务体系中互联网与大数据也开始发挥越来越重要的作用。如何合理利用互联网与信息技术并发挥其真正的作用成为各个国家思考的问题。通过参考国外的经验发现，多数国家为参保居民建立了健康档案，通过对居民健康数据进行收集与分析，可以使医生在第一时间了解患者的病情并出具诊疗方案。健康档案的长期积累可以形成连续型追踪数据，为居民提供不间断的终身医疗服务，通过对健康数据长期的追踪与分析，帮助患者制定个性化的疾病诊疗方案，使每个居民都拥有独立的诊疗记录，不会因为更换医生或者到不同的医疗机构而导致其自身诊疗方案频繁更改或中断，避免复诊过程，从而有效节约医疗资源，实现医疗资源的最大化利用。

此外，在"互联网+"医疗模式下能够将危重病人的救治时间大幅度缩短。互联网技术能够解决患者就医距离的问题，满足了不方便就医或偏远地区患者在医疗可及性方面的需求。综合来看，虽然"互联网+"医疗模式具有多种优势，为患者开辟了更便捷的就医路线，可以使患者"看病难"问题得到有效缓解，但目前提供互联网医疗服务的三级医疗机构数量十分有限，这需要医疗机构与政府合作持续推进，充分利用互联网技术优势，构建网络平台进行分级诊疗的转诊，从而实现更有效、更便捷的转诊服务。

4. 优化医防融合服务供给

第一，加大对全科医学人才的培养力度，并尝试在综合医院大力发展全科医学科室来加强对全科人才的招收与培养。这一方面可以弥补因医院科室细化导致的整合型医疗理念缺失的问题；另一方面通过医院与基层医疗卫生机构搭建合作对接平台，可以实现信息与数据的互联互通，还能够进一步推进分级诊疗制度。具体来看，在医院推进医防融合，需要医院承担全面健康管理、分级诊疗与预防保健工作。此外，需要将医防融合理念融入专科科室，通过联系公共卫生科、康复科等科室实现医院内部科室之间的协同合作，从患者角度出发基于全流程视角从疾病早期的筛查发现，到疾病初期的积极治疗，实现疾病预防与治疗相结合，从而做到全过程健康管理。

第二，以紧密型医疗联合体促进医防深度融合，通过将专业公共卫生机构纳入紧密型医疗联合体实现统筹发展。可以在紧密型医疗联合体内部设立医防融合办公室，医院、专业公共卫生机构与基层医疗机构通过分工协作的形式进行合作，共同提供疾病筛查、全面健康管理等医防融合服务。此外还可以从信息化建设出发，在医疗联合体内部医院之间、医院与基层医疗卫生机构之间、医疗卫生机构与专业公共卫生机构之间构建互联互通的信息与数据共享机制，通过电子健康档案收集数据，实现信息与数据的共享。

第三，从基层医疗卫生机构出发，实现基层医疗卫生机构内部整合。基层医疗卫生机构的医防融合主要可以从微观层面、中观层面与宏观层面三种视角展开。在微观层面可以考虑以家庭医生签约制度为切入点，把慢性病患者的全面健康管理作为重点，组建医防融合服务供给团队，该团队以家庭医生为基础，并纳入公共卫生人员、心理咨询人员、村医、护理人员与全科医生，从全流程视角提供包含预防、治疗、护理与康复服务在内的全面健康管理。中观层面可以考虑进一步优化医防融合队伍建设，鼓励医院的全科医生与专业公共卫生人员加入医防融合队伍，同时医防融合队伍还可与基层社区人员、基层治理网格员等合作，通过社区管理与基层健康管理相结合。宏观层面可以概括为优化医防融合服务流程，要从慢性病患者的诊疗过程出发，通过医疗服务与基本公共卫生服务的协同融合，为慢性病患者提供包含诊前筛查、建档、诊中咨询、预约、分诊、诊疗与诊后随访、康复检查等全流程的健康管理。同时还可以利用互联网技术实现医防融合服务的线上优化，例如，对慢性病患者进行线上健康管理，通过线上公共卫生教育与宣传提升慢性病患者的健康素养与主动健康管理意识。

第四，从医防融合人力资源方面出发，培养一批"懂医疗、精预防、能应急、善管理"的复合型医防融合人才。当前我国医疗服务与公共卫生体系之间的裂痕与从以疾病为中心向以健康为中心的理念的转变，均要求医疗卫生人才的培养应该由以往的以临床医学人才为主转向公共卫生人才、全科医生、预防医学人才等多方面人才培养。并在此基础上培养兼备诊疗水平、公共卫生意识与全面健康管理的复合型医防融合人才。首先，医防融合人才的培养要从高校出发，加强对临床医学生公共卫生与预防医学知识等综合素质的培养，贯彻全民健康的理念。同时可以通过让临床医学本科毕业生到公共卫生学科继续深造的方式，使其成为兼具临床医学知识与公共卫生知识的高水平复合型人才。其次，需要加强公共卫生专业人才的规范化培训，这对于提升公共卫生专业人员理论与实践知识至关重要，能够提升公共卫生人员的慢性病管理与重大突发公共卫生事件应急管理的实践能力。最后，不仅要加强对于全科医生的培养，还要提升全科医生的综合素质与专业水平，如可以针对基层医疗卫生机构开展有关重大突发公共卫生事件应急管理的培训，提升其公共卫生意识。

（四）增强医疗服务体系中的社会参与

社会参与从参与主体角度来看可以分为三个方面，分别是公民参与、政策研究群体参与、利益集团参与。

1. 扩大公民参与，凝聚改革共识

公民在参与医疗服务体系改革的过程中需要付出大量成本，如人力成本、物力成本、知识储备、时间成本、收集和处理信息成本、机会成本与风险成本等，这需要政策制定者综合考虑并进行弥补。政府应当定期向参与者通报改革方案的制定进程，使各成员均能够合理反映意见，集思广益，这样才能形成良性循环，真正做到扩大公民参与。

2. 注重政策研究群体的参与

政策研究群体包括体制内的政策研究群体和体制外的政策研究机构。体制内的政策研究群体主要包括各级政府下属的政策研究室、高校内的

政策研究机构、各级党委下属的党校、中央和地方各层级的社会科学院等。体制内的政策研究群体往往具有较丰富的知识储备与准确的信息获取渠道。体制外的政策研究机构主要包括民间政策研究机构，其特点是从实际出发，往往从当前政策实施效果中寻找并发现问题，对大众需求具有快速反应能力与超强的敏感性，具备更广阔的视角，使政策提出的建议更加贴合实际。

3. 辩证看待利益集团参与

政府部门要从两方面出发规范利益集团的参与行为。一方面要保护合法合规的医药流通企业、生产企业的决策方案建议权与参与权，保证其合法权益得到实现。另一方面要建立和完善个人和单位"黑名单"制度，对利益集团违规行为严格管控，加大对医药流通企业、生产企业不良行为的打击和监管力度。同时可以考虑吸纳退休医生、律师、高校老师、保险从业人员、医药企业工作人员等多元化社会力量建立专门的、系统化、规范化的民间反腐组织，与政府部门的反腐工作形成有效互补。

（五）推动基本医疗保险全国统筹

基本医疗保险全国统筹应从医疗保险资金账户进行设计，建议在全国范围内设立基本医疗保险资金专门账户，统一管理部门为国家医保局。这一整合能够有效改变定价制度与医疗保险制度，对于提升医疗服务质量具有重要作用。其中基本医疗保险基金的使用权与管理权十分关键，全国统筹需要由税务部门统一征收基本医疗保险费。可以预计的是，未来诊疗行为的规范合理、基本医疗服务的价格调整、医疗保险支付改革以及分级诊疗也会在国家医保局的统一推动下实现。

从医疗保险基金运行来看，医疗保险资金"收支平衡、略有结余"是运行的最佳状态。我国医疗保险制度在区域层面条块分割，很难做到更高层次统筹，统筹层次过低导致个别地区统筹单位的基金年度收支存在失衡风险。根据基本医疗保险制度的要求，完善基本医疗保险的重要任务是对城乡居民基本医疗保险与城镇职工基本医疗保险进行整合，也是我国基本医疗保险制度未来发展的必然要求。从当前来看，城乡居民基本医疗保险与城镇职工基本医疗保险两项制度在保险水平、基金监管、覆盖人群、筹资水平等方面存在差异，如果直接进行统筹会面临较大阻力，因此可采用逐步推进的形式渐进改革。统筹基本医疗保险制度可以从覆盖人群、筹资方式、支付方式三个方面来展开。

第一，通过强制性参保覆盖所有人群。制度建设的目标可以概括为"将城乡居民基本医疗保险和城镇职工基本医疗保险整合为统一的基本医疗保险制度，在两种医疗保险制度合二为一后，全体国民均在一个基本医疗保险制度范围中，形成全民基本医疗保险制度框架"，这可以消除基本医疗保险的内部差异，参保人员缴费后均享受平等的待遇水平。为了达到全民参与基本医疗保险，可以采取强制性参保方式，将全体国民纳入其中，让基本医疗保险惠及全体社会成员。

第二，在筹资方面进一步完善。目前，基本医疗保险筹资标准还存在较大差异，城镇职工基本医疗保险可以维持当前的标准，同时以不增加城乡居民基本医疗缴费为前提加大政府对城乡居民基本医疗保险的补贴力度。逐步降低城乡居民基本医疗保险中居民方的缴费压力，以此改变当前医疗保险资金市级层面的统筹制度，在当前医疗保险市级统筹的基础上进一步推进，逐步实行省级层面统筹，再由省级层面进一步扩展，最终逐步扩展到全国层面统筹。

第三，通过增强医疗联合体监管水平创新医疗保险支付方式。监管水平的提升需要以医疗费用支出为依据，依据各城市实际人均医疗保险支付费用、医疗联合体的服务人群与人均医疗费用来合理确定医疗联合体的医疗保险费用总额。在控制医疗保险费用总额的基础上改进支付方式，如采用"结余留用、超支不补"的方式，在医疗联合体中实行打包支付，以此进一步优化支付结构、激发医疗联合体合理诊疗、控制医疗费用增长。医疗保险支付方式的高效性可以更好地调整医疗服务供给结构，从而有效控制医疗总支出的增长速度。

（六）创新医疗机构监管机制

过度医疗问题使政府必须重视医疗机构监管。过度医疗问题的成因可以概括为对利益的不合理追求。产生对利益不合理追求行为的原因主要有以下两方面。一方面从医疗机构角度来看，公立医疗机构面临着医务人员的收入难以从医疗保险支付方式中得到价值体现、政府财政投入不足、补偿机制扭曲等多种问题，按项目收费为医疗机构提供了增加收入的机会；另一方面是利益相关主体间的"合谋"行为，如医药流通企业与医务人员合谋追求不合理利益，此类行为具体表现为药品生产商和经销商给医务人员高额回扣，使医生在利益的驱使下产生过度医疗行为。

从医疗服务的角度来看，医疗服务的特殊性决定了其与其他服务类商品有显著差异，相比于一般服务类商品来说医疗服务具有"诊断"这一中间环节，即适用类型与数量由医务人员决定。因此追求不合理利益行为的核心环节在于医务人员的诊断，需要从医务人员入手切断过度医疗问题诱因。长期以来，公立医院主要通过政府财政补助、医疗服务收入和药品加成收入这三个途径进行创收，在公立医院取消药品加成后，药品零加成政策在某种程度上降低了药品费用，但仅切断了医疗机构从药品中获利的途径，这导致医务人员行为逻辑与医院的运行逻辑产生分歧，医务人员与医院管理层站在了对立位置。医务人员个人不合理利益追求与医院管理层调整医院收支结构、优化医院经济运营的目标发生了冲突，为维持公立医院的收支平衡，其往往会采取增加财政补助、提高医疗服务价格等行为。

因此要对医疗行为进行规范并创新监管机制，可以从督查考核与政府责任两个方面来进行。

1. 加强督查考核

从医务人员角度来看，此举能够抑制医务人员逐利动机。从源头来看，政府在医药购销领域的监管不力与缺位和医务人员追求不合理利益行为有直接关系。主要可以通过以下五种手段进行督查考核。

第一，将病历督查作为主要手段，积极采用信息化监管与大数据分析，及时甄别不合理的诊疗行为，并及时处理不合理行为。例如，可以将督查鉴定结果与医疗保险支付联动，最终实现与医务人员个人利益挂钩，直接通过医疗保险支付的方式进行处理，加大对违规行为的处罚力度，增加违规获利的处罚成本，以此规范医务人员的诊疗行为，将医务人员不规范诊疗获利的空间进一步压缩。

第二，在制度方面加强创新。例如，实施处方前置审核制度，在处方与患者之间增加审核步骤，在医务人员开具处方后，由药师强制性进行审核，以此达到严格控制不合理用药行为的目的。另外，对于具有不良执业行为的医生，实行全国联网的"黑名单"与"行业禁入"制度，处理违法违纪人员，通过此类处罚措施起到警示作用。

第三，建立合理的公立医院补偿机制，用以弥补公立医院的"政策性亏损"。一是要增加财政补助在医院总收入中的占比，加大在政策性亏损、离退休人员相关费用、医疗重点学科发展及承担公共卫生服务方面的补助力度，对社会产出效益高的医疗业务继续加大财政补助力度，以提供经济保障的方式助力公立医疗机构从逐利性回归公益性本质。二是合理调整医疗服务价格，适当提高在诊疗、手术、护理、康复等方面的医疗服务价格，同时综合考量患者支付能力、项目成本、技术含量、手术风险等因素，保持公立医院医疗服务收费与经济成本支出之间的平衡。此外，可以统筹考虑药品零加成政策对当前医院的正面和负面影响，通过出台增加药品药事费等相关方案，弥补医院因采购药品而导致的亏损。三是提高医疗保险基金对公立医院医疗保险费用的结算效率，及时进行医疗保险补偿，全面推行医疗保险总额控制下的按病种、按疾病诊断相关分组、按人头付费的多元复合式医疗保险支付方式，减少不合理医疗费用的支出。

第四，建立体现医务工作者劳动价值的薪酬体系，让医务人员的收入趋于合理。一是要提高公立医院医务人员的薪酬水平，使薪酬水平与医务人员的劳动价值和所承担的岗位职责挂钩，薪酬待遇与付出相匹配，让"灰色收入"转变成"阳光收入"。二是要合理调整公立医院的薪酬结构，统筹平衡基本工资与绩效工资的关系，避免医务人员薪酬与业务收入挂钩，弱化医务人员的逐利动机，防止医务人员过度追求服务数量而忽视服务质量，造成医疗资源的浪费和腐败。三是适当提高医务人员的非经济性薪酬激励，为表现优异的医务人员提供职位晋升、荣誉表彰、带薪休假、住房补贴、职业培训等除工资绩效外的各种福利，满足医务人员多层次的合理需求。

第五，加强医务人员的道德约束。在医疗领域制度创新、机制优化的基础上，充分运用道德约束这种无形的力量，弥补医生与患者之间信息不对称和外在监督不到位的缺陷，激发医务人员、医药企业等利益相关者主动反腐自律，遏制逐利动机。一是要加强医德医风教育，转变公立医院医务人员对经济利益的过度追求，回归公益性本质，唤醒医务人员以救死扶伤为己任的良知，引导医务人员始终将患者健康放在首位，自觉抵制腐蚀诱惑，最大限度保障患者权益。二是社会舆论要积极宣扬反腐倡廉的正确价值观，正确利用网络媒体遏制医疗反腐的重要力量，帮助医务人员树立"廉洁为荣、腐败为耻"的观念，潜移默化地促使医务人员遵纪守法、廉洁行医。

2. 强化政府责任并加大对商业贿赂的惩治力度

具体措施可以概括为如下四个方面。

第一，进一步推进耗材、药品等全国范围内集中谈价，通过谈判的形式控制药品与耗材价格，使集中谈判中的降价幅度进一步加强，以行政手段控制成本增加，进一步压缩流通环节的"灰色空间"，另外也要进一步缩小集中谈价中地方政府权力寻租空间。

第二，实行"黑名单"制度以处理违反诚信原则的企业。对耗材、药品等集中招标采购过程中出现的不及时配送、不执行中标价格、不足量供货、网外交易、操纵价格、串通报价、商业贿赂、故意不供货等行为的企业列入"黑名单"。

第三，加大医疗腐败方面的查处力度。从政府角度来看必须加强监管，定期对药品、医疗器械、高值耗材的招标采购、使用、处方等环节进行监督查处，重点监管公款的贪污和挪用、药品的审批和采购、公立医院的耗材和基建、医务人员与医疗机构的金钱交易等环节。

第四，建立医疗领域高值耗材、医疗器械、药品采购、使用等环节的医疗机构信息公开机制，允许社会各界人士共同参与对医疗腐败行为的监督，通过建立举报人保护制度、畅通腐败举报渠道、完善腐败举报奖励制度等途径进一步完善监督制度。

第二节 未来展望

一、推动医疗卫生资源下沉，提升基层社区医疗服务能力

党的二十大报告提出，要促进优质医疗资源扩容和区域均衡布局，坚持预防为主，加强重大慢性病健康管理，提高基层防病治病和健康管理能力。第一，为进一步提升基层医疗服务能力，要从"纵向整合"的视角落实好政策扶持与资源整合。在政策上推进城市优质医疗资源下沉，在人力、技术和管理经验方面加大基层扶持与纵向整合力度。第二，做好基层医疗卫生人才培养和待遇保障，发展壮大医疗卫生队伍，把工作重点放在农村和社区，唯有对人才队伍做好保障才能推动基层医疗卫生服务能力建设。第三，加大基层医疗卫生财政投入和倾斜力度，发挥好财政在基层医疗卫生中的支撑作用。

二、完善并推进优质医疗服务供给

第一，要强化政府干预，优化城乡之间的医疗供给格局。政府应在人力、资金、技术、信息等方面，综合布局，精准互助，逐步实现城乡医疗卫生服务均衡供给。第二，要坚持政府主导，防止医疗过度"市场化"。统筹好政府、市场、社会和个人等多元主体关系，强化民营医院管理工作，严防医疗腐败和医疗乱象。第三，增加财政投入，探索适合中国国情的"免费医疗模式"。逐步扩大医疗保险报销范围，提高疾病报销比例，同时解决好优质医疗资源"过度集中"和公费医疗"过度治疗"问题。第四，创新医疗卫生服务供给的模式和机制。包括整合卫生机构与医院体系，做好重大疾病的防控机制构建；建立不同层级医疗卫生机构之间的分工协作，健全"预防—诊断—治疗—护理—康复"一体化"系统连续"的服务链条。

三、满足医疗服务需求，应对人口老龄化的严峻挑战

针对人口构成的转变，对医疗服务体系进行适应性重塑，充分发挥中国特色的"人口规模巨大"之优势。第一，围绕农村人口老龄化与高龄化的变化，加快构建老年人医疗服务体系，在老年人口数量大、密度高的区域加强基层医疗机构建设，并根据"一老一小"医疗需求开展村卫生室提质升级，提高资源集约与利用效益，增强农村居民的获得感。第二，围绕疾病谱转变特征，增加对基层医疗机构的设备配置，提高其专科服务技术与医防融合服务水平，提升医疗服务资源与疾病的匹配度。第三，围绕人口规模带来的巨大医疗服务需求，推动医疗服务资源整合下沉，利用远程医疗技术引导城市医疗资源向农村地区辐射疏散，并激发与健康相关的其他社会组织的参与，带动乡村医疗相关产业的发展，全方位提升医疗服务供给能力，将人口规模趋势转化为国内需求增长优势，为人口规模巨大的现代化发展提供医疗健康领域的智慧。

四、提高医疗管理水平，建构科学精细医疗管理系统

努力破除"以药养医"机制，突出医院的社会属性，在此前提下进行管理系统的优化和升级。第一，完善分级诊疗模式和制度规范，构建"基层首诊、双向转诊、急慢分治、上下联动"的分级诊疗格局，充分满足群众就医需求。第二，以"城市医疗联合体"和"县域医疗共同体"为抓手，强化城乡医疗服务体系的纵向一体化发展。整合人员、技术、财政、资源等，开展一体化的协调联动和高效管理。第三，推进"互联网+"医疗，强化互联网医院建设。充分借用现代化智能手段，落实省—市—县—乡—村五级远程医疗服务全覆盖，强化基层网络建设，推进互联网医疗的现代红利惠及广大人民。第四，用好医疗卫生评估这把"利剑"，促进管理升级。完善医疗卫生领域的评估和管理体系，以评促改，实现现代医院管理、专业公共卫生机构管理和基层医疗卫生机构管理的科学化和有序化。

五、优化医疗资源整合,提升公共卫生防控救治能力

提升医疗队伍质量是建设现代医疗体系的内在保障。第一,发展壮大基层医疗队伍,加大基层人才培养和支持力度。特别关注乡村医生的生存状况和发展质量,给予重点扶持和待遇保障,提升乡村医疗队伍的专业化和规范化水平。第二,优化医学高层次人才和急需紧缺专业人才的培养机制建设。如强化急诊科、妇产科、儿科、重症医学科、精神科、呼吸科、老年医学科等重点领域的人才培养,提升其发展空间。第三,实施好中医药特色人才培养工程,发挥好中医药的传统优势。进一步推动中医药在治未病、养生康复、传染病防治和卫生应急等方面的重要作用。第四,医疗反腐工作与医疗体制改革双管齐下,优化医务人员的薪酬待遇和考核体系,缓解医院和医务人员的生存压力,不断激发医疗队伍的内生动力,为广大人民群众提供更加优质的医疗服务。第五,加强重大疫情防控救治体系和公共卫生应急队伍建设,构筑"平战结合"的疫情防控战略体系,在重大疫情来临时能够及时进行物资和人员的应急转化,提升公共卫生防控救治能力。

参考文献

[1] 蔡佳慧,田国栋,张涛,等.我国远程医疗法律与政策保障现状分析与建议[J].中国卫生信息管理杂志,2011(4):28-31.

[2] 常飞飞,陈先辉,王强.美国"以患者为中心的医疗之家"模式发展现状及对我国家庭医生服务的启示[J].中国全科医学,2017(28):3463-3467.

[3] 陈起坤,陈燕奎,杨阳,等.城市社区医疗机构功能定位及准入制度缺陷分析——城市社区医疗及其就诊问题系列研究[J].现代医院管理,2013(2):25-27.

[4] 陈廷寅,胡建中,冯嵩.大型公立医院基于"互联网+医疗健康"的智慧服务体系建设与探索[J].中国数字医学,2020(10):1-4.

[5] 陈曦.我国分级诊疗制度现状分析和对策建议[J].就业与保障,2021(20):41-42.

[6] 陈真.青岛市医疗卫生服务体系建设现状分析[J].中国市场,

2021（36）：51-52.

［7］崔楠，顾海，景抗震.新医改背景下远程医疗发展的SWOT分析［J］.卫生经济研究，2018（5）：44-46.

［8］丁淑娟.新医改框架下的医疗服务质量监管体系研究［J］.卫生软科学，2010（1）：4-7.

［9］方鹏骞，李曼琪，李文敏.试论三级公立医院在医疗联合体中的引领作用［J］.中国医院管理，2018（5）：1-3.

［10］方鹏骞，杨兴怡，张霄艳，等.再论中国基本医疗服务的内涵［J］.中国卫生政策研究，2015（6）：52-56.

［11］方媛，林德南.智慧医疗研究综述［J］.新经济，2014（19）：70-72.

［12］房曰林.构建整合型县域医疗服务体系［J］.中国卫生，2021（7）：26-27.

［13］冯敏，吴建宏.基层医院开展云医疗服务存在的问题与对策分析［J］.医院管理论坛，2019，36（8）：66，70-71.

［14］冯晓源.医疗从传统走向智慧［J］.中国研究型医院，2021（4）：72-75.

［15］甘雪琼，赵明刚，郭燕红，等.英国的医疗质量监管体系及启示［J］.中国医疗管理科学，2015（5）：43-47.

［16］高广颖，梁民琳，沈文生，等.新型农村合作医疗基金预警系统模型的建立研究［J］.中国卫生经济，2015，（2）：56-59.

［17］葛延风，王列军，冯文猛，等.我国健康老龄化的挑战与策略选择［J］.管理世界，2020（4）：86-96.

［18］葛延风.德国的医疗卫生体制及其对我国的启示［J］.科学决策，2006（8）：34-37.

［19］宫芳芳，孙喜琢，曾舒怡.教卫融合助力校园卫生建设水平提升［J］.现代医院管理，2018（5）：18-20，32.

［20］宫芳芳，孙喜琢，李文海，等.医疗联合体建设现代医院管理制度的探索与研究［J］.现代医院管理，2018（5）：1，2-4.

［21］宫芳芳，孙喜琢，李文海．罗湖医保支付方式改革模式与 HMO 医疗服务模式比较研究［J］．中国医院，2017（11）：7-9．

［22］宫芳芳，孙喜琢，李亚男．建设中国特色国际一流整合型优质医疗服务体系：以深圳市罗湖医院集团为例［J］．中国全科医学，2021（19）：2408-2411，2417．

［23］顾海，奉子岚，吴迪，等．我国远程医疗研究现状及趋势——基于 CiteSpace 的文献量化分析［J］．信息资源管理学报，2020（4）：119-129．

［24］顾海，李佳佳．国外医疗服务体系对我国医疗卫生体制改革的启示与借鉴［J］．世界经济与政治论坛，2009（5）：102-107．

［25］关昕．英国国家卫生服务体系近年改革对我国的启示［J］．中国卫生资源，2010（1）：48-50．

［26］关一航．从"前景理论"看心理学在经济领域中的运用［J］．经济师，2004（7）：51-52．

［27］郭传骥，郭启勇．国内外医保支付方式和医疗服务体系的现状分析及启示［J］．现代医院管理，2018（1）：66-72．

［28］郭薇薇．基于新形势下卫生专业人才培养模式探究［J］．继续医学教育，2017，31（4）：78-80．

［29］韩烨．我国农村医疗卫生服务体系发展现状及对策［J］．长春中医药大学学报，2015（1）：202-203，213．

［30］郝晓宁，李士雪，许宗余．我国城市社区卫生服务机构组织形式和管理模式现况研究［J］．中国卫生经济，2006（6）：10-12．

［31］何健．专有化与市场：中国医疗服务体系改革的路径选择［J］．国际社会科学杂志（中文版），2014（1）：7，10，90-96．

［32］何江江，胡善联，张崖冰，等．医疗保险全民覆盖背景下的卫生服务体系适应性研究：国际经验综述［J］．中国卫生经济，2010（10）：95-97．

［33］侯宾，崔瑾．中国医疗体系的现状简述［J］．云南中医学院学报，2006（S1）：19-21．

[34] 侯筱蓉，陈俊羽，赵文龙.面向公众的网络医疗健康信息质量分析［J］.中国卫生信息管理杂志，2014，11（1）：38-42.

[35] 黄新明，黄晓梅.中外医疗器械监管比较分析和对我国的启示［J］.甘肃科技，2015（20）：90-93.

[36] 黄毅，佟晓光.中国人口老龄化现状分析［J］.中国老年学杂志，2012（21）：4853-4855.

[37] 江刚，赵允伍，王晓松，等.我国整合型医疗卫生服务体系构建策略探讨［J］.南京医科大学学报（社会科学版），2021（5）：413-417.

[38] 蒋昌松，祁鹏，郭丹.我国药品集中采购制度历史变迁及改革发展趋势［J］.中国医疗保险，2022（4）：5-11.

[39] 解亚红.西方国家医疗卫生改革的五大趋势——以英国、美国和德国为例［J］.中国行政管理，2006（5）：109-112.

[40] 金琇泽，路云.中国老年人共病状况及其对医疗卫生支出的影响研究［J］.中国全科医学，2019（34）：4166-4172.

[41] 卡迪尔亚·那斯尔，古丽巴哈尔·卡德尔，郭志龙，等.精准帮扶政策对新疆农村地区基层医疗机构的发展影响及机构服务供给能力现状调查［J］.中国社会医学杂志，2021（6）：684-688.

[42] 李聪，刘喜华，姜东晖.居民家庭负债如何影响医疗支出？——基于门限效应模型的经验分析［J］.东岳论丛，2020（10）：77-85.

[43] 李丽清，王超，黄肖依，等.新医改以来我国分级医疗体系发展现状及成效分析［J］.重庆医学，2021，50（16）：2854-2856.

[44] 李美燕，吴秋璟.我国农村医疗卫生服务体系的现状及发展对策分析［J］.当代经济，2007（11）：26-27.

[45] 李鹏，李昕.对我国医院信息化建设面临问题的思考［J］.中国病案，2013，14（6）：37-39.

[46] 李群.我国新发传染病应对形势和任务［J］.中华疾病控制杂志，2020（2）：125-127，244.

［47］李诗晴，褚福灵.社会医疗保险监管组织体系的国际比较与借鉴［J］.社会保障研究，2017（5）：78-86.

［48］李爽，张树江.新医改背景下过度医疗的原因及其对策分析［J］.中国卫生产，2017（9）：196-198.

［49］李文玲.医院廉洁文化建设的探讨［J］.中国卫生标准管理，2019，10（24）：12-15.

［50］李显文.县级公立医院医务人员合理诊疗相关认知调查［J］.中华医院管理杂志，2014（3）：178-181.

［51］李星蓉，高广颖，胡星宇，等.分级诊疗背景下北京市三级医院诊疗病种构成现状与功能定位适配性分析［J］.中国医院，2021（9）：37-40.

［52］李妍嫣，袁祥飞.主要发达国家医疗卫生体制模式比较及启示——以英国、美国和德国为例［J］.价格理论与实践，2009（5）：44-45.

［53］李兆梅.医保医院患者之间的关系及处理初探［J］.临沂医学专科学校学报，2002（5）：368-370.

［54］连漪.安徽天长：紧密型医共体再升级［J］.中国卫生，2021（10）：74-75.

［55］梁鸿，王云竹.公共财政政策框架下基本医疗服务体系的构建［J］.中国卫生经济，2005（10）：8-11.

［56］刘丽静，邓鑫，许克祥.我国互联网医疗的发展现状与运行机制研究［J］.卫生软科学，2021，35（6）：32-34，44.

［57］刘权，邓勇.德国医疗卫生体制的新变与启示［J］.中国医院院长，2016（15）：66-71.

［58］刘一欧.我国医疗服务体系发展历程及思考［J］.现代商贸工业，2017（34）：14-15.

［59］刘子琼，单苗苗.医疗保险支付方式：国际经验与启示［J］.卫生软科学，2019，33（8）：64-70.

［60］芦欣怡，王亚东.英、美、德国家医疗卫生监管体系介绍及启

示［J］.中国卫生质量管理，2019（6）：137-140.

［61］马丽平，李娜，杨威，等.人口老龄化对我国医疗服务体系的挑战［J］.中国医院，2019（04）：1-3.

［62］马志爽，李勇，胡安琪，等.美国医疗服务供给模式对我国的启示［J］.中国药物经济学，2018（5）：117-120.

［63］庞国明.体系重构二级医院向社区转型［J］.当代医学，2006（9）：26-28，30.

［64］彭春华，彭秋凤.我国电子健康档案发展中存在的主要问题及对策研究［J］.中国药物经济学，2014，9（S2）：436-437.

［65］秦梦键，韦泽.加强医学生廉洁文化教育的策略探究［J］.南京医科大学学报（社会科学版），2023，23（4）：389-393.

［66］邱五七，严晓玲，胡广宇，等.卫生规划和卫生资源配置评价研究进展［J］.中国卫生资源，2017，20（2）：118-122.

［67］全晓明，张勇，董宏伟，等.我国社区卫生服务机构协同发展战略路径选择［J］.中国医院管理，2018（12）：31-33.

［68］商明敬，伍林生.新医改背景下城市二级医院发展困境的成因及对策研究［J］.重庆医学，2013（23）：2808-2809.

［69］申丽君，黄成凤，李乐乐，等.县域医共体模式的探索与实践——以安徽省天长市为例［J］.卫生经济研究，2018（12）：7-11.

［70］沈薏蓉，马金秀.对农村三级医疗服务供给中存在问题的探索［J］.现代经济信息，2016（8）：124-125.

［71］石燕青，陈思，康乐乐.社会化问答社区知识特征对问题质量的影响研究［J］.现代情报，2021（12）：60-68，120.

［72］宋林子，孙冬悦，任珊，等.基于SWOT分析的某公立三甲医院战略制定实践［J］.中国医院，2022（3）：77-79.

［73］宋运龙.新形势下卫生事业单位人力资源管理的问题及对策［J］.人力资源管理，2014（7）：345-346.

［74］孙彬.浅谈基层医疗卫生人力资源管理问题［J］.卫生软科学，2018，32（7）：63-65，69.

［75］孙广亚，张征宇，孙亚平.中国医疗卫生体制改革的政策效应——基于综合医改试点的考察［J］.财经研究，2021（9）：19-33.

［76］孙辉，钱东福，屠慧，等.国外医疗服务体系及其内部协作的比较研究［J］.南京医科大学学报（社会科学版），2014（1）：26-29.

［77］孙涛，王菲，彭博识，等.基于实践与理论双重驱动的我国医疗服务体系纵向整合研究［J］.中国卫生产业，2013（13）：182-183.

［78］孙一洪.我国公立医院医疗腐败成因及防治研究［D］.昆明：云南财经大学，2023.

［79］谭相东，张俊华.美国医疗卫生发展改革新趋势及其启示［J］.中国卫生经济，2015（11）：93-96.

［80］王凡，程丹，王志成，等.三级医院优质医疗资源下沉基层的实践与思考［J］.中国医院管理，2017，37（1）：73-74.

［81］王国栋.中美医疗监管比较研究［J］.中国医疗保险，2016（11）：69-71.

［82］王鸿勇，尹爱田，曹源，等.规范医疗服务层级体系的政策研究［J］.中国卫生经济，2007（11）：15-17.

［83］王虎峰，刘芳，廖晓诚.适应分级诊疗新格局 创新医保支付方式［J］.中国医疗保险，2015（6）：12-15.

［84］王虎峰.中国医改10年历程回顾与未来展望［J］.中国医院管理，2019（12）：1-5.

［85］王人颢，王梓丞.医改背景下地级城市三级公立医院可持续发展研究［J］.中国医院，2021（10）：23-27.

［86］王星明.信息不对称下过度医疗成因分析［J］.解放军医院管理杂志，2013（8）：725-726.

［87］王亚博.流动人口医疗服务利用情况及其影响因素研究［J］.现代经济信息，2018（13）：12.

［88］王延中，高波，范三国，等.深化医改中推进卫生领域反腐倡廉建设的进展与思考［J］.卫生经济研究，2014（1）：8-13.

［89］王忠海，毛宗福，李滔，等.药品集中采购政策改革试点效果

评析——以福建省三明市为例［J］. 中国卫生政策研究，2015（1）：21-26.

［90］卫星辰，陈在余. 经济发展对老年人医疗需求的影响研究［J］. 中国卫生经济，2023，42（5）：9-12.

［91］吴洪涛，杨建平，顾美华. 构建公立医疗服务体系的意义及作用［J］. 江苏卫生事业管理，2009（3）：5-6.

［92］吴洪涛，杨建平，顾美华. 构建公立医疗服务体系的意义及作用［J］. 江苏卫生事业管理，2009（3）：5-6.

［93］吴奇飞，马丽平，梁铭会. 德国医疗质量监管体系述评［J］. 中国医院管理，2010（10）：21-24.

［94］武迎慧，苗国梅，徐艳玲，等. 公立医院腐败现状与法律建议——基于裁判文书网2016个卫生刑事司法判决文书数据分析［J］. 中国卫生事业管理，2023，40（3）：193-197.

［95］肖峰. 我国医疗卫生资源优化配置的经济学分析［J］. 经济研究导刊，2018，（6）：177-178.

［96］谢春艳，何江江，胡善联. 英国卫生服务支付制度经验与启示［J］. 中国卫生经济，2015（1）：93-96.

［97］薛伟玲，陆杰华. 基于医疗保险视角的老年人医疗费用研究［J］. 人口学刊，2012（1）：61-67.

［98］阎宇，孙德超. 西方发达国家医疗卫生服务均等化路径选择的经验及启示——以英国、美国、德国为例［J］. 河南师范大学学报（哲学社会科学版），2015（6）：81-84.

［99］杨巧，陈登菊，张伟，等. 美、英医保按绩效支付方式对我国的启示［J］. 中国卫生质量管理，2018（2）：128-130，133.

［100］杨伟民. 论医疗服务的公共属性和社会属性［J］. 社会，26（2）：189-204.

［101］杨湛，陈觉民，杨谦，等. 医疗服务及其基本属性探讨［J］. 现代医院管理，2005（1）：6-8.

［102］姚刚，葛帅，苏宇，等. 公立医院互联网医院服务体系建设

探索与思考［J］.中国医院，2022（1）：6-8.

［103］姚宏文，石琦，李英华.我国城乡居民健康素养现状及对策［J］.人口研究，2016，40（2）：88-97.

［104］应亚珍，戈昕，徐明明，等.我国基层医疗卫生机构补偿机制研究报告［J］.卫生经济研究，2016（9）：3-8.

［105］应亚珍.三医联动　多方共赢——三明市公立医院改革调研报告［J］.卫生经济研究，2014（10）：30-33.

［106］英国国民卫生服务体系改革正式生效［J］.中国卫生政策研究，2013（4）：55.

［107］于保荣，杨瑾，宫习飞，等.中国互联网医疗的发展历程、商业模式及宏观影响因素［J］.山东大学学报（医学版），2019（8）：39-52.

［108］詹积富.三明市公立医院薪酬制度改革探索［J］.中国卫生人才，2021（11）：16-21.

［109］詹积富.以人民至上的理念推进公立医院改革——以三明医改为例［J］.行政管理改革，2021（12）：50-57.

［110］张慧林，成昌慧，马效恩.分级诊疗制度的现状分析及对策思考［J］.中国医院管理，2015（11）：8-9.

［111］张家栋.美国发达的医疗卫生体系为何阻挡不了疫情［J］.人民论坛，2020（17）：28-31.

［112］张黎，陶红兵，苏宏，等.城市二级医院与基层医疗机构组建医联体的实践探索［J］.中国医院管理，2020，（01）：85-88.

［113］张丽娜.新医改十年政策之变迁——基于2009—2019年国家医改政策文本的分析［J］.医学与法学，2021（4）：110-114.

［114］张明妍，丁晓燕，高运生.我国社区卫生服务机构服务能力现状、问题及对策［J］.中国卫生事业管理，2016（9）：654-656，681.

［115］张鹏.城乡医疗资源整合视域下农村三级医疗卫生服务网络的建设分析［J］.中国农村卫生，2021（20）：4-5.

［116］张乔英.平凉市基层医疗卫生服务体系现状分析与对策［J］.

甘肃医药，2013，32（9）：713-714.

［117］张彦茹，李雪文，薛浩，等．河南省三级医疗机构卫生资源现状分析［J］．医学与社会，2020（7）：28-31，42.

［118］张哲．中德两国卫生服务供给与保障支付机制比较［J］．医学信息，2020（6）：13-15.

［119］赵云．不同医疗体制下公立医院管理体制的比较与选择［J］．医学与社会，2014（11）：1，2-5.

［120］赵忠，侯振刚．我国城镇居民的健康需求与Grossman模型——来自截面数据的证据［J］．经济研究，2005（10）：12.

［121］赵尊香．基层居民基本医疗保险存在问题及建议［J］．山东人力资源和社会保障，2015（6）：40-41.

［122］郑功成．组建国家医保局绝对是利民之举［J］．中国医疗保险，2018（4）：5-6.

［123］郑玮，董葱．健康中国视角下"互联网＋医疗"发展现状及思考［J］．中国公共卫生管理，2017，33（6）：769-774.

［124］郑小京．中国医疗体系的特征及其改革思路［J］．哈尔滨商业大学学报（社会科学版），2015（4）：44-52.

［125］郑英，胡佳，代涛，等．安徽省天长市和福建省尤溪县县域医联体建设研究［J］．中国卫生政策研究，2019（5）：11-17.

［126］钟小红，杨辉，王颖，等．城市公立医院改革背景下整合型医疗服务理论框架研究［J］．中国卫生经济，2019（3）：9-12.

［127］周俊婷，李勇，胡安琪，等．德国医疗服务供给模式对我国的启示［J］．中国药物经济学，2018（04）：101-105.

［128］周莉，吴琴琴，廖邦华，等．互联网医院运行现状与发展思路［J］．中国医院管理，2019，39（11）：58-60.

［129］周绿林，金枫，詹长春．基本药物制度实施对基层医疗机构补偿机制的影响研究：基于系统动力学分析［J］．中国卫生经济，2013，32（10）：21-23.

［130］周益众，曹晓红，李力达，等．德国医疗服务和医疗保障与

监管模式及其启示[J].中华医院管理杂志，2012（5）：396-400.

[131] 周毅.德国医疗保障体制改革经验及启示[J].学习与探索，2012（2）：110-112.

[132] 朱雷，熊军，卜世波，等.我国医院网站医疗信息服务综合评价模型的构建及其实证研究[J].中华医学图书情报杂志，2012（9）：1-9.

[133] 朱茂治.县域医共体对整合基层医疗卫生资源影响研究[J].中国农村卫生事业管理，2020（12）：880-883.

[134] 朱敏，蔡源益，宋杨，等.分级诊疗制度下城市二级区医院服务能力现状调查与分析[J].中国医院，2018，（3）：5-7.

[135] 朱晓勃.我国医院信息化建设现状与发展对策研究[J].现代仪器与医疗，2015，21（1）：76-79.

[136] 朱晓丽.美国基于整合医疗服务的医保支付方式改革经验及启示[J].中国物价，2019（1）：89-91.

[137] ANDERSEN R. Medicine's dilemmas: infinite needs versus finite resources[J]. Jama, 1994, 272（23）: 1870.

[138] COOPER Z, GIBBONS S, JONES S, et al. Does hospital competition save lives? evidence from the recent English NHS choice reforms[J]. The economic journal, 2011, 121（554）: 228-260.

[139] ELLIS R P, MCGUIRE T G. Hospital response to prospective payment: moral hazard, selection, and practice-style effects[J]. Journal of health economics, 1996, 15（3）: 257-277.

[140] FU H, LAI Y, LI Y, et al. Understanding medical corruption in China: a mixed-methods study[J]. Health Policy Plan. 2023; 38（4）: 496-508.

[141] HESS C T. Merit-based incentive payment system 2019: promoting interoperability details and measures[J]. Advances in Skin & Wound Care, 2019, 32（4）: 191-192.

[142] MARTIN A B, HARTMAN M, WASHINGTON B, et al. National

health care spending in 2017: growth slows to post-great recession rates; share of GDP stabilizes [J]. Health affairs, 2018, 38 (9): 10.

[143] SIMONS J P, WOO K, RATHBUN J A, et al. Quality measures in the merit-based incentive payment system [J]. Journal of vascular surgery, 2018, 68 (3): 931-932.

[144] VAN NOORDEN R. Medicine is plagued by untrustworthy clinical trials. How many studies are faked or flawed? [J]. Nature. 2023; 619 (7970): 454-458.

[145] WANG H, MURRAY C J L, HAY S I, et al. Mortality, morbidity, and risk factors in China and its provinces, 1990—2017: a systematic analysis for the global burden of disease study 2017 [J]. The lancet, 2019, 394: 1145-1158.

[146] WANG L M, PENG W, ZHAO Z P, et al. Prevalence and treatment of diabetes in China, 2013—2018 [J]. Journal of the American Medical Association, 2021, 326 (24): 2498-2506.

后　记

"共建共享全民健康保障丛书"旨在系统阐述国民健康的基本理论，全面总结中国共产党成立以来特别是新中国成立后我国在促进和维护人民健康方面取得的巨大成就与中国经验，为扎实推进健康中国建设贡献学界的真知灼见。作为这一丛书的重要组成部分，《医疗服务体系建设与发展》从酝酿到最终完成，历经了无数次的推敲与修改。在当前我国医药卫生体制改革不断深化推进的过程中，这本书的写作和出版更显其重要的现实意义。

回顾整个写作过程，这不仅是一段学术探讨的旅程，更是一段个人思想与实践不断交汇、挑战与突破并存的经历。新冠肺炎疫情的暴发与持续对中国的医疗卫生体系提出了前所未有的挑战，也为本书的研究提供了新的视角和内容。党的二十大和二十届三中全会的精神，以及健康中国战略，为本书的写作提供了重要的理论依据和实践指导。本书在写作过程中，始终紧跟医疗服务改革的最新动态，吸收了改革中的新思想、新实践，不断丰富和完善其中的内容。

本书的完成离不开众多专家和同仁的支持与帮助。在此，要特别感谢郑功成教授在研究过程中给予的宝贵指导，他的见解和建议为本书提供了重要的理论支持。在本书的写作过程中，非常感谢南京大学卫生政策与管理研究中心的陈慧莹、林梓、徐清琳、李子豪、张菱等博士生，以及顾淑燕老师在资料收集和整理方面所做的大量工作，同时感谢中心的伊扬、张路博士生，曾子兴、林国庆、张碧洋硕士生在书稿的图表文字、文献审校方面所做的大量细致工作。正是由于团队成员的共同努力，才使得本书能够系统地呈现我国医疗服务体系的建设与发展情况。此外，还要感谢编辑部的老师们，他们在书稿的审校以及出版过程中的辛苦付出，保障了本书能够顺利高质量出版。

《医疗服务体系建设与发展》不仅是我对过去几年研究工作的总结，更是对未来医疗服务体系改革与发展的展望。希望本书能够为相关领域的研究者、从业者以及政策制定者提供有价值的参考，也希望它能够激发更多关于我国医疗服务体系的深入讨论与研究。在未来的工作中，我将继续致力于医药卫生体制改革的研究与实践，力求为健康中国建设贡献更多的智慧和力量，并期待着在未来的学术探讨中与各位读者再度相逢。

顾 海

2024 年 8 月 18 日于南京大学和园